针灸穴名解析

吴郡葛惠男题

针灸穴名解析

欧阳八四 著

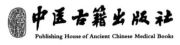
中医古籍出版社
Publishing House of Ancient Chinese Medical Books

图书在版编目（CIP）数据

针灸穴名解析/欧阳八四著．—北京：中医古籍
出版社，2022.7

ISBN 978-7-5152-2063-5

Ⅰ.①针… Ⅱ.①欧… Ⅲ.①针灸疗法-穴位-解释
Ⅳ.①R224.2

中国版本图书馆 CIP 数据核字（2020）第 156182 号

针灸穴名解析

欧阳八四　著

责任编辑　王益军
封面设计　河北源澜文化传播有限公司
出版发行　中医古籍出版社
社　　址　北京市东城区东直门内南小街 16 号（100700）
电　　话　010－64089446（总编室）010－64002949（发行部）
网　　址　www.zhongyiguji.com.cn
印　　刷　廊坊市鸿煊印刷有限公司
开　　本　710mm×1000mm　1/16
印　　张　28
字　　数　460 千字
版　　次　2022 年 7 月第 1 版　2022 年 7 月第 1 次印刷
书　　号　ISBN 978-7-5152-2063-5
定　　价　99.00 元

内容提要

　　腧穴的命名，结合了古人对腧穴的分布特点、主治作用等。理解腧穴名称的原本含义，是掌握针灸腧穴经典理论的"金钥匙"。本书作者欧阳八四教授参阅古今诸多医家对腧穴命名的论述，以十四经经穴为条线，结合自己数十年针灸实践经验，每穴按照异名、穴源、定位、穴性、主治、释名、文献辑要等进行阐述，互为印证，以冀概述腧穴命名全貌。着力于"释名"论述，以成一家之言。

目　录

腧穴命名概述

腧穴的本义是指人体气血输注的孔隙或通道，作为针灸施术的部位，其名称在古代医籍中多有不同，有砭灸处、节、会、气穴、气府、骨空、骨孔、孔穴、穴道等诸多名称，反映了人们在不同时期对腧穴概念的认识，有其差异性，更多的是其作为气血集注处的共性。目前认为腧穴是人体脏腑经络气血输注于体表的部位，这种概念与古人的认识一脉相承。

有了腧穴，就涉及到命名问题。早期的腧穴并没有确切的名称，这可以从目前最早的医书——长沙马王堆出土的医籍中得到充分的体现。马王堆医籍中虽然已确定了古人对经脉循行部位最初的认识，并且多处提到用灸法和砭法来治疗疾病的内容，却未有一处明确的腧穴名称与部位，只有脉名，反映出当时还没有腧穴命名的概念，更没有以穴治病的概念。如《五十二病方》上言："颓久左胻""久足中指"等，《脉法》中载"过之口会环而久之，病甚，阳上于环二寸而益为一久。气出郤（郄）与肘，□一久而□"。在《阴阳十一脉灸经》与《足臂十一脉灸经》中，经脉与脏腑的关系还未建立，都以"灸××脉"来治疗经脉所发生的疾病。

腧穴概念的真正形成应该是在《黄帝内经》时代。《黄帝内经》对腧穴理论的论述是多方面的，如腧穴定位方法的论述见于《灵枢》"骨度"《素问》"骨空论"和"血气形志篇"等篇中，阿是穴的论述见于《灵枢》"经筋""背腧""五邪"等篇中，特定穴理论的论述见于《灵枢》"本输""寿夭刚柔""九针十二原""邪气藏府病形""五乱""经脉""背腧"等篇中，腧穴主治的阐发见于《灵枢》"终始""官针""厥病""五邪"及《素问》"咳论""痹论""刺腰痛论""举痛论"等篇中，腧穴名称散在于各篇目中。

客观地说，《黄帝内经》在许多篇幅中仍强调施术之处当"以痛为腧"，如《灵枢·背腧》言："按其处，应在中而痛解，乃其腧也。"但由于经络与脏腑之间关系的确立，明确提出了腧穴即为人体气血的转输交会之处。如《素问·气府论》言腧穴是"脉气所发"，《灵枢·九针十二原》称腧穴为"神气之所游行出入也"，从而明确了脏腑—经络—腧穴之间密切联系，为腧穴理论的形成奠定了基础，也就有了腧穴的命名。正如《素问·阴阳应象大论》所言："上古圣人，论理人形，列别脏腑，端络经脉，会通六合，各从其经，气穴所发，各有处名。"

腧穴的命名并不是随意的，每个腧穴的命名皆有其特定的含义。孙思邈在《千金方》中的一段文字颇能道出腧穴的命名真谛，"凡诸孔穴，名不徒设，皆有深意。穴名近于木者属肝；穴名近于神者属心；穴名近于金玉者属肺；穴名近于水者属肾。是以神之所藏，亦各有所属。穴名府者，神之所集；穴名门户者，神之所出入；穴名舍宅者，神之所安；穴名台者，神所游观。穴名所主，皆有所况，以推百方，度事皆然。"

《黄帝内经》中已有160个左右的腧穴记载，多数具有腧穴的名称，难能可贵的是对有些腧穴也有了对其名称的解释论述，表达了腧穴命名的一种方式。《素问·骨空论》言："大风汗出，灸譩譆。譩譆在背下，侠脊旁三寸所。厌之令病人呼譩嘻，譩譆应手。"譩，通"噫"。《说文·口部》："饱食息也。"《玉篇》："不平之声也，恨辞也。"譆，通"嘻"，叹词。《说文·言部》："痛也。"徐铉曰："痛而呼之言也。"故王冰注："令病人呼譩譆之声，则指下动矣。"按压此穴时，病人常有畏痛之譩譆声，故名之譩譆。

那么，腧穴的命名古人究竟遵循什么样的规律或原则呢？这其实是一个很难回答的问题。纵观穴位命名，过程漫长，非一人一时在某种特定的命名思想指导下完成，难以考订其具体的参考依据。且由于绝大多数经穴为晋代以前所陆续发现（晋代皇甫谧《针灸甲乙经》中记载了有名称的腧穴349个），时代变迁，中医学独具特色的话语语境逐渐丧失，文变义易，历代针灸医家均试图对腧穴命名进行阐述，论述皆散在各自的著作中，鲜有一本关于腧穴命名的专著。如隋代杨上善在其著作《黄帝内经太素》第九卷"十五络脉"篇中，对十五络穴的穴名有较为完整的释义，对其他腧穴的命名并未涉及。对腧穴名称有系统论述的著作，较为著名的是清代海阳（今广东潮州）名医程知（字扶生）所著的《医经理解》，书中对经穴名称做了全面诠释。

近代对腧穴名称进行解释和发挥较为著名的著作是民国时期出版的《古法新解会元针灸学》（简称《会元针灸学》），书中除引录古代多种有关针灸文献外，还对于每个腧穴名称列"穴名新解"进行专门阐述，颇有新意。当代学者对腧穴名称研究更为关注，周楣声的《针灸穴名释义》、张晟星的《经穴释义汇解》、柴铁劬的《针灸穴名解》、程玮的《经穴探源》等各自从不同的角度对腧穴命名进行阐述，更多的是基于传统哲学文化阴阳五行、天人合一等思想，意在从现有的腧穴名称中揣摩古人的思维，解读先贤命名腧穴的内在含义。

探析腧穴的命名，不难发现其取义非常广泛，是古代医家在当时的历史条件下，结合了人们对天文、地理、生物形象以及人体生理、病理等方面的内容，在系统观察的基础上总结形成的，可谓近取诸身，远取诸物，上观天文，下察地理，中通人事，或因于阴阳，或源于五行，或根于气血，或从于脏腑，或缘于生理，或鉴于病理，或因在其处，或取其事功，或基于度量，或喻以物象，概以比拟、象形、会意、写实等等，同穴异名者有之，同名异穴者亦有之，如此种种，不一而足。

在杨甲三主编的高等院校针灸专业使用教材《腧穴学》中将腧穴的命名归纳为自然、物象、人体等三类，颇能概述腧穴的命名内涵。

一、自然类

1. 以天文学上的日月星辰而命名：如日月、上星、璇玑、华盖、太白、太乙、天枢等。

2. 以地理名称结合腧穴的形象而命名：

（1）以山、陵、丘、墟等来比喻腧穴的形象：如大陵、承山、梁丘、商丘、丘墟等。

（2）以溪、谷、沟、渎等来比喻腧穴的形象：如后溪、太溪、阳溪、合谷、阳谷、陷谷、水沟、支沟、中渎、四渎等。

（3）以海、泽、池、泉、渠、渊等来比喻腧穴的形象：如血海、少海、小海、少泽、尺泽、曲泽、曲池、天池、阳池、极泉、曲泉、阳陵泉、经渠、太渊、渊腋、清冷渊等。

（4）以街、道、冲、处、市、廊等来比喻腧穴的通路或处所：如气街、水道、冲阳、五处、风市、步廊等。

二、物象类

1. 以动物名称来比喻某些腧穴的形态：如鱼际、鸠尾、伏兔、犊鼻等。

2. 以植物名称来比喻某些腧穴的形态：如攒竹、禾髎等。

3. 以建筑之类来形容某些腧穴的形态：如天井、玉堂、巨阙、内关、曲垣、库房、府舍、天窗、紫宫、地仓、内庭、关门等。

4. 以什物之类来形容某些腧穴的形态或会意：如大杼、地机、颊车、阳辅、缺盆、天鼎、悬钟等。

三、人体类

1. 以人体解剖部位来命名：包括以大体解剖和内脏解剖两类名称，前者多以骨骼名称为主，如腕骨、完骨、大椎、曲骨、京骨、巨骨等，后者多以脏腑名称为主，如心俞、肝俞、脾俞、肺俞、肾俞等。

2. 以人体生理功能来命名：包括以一般生理功能和气血脏腑功能两类，前者如承浆、承泣、听宫、听会、廉泉、劳宫、关元等，后者如气海、血海、神庭、神堂、魂门、魄户、意舍、志室等。

3. 以治疗作用来命名：如光明、水分、通天、迎香、归来、筋缩等。

4. 以人体部位和经脉分属阴阳来命名：包括以内外分阴阳、腹背及经脉交会等分阴阳，如阳陵泉、阴陵泉、阴都、阳纲、三阴交、三阳络等。

近代著名针灸学家邱茂良教授曾言：“任何学说都不是一蹴而就突然地创造出来的，它必然有一个从发生到发展的过程，经穴的形成也不例外。”腧穴的形成与发展经历了一个由无定位到有定位，由有定位到有定名，由有定位定名到系统分类，且腧穴的数量由少到多的历史过程。腧穴的命名与古代社会文化、传统哲学思想、临床实践等有密切关联。笔者通过对腧穴名称的解析，意在探求经穴名称背后的深刻内涵，并述及腧穴的异名、穴源、定位、穴性、主治、文献辑要等内容，集为一家之说，可为针灸初学者、研究者之参考。

欧阳八四

2019 年 10 月

第一章　任　脉

一、经脉

1. 循行　任脉者，起于中极之下，以上毛际，循腹里，上关元，至咽喉，上颐循面入目（《素问·骨空论》）。

2. 病候　任脉之别，名曰尾翳，下鸠尾，散于腹。实则腹皮痛，虚则痒搔，取之所别也（《灵枢·经脉》）。

二、腧穴

任脉经穴分布在会阴、腹、胸、颈、下颌的正中线上。起于会阴，止于承浆，一名一穴，共24穴。

1. 会阴

（1）异名：下阴别（《素问·气府论》），屏翳（《针灸甲乙经》），金门（《千金要方》），神田（《圣济总录》），平翳（《针灸大全》），海底（《针方六集》），下极（《医宗金鉴》）。

（2）穴源：首见于《素问·气府论》。

（3）定位：在会阴部，男性当阴囊根部与肛门连线的中点，女性当大阴唇后联合与肛门连线的中点。

（4）穴性：任脉别络，督脉、冲脉之会。

（5）主治：溺水窒息，昏迷，癫狂，惊痫，小便难，遗尿，阴痛，阴痒，阴部汗湿，脱肛，阴挺，疝气，痔疾，遗精，月经不调。

（6）释名：会，《说文·会部》："合也。"即聚而相合也，有增益的意思。《言段注》："三合而增之。"《易·乾卦》："亨者，嘉之会也。"疏："使物嘉美之会聚。"《尚书·洪范》："会其有极，归其有极。"《周礼·天官》："大朝觐会同。"《左传·昭公三年》："有事而会，不协而盟。"《礼经》："器之盖曰会，为其上下相合也。"阴，《说文·阝部》："暗也。水之南，山之北也。"徐锴《系传》："山北水南，日所不及。"《诗经·公刘》："相其阴阳，观其流泉。"《周礼·秋官》："冬日至，令剥阴木而水之。"

本穴最早见于《素问·气府论》，言："下阴别一。"《针灸甲乙经》始名会阴："会阴，一名屏翳。在大便前、小便后，两阴之间。任脉别络，侠督脉、冲脉之会。"《针灸大成》载："两阴间，任督冲三脉所起，督由会阴而行背，任由会阴而行腹，冲由会阴而行足少阴。"会阴者，合阴也，其义有二：其一，此穴正当大便前小便后两阴之间，即前、后阴会合之处。其二，任脉总摄全身诸阴之脉，为阴脉之海，会阴穴当本经外循之发端，任脉、督脉和冲脉皆起于胞中，所谓"一源而三歧"。冲、任皆属阴脉，故名为"会阴"，犹言诸阴之会。

《古法新解会元针灸学》："三阴之气会于阴窍而至胞中，生一阳而行督脉。三阴之气并而任脉生，督任合而化冲脉。督脉督诸阳气强精益肾，助三焦而补脑；任脉统诸阴之血而为经；冲脉贯营而通卫，皆从阴窍出入，又系任脉之络，故名会阴。"

会阴有诸多别称。屏翳、平翳："平"通"屏"。屏者，蔽也，从尸，象屋形；翳者，华盖也，从羽，意为用华丽的羽毛制成。朱骏声《通训定声》："以羽覆车盖，所谓羽葆幢也。"其义有二：一为此穴当前后阴之屏断，二是由此穴的功效而言，会阴有补肾培元的作用，阴化阳，水化气，成卫外之屏障。海底、下极：言此穴为人体之最下部部位也。金门：金，《说文·金部》："五色金也，黄为之长。久埋不生衣，百炼不轻，从革不违。"门者，出入之门户。西方主金，为肺之特性体现，肺主气，其根体在肺阴。金门之别称，一言其贵，即任脉之所主阴，为人之元阴，诸脏腑得此而有生发之源。二言肺主"通调水道"，水者，阴也，肺属金，肺阴由任阴化生，此穴为任阴上注肺阴之门户。

（7）文献辑要

《针灸甲乙经》卷九：小便难，窍中热，实则腹皮痛，虚则痒瘙，会阴主之。

《千金要方》卷三：会阴主腹中有寒，泄注，肠澼，便血。

《铜人腧穴针灸图经》卷四：皮疼痛，谷道瘙痒。

《针灸资生经》：产后暴卒，灸会阴、三阴交。

《针灸聚英》卷四：卒死者，针一寸，补之……溺死者，令人倒驮出水，针补，屎尿出则活，余不可针。

《针灸大成》卷七：主阴汗，阴头痛，阴中诸病，前后相引痛，不得大小便，男子阴端寒冲心，窍中热，皮疼痛，谷道瘙痒，久痔相通，女子经水不通，阴门肿痛。

2. 曲骨

（1）异名：尿胞、泉门、屈骨、屈骨端（《千金要方》），回骨（《铜人腧穴针灸图经》），耳骨（《西方子明堂灸经》）。

（2）穴源：首见于《针灸甲乙经》。

（3）定位：在下腹部，当前正中线上，耻骨联合上缘的中点处。

（4）穴性：任脉、足厥阴之会。

（5）主治：少腹胀满，小便淋沥，遗尿，疝气，遗精阳痿，阴囊湿痒，月经不调，赤白带下，痛经。

（6）释名：曲，《说文·曲部》："象器曲受物之形也。或说，曲，蚕薄也。"《说文解字段注》："曲象圌其中受物之形。正视之，引申之为凡委屈之称，不直曰曲。"蚕薄，养蚕用像筛子一样的器具，多空多曲。故曲即弯曲之义，引为委屈、隐秘之义。骨，《说文·骨部》："肉之核也。"《释名·释形体》："骨，滑也，骨坚而滑也。"赵俞《踏车曲》："水入水出车欲裂，农夫那不筋骨折。"此处之骨，应该是指横骨而言。

曲骨，《素问·气府论》："胃脘以下至横骨六寸半一，腹脉法也。"《针灸甲乙经》言："在横骨上，中极下一寸毛际陷者中，动脉应手。任脉、足厥阴之会。"曲骨穴正当耻骨联合之上际，其骨形弯曲，又处于人体隐秘处，故名曲骨，明示了穴位的部位形态。曲骨又为骨骼名，骨穴同名。

横骨在中医医籍中更多被称为曲骨，即现代解剖学之耻骨联合，因其骨形弯曲，形同偃月，故名。《医宗金鉴》卷八十"周身名位骨度"称其为下横骨，"下横骨在少腹下，其形如盖，故名盖骨也。"从其描述来看即为髂骨，将两者的连接处述为曲骨穴所在。

曲骨有诸多别称，主要源自《千金要方》。尿胞、泉门：言膀胱也。曲骨之下为膀胱所在，故有此名。从曲骨主治而言，多主膀胱疾患，为"经穴所在，主治所及"的体现，由下文"文献辑要"可以明示。屈骨、屈骨端："屈"义通"曲"，亦为曲骨之义。耳骨之别称见于《西方子明堂灸经》，虽有肾主骨、开窍于耳之说，将曲骨名之为耳骨，于医理不通，疑"耳"系"耻"的讹字。

（7）文献辑要

《针灸甲乙经》卷九：小便难，水胀满，出少，转胞不得溺，曲骨主之。卷十二：妇人下赤白沃后，阴中干痛，恶合阴阳，少腹膜坚，小便闭，曲骨主之。

《千金要方》卷三十：曲骨主小腹胀，血癃，小便难……妇人绝嗣不生，漏赤白，灸泉门十壮，三报之，穴在横骨当阴上际……治小便不利，大便泻数。

《针灸资生经》：横骨，治阴器纵伸痛……曲骨，疗五淋，小便黄。

《针灸大成》：主失精，五脏虚弱，虚乏冷极，小腹胀满，小便淋涩不通，癫疝，小腹痛，妇人赤白带下。

3. 中极

（1）异名：气原、玉泉（《针灸甲乙经》），膀胱募（《脉经》）。

（2）穴源：首见于《素问·骨空论》。

（3）定位：在下腹部，前正中线上，当脐中下4寸。

（4）穴性：足三阴、任脉之会。

（5）主治：小便不利，遗溺不禁，阳痿，早泄，遗精，白浊，疝气偏坠，积聚疼痛，月经不调，阴痛，阴痒，痛经，带下，崩漏，阴挺，产后恶露不止，胞衣不下，水肿。

（6）释名：中，《说文·丨部》："内也。"本义为中旗，是氏族社会的徽帜。旗建在口之中，所以引申为左中右、上中下的方位词"中"。极，《说文·木部》："栋也。"徐铉曰："极者，屋脊之栋，今人谓高及甚为极，义出于此。"《说文解字段注》："今俗语皆呼为栋梁也……引申义，凡至高至远皆谓之极。""极"也有中正之义，《诗经·商颂》："商邑翼翼，四方之极。"郑玄笺："极，中也。商邑之礼俗翼然则可效，乃四方之中正也。"又《毛诗·周颂》："莫匪尔极。"

中极，在古代天文学中指北极星。《云笈七签》云："中极一名为天中，上极星也。是最居天之中……最高，最尊，为众星之主也。"《张衡赋》："垂万象乎列星，仰四览乎中极。"

中极作为腧穴名，《素问·骨空论》云："任脉者，起于中极之下。"王冰注："中极者，谓脐下同身寸之四寸也。"《针灸甲乙经》言："在脐下四寸。"穴应星名，喻之为天体垂布之象，其穴位于人体上下左右之中央，故名中极。又此穴内应胞宫、精室，胞宫、精室为人体极内之处，为至中至极之处，故名中极。《医经理解》言："中极，在脐下四寸，横骨为下极，而此谓之中极，任脉居中，为三阴所会极也。"《古法新解会元针灸学》言："中极者，腹脐下四寸，中行，胞中内藏，阳经之气落于阴经，入胞中器之而利阴窍，结灵根而生三奇经。故名中极。"

中极另有别称。气原：气者，阴之化也；原者，源也。此穴之上为关元，同得肾间之动气，元气之所聚也。中极者，主膀胱也，为膀胱之募穴。膀胱为"州都之官"，内贮水液，膀胱得气之化方能通利小便，此言膀胱气化之源也，故名气原。玉泉：玉者，金之属也；泉者，水流出也。此言膀胱之所主，精气涌出，如泉之流，故名玉泉。《素问·灵兰秘典论》言：膀胱者，"津液藏焉，气化则能出矣。""膀胱不利为癃，不约为遗尿。"（《素问·宣明五气篇》）中极之补肾培元、清热利湿，助膀胱气化水液也。膀胱募：言中极穴之特性也，此穴为膀胱之经气募集之地也，由此而有本穴对膀胱之特有作用。

（7）文献辑要

《针灸甲乙经》卷九：奔豚上抢心，甚则不得息，忽忽少气，尸厥，心烦痛，饥不能食，善寒中腹胀，引膜而痛，小腹与脊相控暴痛，时窘之后，中极主之。

《千金要方》卷三十：中极主少腹积聚，坚如石……主腹中热痛。

《铜人腧穴针灸图经》卷四：治五淋，小便赤涩，失精，脐下结如覆杯，阳气虚惫，疝瘕水肿……妇人断绪，四度针，针即有子，故却时任针也，因产恶露不止，月事不调，血结成块。

《扁鹊神应针灸玉龙经》：赤白妇人带下难，只因虚败不能安，中极补多宜泻少，灼灸还须着意看。

《医学入门》：中极主妇人下元虚冷损，月事不调，赤白带下。

《针灸大成》卷七：主冷气积聚，时上冲心，腹中热，脐下结块，奔豚抢心，阴汗水肿，阳气虚惫，小便频数，失精绝子，疝瘕，妇人产后恶露不行，胎衣不下，月事不调，血结成块，子门肿痛不端，小腹苦寒，阴痒而热，阴痛，恍惚尸厥，饥不能食，临经行房羸瘦，寒热，转脬不得尿，妇人断绪，四度针即有子。

4. 关元

（1）异名：下纪（《素问·气穴论》），三结交（《灵枢·寒热病》），次门、小肠募（《针灸甲乙经》），丹田、大中极（《针灸资生经》），关原（《灸法图残卷》），大海、溺水（《难经集注·六十六难》杨注），产门、血海、精露、气海、下肓、肓之原、利机（《经脉发挥》）。

（2）穴源：首见于《灵枢·寒热病》。

（3）定位：在下腹部，前正中线上，当脐中下3寸。

（4）穴性：手太阳经之募穴；足三阴、任脉之会。

（5）主治：中风脱证，虚劳冷惫，羸瘦无力，少腹疼痛，霍乱吐泻，痢疾，脱肛，疝气，便血，溺血，小便不利，尿频，尿闭，遗精，白浊，阳痿，早泄，月经不调，经闭，经痛，赤白带下，阴挺，崩漏，阴门瘙痒，恶露不止，胞衣不下，消渴，眩晕。

（6）释名：关，《说文·门部》："以木横持门户也。"即关闭、闭藏之义。《说文解字段注》："引申之，凡曰关闭，曰机关，曰关白，曰关藏，皆是。"《玉篇》："扃也。"《周礼·地官》："司关掌国货之节，以联门市。"《礼记·王制》："关讥而不征。"此言关闭、关藏、机关、关乎等义。元，有开始、根本、首要等含义。《说文·一部》："始也。从一从兀。"《说文解字段注》："元，气之始也。"《尔雅·释诂》："元，始也。"《尚书·益稷》："元首明哉。"《春秋繁露·重政》："故元者为万物之本。"《易·乾卦》："元者，善之长也。"此指元气。《后汉书·郎顗传》："元为天精，谓之精气。"《论衡·言毒》："万物之生，皆察元气。"即人身之真元之气。

关元一穴，《灵枢·寒热病》称之为"三结交"，《素问·气穴论》称为"下纪"。《针灸甲乙经》言："在脐下三寸，足三阴经、任脉之会。"本穴为小肠经之募穴，任脉之气至此与足三阴之脉气开始贯通。关元正当丹田处，是处为人体真气、元气发生之地，呼吸之门，为全身脏腑、经络的根本。以该处为人之根元，下焦元阴元阳关藏出入之所，男子以藏精，女子主月事，以生养子息，合和阴阳之门户，《医经精义》言此为"元阴元阳交关之所"，故名关元。《医经理解》认为本穴是"男子藏精，女子蓄血之处，是人生之关要，真元之所存也"。《采艾编》："关元：小肠募，三阴任脉之会，言元气之关会也。"元气是生命之根本，是全身各脏腑器官功能活动之原动力，正如《古法新解会元针灸学》所言："关元者，膀胱下口之关窍，关乎元气。"关元其穴名含义为元阴元阳之交关之处、闭藏之所，故其功善培元固本。

（7）文献辑要

《灵枢·寒热病》：身有所伤，血出多，及中风寒，若有所堕坠，四肢懈惰不收，名曰体惰，取其小腹脐下三结交。

《针灸甲乙经》卷八：奔豚寒气入小腹，时欲呕，伤中溺血，小便数，背脐痛引阴，腹中窘急欲凑，后泄不止，关元主之。

《铜人腧穴针灸图经》卷四：治脐下绞痛，小便赤涩，不觉遗沥，小便处痛状如散火，溺血，暴疝痛，脐下结血状如覆杯，转胞不得尿，妇人带下，瘕聚，因产恶露不止，月脉断绝，下经冷。

《针灸资生经》：关元，疗泄痢虚胀，小便难。

《扁鹊神应针灸玉龙经》：肾气冲心得几时，须用金针疾自除，若得关元并带脉，四海谁不仰明医。

《针灸聚英》卷四：小便不禁关元好。

《医学入门》：关元治诸虚损及老人泄泻，遗精白浊，令人生子。

《针灸大成》卷七：主积冷虚乏，脐下绞痛，渐入阴中，发作无时，冷气结块痛；寒气入腹痛，失精白浊，溺血七疝，风眩头痛，转脬闭塞，小便不通，黄赤，劳热，石淋五淋，泄利，奔豚抢心，脐下结血，状如覆杯，妇人带下，月经不通，绝嗣不生，胞门闭塞，胎漏下血，产后恶露不止。

5. 石门

（1）异名：利机、精露、丹田、命门（《针灸甲乙经》），端田（《西方子明堂灸经》），三焦募（《针灸大成》）。

（2）穴源：首见于《针灸甲乙经》。

（3）定位：在下腹部，前正中线上，当脐中下2寸。

（4）穴性：手少阳经之募穴。《针灸甲乙经》：任脉气所发。

（5）主治：腹胀，泄利，绕脐疼痛，奔豚疝气，水肿，小便不利，遗精，阳痿，经闭，带下，崩漏，产后恶露不止。

（6）释名：石者，坚硬也。《说文·石部》："山石也。"《释名·释山》：

"山体曰石。石，格也，坚捍格也。"《诗经·小雅》："他山之石，可以攻玉。"《前汉书·杨雄传》："石书之臣。"《师古注》："言坚固如石。亦作硕。"此喻坚硬不通。《素问·示从容论》："沉而石者，是肾气内着也。"王冰注："石之言坚也。"门者，出入之处也。《说文·门部》："闻也。从二户，象形。"《说文解字段注》："闻者，谓外可闻于内，内可闻于外也。"《玉篇》："人所出入也，在堂房曰户，在区域曰门。"《周礼·天官》："为帷宫，设旌门。"《楚辞·九辩》："君之门以九重。"《释名·释宫室》："扪也，言在外为人所扪摸也。"此言经气开阖之要处。

石门，古地名。《左传·隐三年》："盟于石门。"又山名，不能生长谷物的土地称为石田。《左传·哀公十一年》："得志于齐，犹获石田也，无所用之。"古籍中，春秋鲁城外门、控制水流的石闸、控扼要道的石砌防御工事等均称石门。

石门作为腧穴名，《针灸甲乙经》云："在脐下二寸。"内应子宫、精室，以此为生命之本，丹田之地，犹如石室之闭藏。有此封藏之闭，乃能蕴育种子，以待发生成长。体表的腧穴是任脉气血出入之门户，故以石门喻之，即犹石室之门也。《采艾编》言："石门，此中气之门户也。"另有说：不能生长谷物之地称石田，不通人道之女称石女，癥瘕生于胞中称石瘕，古时医家多以为此穴误针，可使人不孕。《针灸甲乙经》言："女子禁不可刺灸中央，不幸使人绝子。"犹如石门不开，闭门不受，因名石门。

石门为三焦经之募穴，故有三焦募之别称。石门另外的别称有利机、精露、丹田、命门等，言石门内应精室，关乎人身之原，隐喻其重要性。

（7）文献辑要

《针灸甲乙经》卷九：心腹中卒痛而汗出，石门主之……气痛癃，小便黄，气满塞，虚则遗溺，身时寒热，吐逆，溺难，腹满，石门主之。

《铜人腧穴针灸图经》卷四：治腹胀坚硬，支满，妇人因产恶露不止，遂结成块，崩中漏下。

《扁鹊心书》：妇人脐中及下部出脓水，此由真气虚脱，冲任之血不行，化为脓水，或从脐中，或从阴中淋沥而下，不治即死，灸石门穴二百壮，服姜附汤愈。生产出血过多，或早于房事，或早作劳动，致损真气，乃成虚劳，脉弦而紧，咳嗽发热，四肢厥冷，或咯血吐血，灸石门三百壮。

《针灸资生经》：石门，疗气淋，小便黄。

《针灸大成》卷七：主伤寒，小便不利，泄利不禁，小腹绞痛，阴囊入小腹，奔豚抢心，腹痛坚硬，卒疝绕脐，气淋血淋，小便黄，呕吐血不食谷，谷不化，水肿，水气行皮肤，小腹皮敦敦然，气满，妇人因产恶露不止，结成块，崩中漏下。

6. 气海

（1）异名：脖胦、肓之原（《灵枢·九针十二原》），下肓（《针灸甲乙经》），丹田（《普济本事方》）。

（2）穴源：首见于《灵枢·九针十二原》。

（3）定位：在下腹部，前正中线上，当脐中下1.5寸。

（4）穴性：属任脉，肓之原穴。

（5）主治：绕脐腹痛，水肿臌胀，脘腹胀满，水谷不化，大便不通，泄痢不禁，癃淋，遗尿，遗精，阳痿，疝气，月经不调，痛经，经闭，崩漏，带下，阴挺，产后恶露不止，胞衣不下，脏气虚惫，形体羸瘦，四肢乏力。

（6）释名：气的含义较为广泛，尤其是在用于中医术语时。《说文·气部》："云气也，象形。"《说文解字段注》："气本云气，引申为凡气之称。象形，象云起之貌。"气，最早被认为是构成世界的基本物质，宇宙的一切事物都是由气的运动变化而产生的。《周易·系辞》："天地氤氲，万物化生。"中医学从气的这一基本观点出发，首先，认为气也是构成人体的最基本物质。《素问·宝命全神论》："天地合气，命之曰人。"《素问病机气宜保命集》："人受天地之气，以化生性命也。"其次，气被认为是维持人体生命活动的最基本物质，包括人的精神活动。《素问·六节藏象论》："气和而生，津液相成，神乃自生。"《灵枢·决气》言："何谓气？岐伯曰：上焦开发，宣五谷味，熏肤、充身、泽毛，若雾露之溉，是谓气。"又按其部位、作用等，分为元气、宗气、卫气、营气及脏腑之气等。海，《说文·水部》："天池也，以纳百川者。"《说文解字段注》："凡地大物博者，皆得谓之海。"《尔雅·释地》："九夷，八狄，七戎，六蛮，谓之四海。"《释名·释水》："海，晦也。主承秽浊水，黑如晦也。"《尚书·禹贡》："江汉朝宗于海""四海会同"。常用以喻事物之广阔深远、无边无际。有许多腧穴以海命名：气海、血海、小海、少海等等。《灵枢·海论》有四海之论，"经水者，皆注于海，海有东西南北，命曰四海……人有髓海，有血海，有气海，有水谷之海。凡此四者，以应四海也。"

气海作为腧穴名，《黄帝内经》原称"脖胦""肓之原"。如《灵枢·九针十二原》："肓之原，出于脖胦，脖胦一。"《针灸甲乙经》谓："在脐下一寸五分。"喻人身之气广汇之处。《灵枢·营卫生会》言"气出于下焦"，乃指胃为水谷之海，气血由此出焉，充塞周身。下焦气出之处，当为气海、关元。《灵枢·五味》又有言："其大气之抟而不行者积于胸中，命曰气海。"乃指八会穴之一"气会"膻中而言，为"上气海"。气海一穴与膻中上下相应，膻中之气，乃积于胸中之宗气，随腹之呼吸，与脐下气海之气吐纳而作吸引，从而主一身之气化循环。故古人以本穴为大气所归，犹百川之汇海，喻之为"气海"。

《古法新解会元针灸学》："气海者，化冲气之海，由气海贯两旁通气穴，交于胃气，上至胸膈，入肺管而出于喉间，为气街，散入胸中，与卫气相交而行于经。且导胃气入胞中。络阴血，至胞相交于肾。其上之阴交，下之丹田、关元，由气海而分天地，水火由是相交，导气以上，导血以下，故名气海。"

气海一穴又被称为"丹田"。丹田，原是道教修炼内丹中的精气神时用的术语，有上中下三丹田：两眉间为上丹田，两乳间为中丹田，脐下为下丹田。现丹田一般是指脐下丹田，脐下的阴交、气海、石门、关元四个穴位被别称为"丹田"，意为"藏精之府也"，乃"性命之根本"。气海另有别称脖胦、下肓，脖胦者，脐也；下肓者，肠外肓膜也。此别称言气海之部位，隐喻气海之主治。凡气病、肠病均可用其治疗，所谓"气之所至，血之乃通"，本穴能助全身百脉沟通，而主一身之气疾。又因其穴下即肠，故治肠疾。

（7）文献辑要

《灵枢·四时气》：腹中常鸣，气上冲胸，喘不能久立，邪在大肠，刺肓之原、巨虚上廉、三里。小腹控睾，引腰脊，上冲心。邪在小肠者……故取之肓原以散之，刺太阴以予之，取厥阴以下之，取巨虚下廉以去之，按其所过之经以调之。

《针灸甲乙经》卷九：少腹疝，卧善惊，气海主之。

《千金要方》卷三十：气海主少腹疝气，游行五脏，腹中切痛。

《外台秘要》：主下热小便赤，气痛状如刀搅。

《铜人腧穴针灸图经》卷四：治脐下冷气上冲，心下气结成块，状如覆杯，小便赤涩，妇人月事不调，带下崩中，因产恶露不止，绕脐绞痛……气海者是男子生气之海也，治脏气虚惫，真气不足，一切气疾久不瘥，悉皆灸之，慎如常法。

《针灸资生经》：气海，疗冷病，面黑肌体羸瘦，四肢力弱，小腹气积聚奔豚，腹弱脱阳欲死不知人，五脏气逆上攻。

《针灸聚英》卷四：噎不住时气海灸，定泻一时立便瘥。

《针灸大成》卷三：诸般气症从何治，气海针之灸亦宜。

《类经图翼》：昔柳公度曰：吾养生无他术，但不使元气佐喜怒，使气海常温尔。今人既不能不以元气佐喜怒，若能时灸气海使温，亦其次也。

7. 阴交

（1）异名：少关、横户（《针灸甲乙经》）。

（2）穴源：首见于《难经·三十一难》。

（3）定位：在下腹部，前正中线上，当脐中下1寸。

（4）穴性：任脉、冲脉交会穴。《针灸甲乙经》：任脉、气冲之会。《外台秘要》：任脉、冲脉、足少阴之会。

（5）主治：绕脐冷痛，腹满水肿，泄泻，疝气，阴痒，小便不利，奔豚，血崩，带下，产后恶露不止，小儿陷囟，腰膝拘挛。

（6）释名：阴者，阴阳之阴义，"会阴"条已释。交者，相交、交合、交接等之谓。《说文·交部》："交胫也。从大，象交形。"《说文解字段注》："凡两者相合曰交，皆此义之引申假借耳。"《易·泰卦》："上下交，而其志同也。"《礼记·王制》："南方曰蛮，雕题交趾，有不火食者矣。"《战国策·秦策》："交足而待。"《庄子·天地》："则是罪人交臂历指，而虎豹在于囊槛，亦可以为得矣。"《荀子·儒效》："是言上下之交。"注："交谓上下相交接也。"

阴交一穴，《难经·三十一难》："其治在脐下一寸。"即指本穴。《针灸甲乙经》始名"阴交"，谓"在脐下一寸"。阴交在腹部，是任脉、足少阴肾经和冲脉三脉之会穴，腹为阴，任为阴脉之海，肾主藏精，冲为血海，冲任肾三脉俱属阴经，三脉聚而交会也，故名阴交。又，交有上下交接之义，阴交上接神阙穴，下承关元穴，关元主气，上蒸于阴交。所谓人身上下平脐分之，阴交穴居脐下一寸，阴阳之气于此相交接矣。此又为阴交之一说。

《古法新解会元针灸学》："阴交者，元阳之气，相交于阴，癸水之精，合于阴气，上水分合于任水之精，阳气从上而下，与元阴相交注丹田，水火既济，故名阴交。"

道家丹田、命门之处不一：《黄庭中景经》谓"脐下一寸名丹田"，李注："下丹田名利机，一名精露，一名交阴，一名命门，三焦右府之命也。"此言阴交为丹田，言阴交穴中之气也，非单有阴也，所谓阴中抱阳，阳中隐阴，此之谓也。

（7）文献辑要

《难经·三十一难》：下焦者，当膀胱上口，主分别清浊，主出而不纳，以传导也，其治在脐下一寸。

《针灸甲乙经》卷十二：惊不得眠，善断水气上下，五脏游气也，阴交主之……女子手脚拘挛，腹满，疝，月水不通，乳余疾，绝子阴痒，阴交主之。

《千金要方》卷三十：主水胀，水气行皮中，小腹皮敦敦然，小便黄，气满……阴交主肠鸣濯濯如有水声。

《铜人腧穴针灸图经》卷四：治脐下疞痛，寒疝引少腹痛，腰膝拘挛，腹满，女子月事不绝，带下，产后恶露不止，绕脐冷痛。

《针灸资生经》：阴交，治脐下热，小便赤，气痛如刀搅。

《针灸聚英》卷四：小肠气撮痛连脐，速泻阴交莫再迟。

《针灸大成》卷七：疝痛，阴汗湿痒，腰膝拘挛，带下，产后恶露不止，绕脐冷痛，绝子，阴痒，脐下热，鬼击，鼻出血，妇人血崩，月事不绝，奔豚上腹，小儿陷囟。

8. 神阙

（1）异名：脐中（《素问》），环谷（《太素》），气舍（《外台秘要》），气合（《铜人腧穴针灸图经》），维会（《循经考穴编》）。

（2）穴源：首见于《素问·气穴论》。

（3）定位：在腹中部，脐中央。

（4）穴性：属任脉，为体表标志之一。

（5）主治：中风虚脱，四肢厥冷，尸厥，风痫，形惫体乏，绕脐腹痛，水肿膨胀，脱肛，泄利，便秘，小便不禁，五淋，妇女不孕。

（6）释名：神者，其义颇多演绎。《说文·示部》："天神，引出万物者也。"《列子·汤问》："操蛇之神闻之，惧其不已也，告之于帝。"《说苑·修文》："神者，天地之本而万物之始也。"《礼记·祭法》："山陵川谷丘陵能出云为风雨，皆曰神。"《周礼·大司乐》："以祀天神。"注："谓五帝及日月星辰也。"此为神灵之神。《灵枢·本神》："故生之来谓之精，两精相搏谓之神。"此为男女交媾，两精结合而成的生机。《易·系辞上传》郑玄注云："精气谓之神。"王弼云："神也者，变化之极妙，万物而为言不可以形诘。"《素问·调经论》："心藏神……肾藏志。"此为神志之神，即精神活动。《灵枢·平人绝谷》云："故神者，水谷之精气也。"此言先后天的精气是神的物质基础。阙，《说文·门部》："门观也。"徐锴《系传》："盖为二台于门外，人君作楼观于上，上圆下方，以其阙然为道，谓之阙，以其上可远观，谓之观。"《释名·释宫室》："阙在门两旁，中央缺然为道也。"《六书故·工事一》："宫城上为楼观，阙其下为门，所谓阙门也。"故阙者，即宫门、城门两侧高台，中间有道路，台上起楼观。

神阙，《素问·气穴论》原称"脐中"，《外台秘要》始名"神阙"，为脐带脱落结疤后的陷窝处，是先天之结蒂、生命之根，又为后天之气舍。此穴内景接近小肠、大肠。小肠为受盛之官，化物出焉；大肠为传导之官，变化出焉。两肠俱关乎"化"，即大而化之之谓神也，故名之神阙。神阙意为元神出入之处，以及元神所居之宫阙。脐神亦指人身之元神，《黄庭内景经》注："脐中为太乙君主，人之命也。一名中极，一名太渊，一名昆仑，一名特枢。"脐为腹之缺，故神阙有如元神出入之缺口。

《古法新解会元针灸学》："神阙者，神之所舍其中也。上则天部，下则地部，中为人部，两旁有气穴、肓俞，上有水分、下脘，下有胞门、横户，脐居正中，如门之阙，神通先天。父母相交而成胎时，先生脐带形如荷茎，系于母之命门。天一生水而生肾，状如未敷莲花，顺五行以相生，赖母气以相转，十月胎满，则神注于脐中而成人，故名神阙。"

（7）文献辑要

《针灸甲乙经》卷八：水肿大脐平，灸脐中，无理不治。卷九：肠中常鸣，时上冲心，灸脐中。

《千金要方》卷三十：主少腹疝气，游行五脏，疝绕脐，冲胸不得息。

《千金翼方》：凡霍乱灸之或虽未即差，终无死忧不可逆灸，或但先腹痛，或先下后吐，当随病状灸之，内盐脐中灸二七壮，并主胀满。

《铜人腧穴针灸图经》卷四：治泄利不止，小儿奶利不绝，腹大绕脐痛，水肿膨胀，肠中鸣状如流水声，久冷伤惫，可灸百壮。

《扁鹊心书》：肠癖下血久不治，此食冷物损大肠气也，灸神阙三百壮。

《针灸资生经》：久冷伤惫脏腑，泄利不止，中风不省人事等疾，宜灸神阙。

《针灸大成》卷七：主中风不省人事，腹中虚冷……脱肛，风痫，角弓反张。

《医宗金鉴》卷八十五：神阙百病老虚泻，产胀溲难儿脱肛。

9. 水分

（1）异名：中守（《千金翼方》），分水（《医学纲目》），风水（《针灸逢源》）。

（2）穴源：首见于《针灸甲乙经》。

（3）定位：在上腹部，前正中线上，当脐中上1寸。

（4）穴性：属任脉。

（5）主治：腹痛，腹胀，肠鸣，泄泻，翻胃，水肿，小儿陷囟，腰脊强急。

（6）释名：水者，液也。《说文·水部》："准也。北方之行。象众水并流，中有微阳之气也。"《管子·水地》："水者，地之血气，如筋脉之流通者也。"《春秋·元命苞》："少水之为言演也，阴化淖濡，流施潜行也。"又云："水者，天地之包幕，五行之始焉。万物之所繇生，元气之津液也。"《白虎通·五行》："水者，准也，养物平均有准则也。"此指水液、水气。分者，别也。《说文·八部》："别也。从八，从刀，刀以分别物也。"此处之"分"，一是体现小肠之分清泌浊的功能，二是以其部位，小肠、大肠之分别出也。

水分，《针灸甲乙经》言："在下脘下一寸，脐上一寸。任脉气所发。"上接下脘地部之水，下承神阙任脉之阴，由此别分，以分利水湿、利水消肿。此穴为小肠尽处，小肠之分清泌浊，清者上输于脾，浊者下入于大肠，水者别入于膀胱，故名水分。《针灸聚英》："穴当小肠下口，至是而泌别清浊，水液入膀胱，渣滓入大肠，故曰水分。"若清浊不分，则泄利。此穴以治水病而效。《针灸资生经》："霍乱吐泻，尤当速治……若水分穴，尤不可缓。盖水谷不分而后泄泻，此穴一名分水，能分水谷故也。"

水分另有分水、中守、中管等别称，分水之义同水分。中者，中间也，内也；守者，护也；管者，道也。意为水分一穴为任脉水气之管道，由此守护任脉之水阴，完成水阴之上达下承，有枢机之隐义。

（7）文献辑要

《针灸甲乙经》卷七：痉，脊强里紧，腹中拘痛，水分主之。

《千金要方》卷三十：治反胃呕食，灸二十七壮，治腹胀绕脐结痛，坚不能食，灸百壮。

《铜人腧穴针灸图经》卷四：治腹坚如鼓，水肿，肠鸣，胃虚胀不嗜食，绕脐痛冲胸，不得息。

《扁鹊神应针灸玉龙经》：水病之疾最难熬，腹满虚胀不肯消，先灸水分并水道，后针三里及阴交。

《针灸大成》卷七：主水病，腹坚肿如鼓，转筋，不嗜食，肠胃虚胀，绕脐痛冲心，腰脊急强，肠鸣状如雷声，上冲心，鬼击，鼻出血，小儿陷囟。

《医宗金鉴》卷八十五：水分胀满脐突硬，水道不利灸之良。

10. 下脘

（1）异名：下管（《脉经》），幽门（《圣济总录》）。

（2）穴源：首见于《灵枢·四时气》。

（3）定位：在上腹部，前正中线上，当脐中上2寸。

（4）穴性：足太阴、任脉之会。

（5）主治：脘痛，腹胀，呕吐，呃逆，食谷不化，肠鸣，泄泻，痞块，虚肿。

（6）释名：下者，方位之谓，相对于中、上而言。《说文·上部》："底也。""下"另有他义，如《玉篇》："后也。"《尔雅·释诂》："下，落也。"脘，《说文·肉部》："胃府也。从肉，完声……旧云脯。"《说文解字段注》："铉本胃脯作胃府……《素问》胃脘，谓胃宛中可容受，脘盖宛之俗。"《博雅》："脘，脯也。"《正字通》："胃之受水谷者曰脘。脐上五寸为上脘；脐上四寸即胃之募，为中脘；脐上二寸当胃下口，为下脘。"脘，同管，音义并同，古人多互用，今皆作"脘"。故《灵枢·上膈》有言："虫寒则积聚，守于下管。"此即言下脘也。

下脘者，《针灸甲乙经》谓"在建里下一寸"，即脐上二寸处，内应胃下口幽门部。《类经图翼》："当胃下口，小肠上口"，因其在下，故名下脘。《古法新解会元针灸学》谓："下脘者，脘是胃脘。分上中下三部：胃之上口，偏斜当右；胃之中弯向左；胃之下当中。上中下分三弯，当下弯者，胃之下口也，故名下脘。"

下脘为足太阴、任脉之会，有和中理气、降逆止呕之功，凡脾胃之疾均可取之。《灵枢·四时气》有言："饮食不下，膈塞不通，邪在胃脘。在上脘，则刺抑而下之；在下脘，则散而去之。"

（7）文献辑要

《针灸甲乙经》卷九：食饮不化，入腹还出，下脘主之。

《铜人腧穴针灸图经人》卷四：治腹痛，六腑之气寒，谷不转，不嗜食，小便赤，腹坚硬，痞块，脐上气动，日渐羸瘦。

《针灸聚英》卷四：腹中肠鸣，下脘陷谷能平。

《针灸大成》卷七：主脐下厥气动，腹坚硬，胃胀，羸瘦，腹痛，六腑气寒，谷不转化，不嗜食，小便赤，痞块连脐上厥气动，日渐瘦，脉厥动，翻胃。

11. 建里

（1）异名：无。

（2）穴源：首见于《针灸甲乙经》。

（3）定位：在上腹部，前正中线上，当脐中上3寸。

（4）穴性：属任脉。

（5）主治：胃脘疼痛，腹胀，呕吐，食欲不振，肠中切痛，水肿。

（6）释名：建者，立也，置也。《说文·廴部》："立朝律也。"《改为：说文解字段注》："今为凡竖立为建。"《尚书·洪范》："建用皇极。"《易·比卦》："先王以建万国，亲诸侯。"《史记·高祖本纪》："犹居高屋之上建瓴水也。"里者，居也，又有内部的意思，与外、表等相对。《说文·里部》："居也。"《尔雅·释言》："里，邑也。"《毛诗·郑风》："将仲子兮，无逾我里。"《周礼·地官》："五家为邻，五邻为里。"《风俗通义》："五家为轨，十轨为里。里者，止也，五十家共居止也。""里"作为地方行政组织，始于周朝，后来其制不一，二十五户或五十户、八十户、一百户等为一里。《灵枢·胀论》："胃之五窍者，闾里门户也。"

建里者，安定居止之谓也。《针灸甲乙经》言："在中脘下一寸。"此穴正当下脘、中脘之间，内应胃府，主治胃疾，建置本腧穴以安定闾里，故名建里。言其可以建立中焦之里气，水谷亦由此入腹里也，脏腑因之而强健，犹如建中汤矣。据本穴名义，包含补意居多，具有协调胃肠、消积化滞之功。高式国《针灸穴名解》云："凡属胃中不安之症，本穴皆可为力。俾以奠定闾里，而人得安居也。"

（7）文献辑要

《针灸甲乙经》卷九：心痛上抢心，不欲食，支痛引膈，建里主之。

《千金要方》：主霍乱，肠鸣腹胀，泻五吸，疾出针，日灸二七壮至百壮。

《铜人腧穴针灸图经》卷四：治心下痛，不欲食，呕逆上气，腹胀身肿。

《普济本事方》：治肠中疼痛，针入一寸二分，灸亦良。

《针灸大成》卷七：主腹胀，身肿，心痛，上气，肠中疼，呕逆，不嗜食。

12. 中脘

（1）异名：上纪、胃脘（《素问·气穴论》），太仓（《灵枢·根结》），大仓（《西方子明堂灸经》），中管（《脉经》），胃募（《千金要方》），胃管（《千金翼方》）。

（2）穴源：首见于《灵枢·根结》。

（3）定位：在上腹部，前正中线上，当脐中上4寸。

（4）穴性：胃经募穴；八会穴之一，为腑会；手太阳、少阳、足阳明、任脉之会。

（5）主治：胃脘痛，腹胀，呕吐，呃逆，翻胃，吞酸，纳呆，食不化，疳积，膜胀，黄疸，肠鸣，泄利，便秘，便血，胁下坚痛，虚劳吐血，哮喘，头痛，失眠，惊悸，怔忡，脏躁，癫狂，痫证，尸厥，惊风，产后血晕。

（6）释名：中者，方位之谓，相对于上下而言，又有内之义。脘乃胃府，下脘穴中已述。

中脘一穴，《灵枢·根结》称"太仓"，《素问·气穴论》称"上纪"，《针灸甲乙经》始名"中脘"，言："中脘，一名太仓，胃募也。在上脘下一寸，居心蔽骨与脐之中。"中脘在脐上四寸处，穴内应胃中部之小弯处，为胃体部中部，因其穴位于胃脘之中部，故名中脘。胃府者，中气之所在，后天之本也。因中脘与胃的密切关联，其穴又为胃之募穴，八会穴之腑会。

《灵枢·胀论》："胃者，太仓也。"《黄庭内景经》："脾长一尺掩太仓。"注："太仓，胃也。"《黄庭外景经》："时念太仓不饥渴。"注："胃也。"又曰："太仓，胃管神名。"中脘一穴正处于胃体中部，为胃之主使，故又有"太仓"之别称。"脾胃为仓廪之官"，亦即此意。太者，大也。仓者，《说文·仓部》："谷藏也。仓黄取而藏之，故谓之仓。"《说文解字段注》："谷藏也，藏当作臧。臧，善也。引申之义，善而存之亦曰臧，俗皆作藏。"《礼记·月令》："穿窦窖，修囷仓。"注："圆曰囷，方曰仓。"《诗经·小雅》："乃求千斯仓。"胃为水谷之海，故名太仓。

中脘之其他别称上纪、太仓、大仓、胃募、胃管等，皆因其穴的位置、特性等而得之，不作过多阐述。

（7）文献辑要

《针灸甲乙经》卷八：胃胀者，中脘主之，亦取章门。溢饮胁下坚痛，中脘主之。

《铜人腧穴针灸图经》卷四：治心下胀满，伤饱食不化，霍乱吐泄不自知，心痛，温疟，伤寒，饮水过多，腹胀，气喘，因读书得奔豚气上攻，伏梁，心下状如覆杯，寒癖结气。

《针灸资生经》：凡饮食不思，心腹膨胀，面色萎黄，世谓之脾肾病者，宜灸中脘。

《针灸聚英》卷四：伤寒腹痛虫寻食，吐蛔乌梅可难攻，十日九日必定死，中脘回还胃气通。

《针灸大成》卷七：主五膈，喘息不止，腹暴胀，中恶，脾疼，饮食不进，翻胃，赤白痢，寒癖，气心疼，伏梁，心下如覆杯，心膨胀，面色萎黄，天行伤寒热不已，温疟先腹痛，先泻，霍乱，泻出不知，食饮不化，心痛，身寒，不可俯仰，气发噎。

《循经考穴编》：一切脾胃之疾，无所不疗。

《东医宝鉴》卷八十五：中脘主治脾胃伤，兼治脾痛痰疾晕，痞满翻胃尽安康。

13. 上脘

（1）异名：上管（《脉经》），胃脘（《针灸资生经》），上纪（《针灸大全》），胃脘（《针灸聚英》）。

（2）穴源：首见于《灵枢·四时气》。

（3）定位：在上腹部，前正中线上，当脐中上 5 寸。

（4）穴性：任脉、足阳明、手太阳之会。

（5）主治：胃脘疼痛，腹胀，呕吐，呃逆，纳呆，食不化，黄疸，泄利，虚劳吐血，咳嗽痰多，癫痫。

（6）释名：上与下相对，方位词。脘者，胃府也，"下脘"条已述。

上脘，《针灸甲乙经》言："在巨阙下一寸五分，去蔽骨三寸。"居中、下脘之上，正当胃上口处，内应贲门，相对于下脘及中脘而言，故名上脘。正如《古法新解会元针灸学》所言："穴当胃脘之上口，故名上脘。脘主胃之膏油，当胃弯之上，故又名胃脘也。"

上中下三脘，均内应胃府，细细区分当有别。上脘主应胃之上口，为贲门部；中脘主应胃之大小弯，为胃体部；下脘主应胃之下口，为幽门部。其治也各有侧重：上脘主胃气上逆，中脘主所有胃疾，下脘主胃膈塞不通，皆因其内应胃之部位侧重不同所致。

（7）文献辑要

《针灸甲乙经》卷七：头眩，病身热，汗不出，上脘主之。卷十一：心下有膈，呕血，上脘主之。

《铜人腧穴针灸图经》卷四：治心中热烦，奔豚气胀，不能食，霍乱吐利，身热汗不出，三焦多涎，心风惊悸，心痛不可忍，伏梁，气状如覆杯……如风痫热病，宜先泻后补，其疾立愈。

《针灸大成》卷七：主腹中雷鸣相逐，食不化，腹疠刺痛，霍乱吐利，腹痛，身热，汗不出，翻胃呕吐食不下，腹胀气满，心忪惊悸，时呕血，痰多吐涎，奔豚，伏梁，二虫，卒心痛，风痫，热病，马黄，黄疸，积聚坚大如盘，虚劳吐血，五毒疰不能食。

14. 巨阙

（1）异名：心募（《针灸大成》）。

（2）穴源：首见于《脉经》。

（3）定位：在上腹部，前正中线上，当脐中上6寸。

（4）穴性：手少阴经之募穴。

（5）主治：胸痛，心痛，心烦，惊悸，尸厥，癫狂，痫证，健忘，胸满气短，咳逆上气，腹胀暴痛，呕吐，呃逆，噎膈，吞酸，黄疸，泄利。

（6）释名：巨，为"矩"的本字。《说文·工部》："规巨也。从工，象手持之。"《说文解字段注》："后人分别，巨，大也；矩，法也，常也。与《说文解字》字异。"《玉篇》："大也。"《礼记·大学》："是以君子有挈巨之道也。"《管子·宙合》："成功之术，必有巨纆。"《公羊传·哀公六年》："力士举囊。"此处为"大"之义。阙者，门观之称。古者贵家，门必有阙，所以饰门第，别尊卑也，此说参阅神阙穴。

巨阙为古代剑名，为越王勾践所有。《荀子·性恶》："阖闾之干将、莫邪、巨阙、辟闾，皆古之良剑也。"《越绝书外传·记宝剑》："王曰：巨阙初成之时，吾坐于露坛之上，宫人有驾白鹿而过者，车奔鹿惊，吾引剑而指之，四驾上飞扬，不知其绝也；穿铜釜，绝铁砺，骱中决如粢米，故曰巨阙。"曹植《宝刀赋》："逾南越之巨阙，超西楚之太阿。"

巨阙一穴，《针灸甲乙经》言："心募也。在鸠尾下一寸，任脉气所发。"正当心之外围，为心之"募穴"，内应腹膜，上应膈肌，为胸腹之交界处，上下胸膜之间犹如巨大之宫。以心君之居为宫城，此为至尊之门观，故喻名为巨阙。《针灸问对》："心为一身之主，至贵不可犯……巨阙，心之宫城也。"此穴取意古代剑名，在鸠尾下，一以其形而名，更以其治而喻。剑为除暴戡乱之器，其治症为数种心痛，胸满短气，霍乱，痰饮诸症，凡属清浊相干，不得宁静者，本穴均可治之。犹如仗剑立朝，清除君侧而戡定变乱也，故以"巨阙"名之。

(7) 文献辑要

《脉经》：关脉微，胃中冷，心下拘急……针巨阙补之。

《针灸甲乙经》卷七：热病胸中澹澹，腹满暴痛，恍惚不知人，手清，少腹满，瘕疝，心痛，气满不得息，巨阙主之。

《铜人腧穴针灸图经》卷四：治心中烦满，热病，胸中痰饮，腹胀暴痛，恍惚不知人，息贲，时唾血，蛔虫，心痛，蛊毒，霍乱，发狂不识人，惊悸少气。

《扁鹊心书》：风狂，先灸巨阙五十壮，又灸心俞五十壮。

《针灸资生经》：心闷痛上气，牵引小肠，灸巨阙二七壮。

《针经指南》：抑又闻高皇抱疾未瘳，李氏刺巨阙而后苏。

15. 鸠尾

(1) 异名：尾翳（《灵枢·经脉》），𩨗骬（《针灸甲乙经》），心厌（《肘后备急方》），神府（《千金要方》），臆前（《铜人腧穴针灸图经》），骭骬（《针灸聚英》）。

(2) 穴源：首见于《灵枢·九针十二原》。

(3) 定位：在上腹部，前正中线上，当胸剑结合部下1寸。

（4）穴性：任脉之络穴；膏之原。

（5）主治：心痛，心悸，心烦，癫痫，惊狂，胸中满痛，咳嗽气喘，呕吐，呃逆，反胃，胃痛。

（6）释名：鸠者，鸟名。《说文·鸟部》："鹘鸼也。"《尔雅·释鸟》："鹘鸼。"郭璞注："似山鹊而小，短尾，青黑色，多声。今江东亦呼为鹘鸼。"《诗经·卫风》："于嗟鸠兮，无食桑葚。"尾者，尾巴、尾部之称。《说文·尾部》："微也。"《说文解字段注》："尾，梢也。引申训为后。"尾乃脊尽处，鸟兽鱼类皆有之。《后汉书·西南夷列传》："盘瓠之后，好五色衣服，制裁皆有尾形。"

鸠尾，《灵枢·九针十二原》："膏之原，出于鸠尾。"《灵枢·经脉》："任脉之别，名曰尾翳，下鸠尾，散于腹。"《素问·气府论》："任脉之气所发者二十八穴：喉中央二，膺中骨陷中各一，鸠尾下三寸。"王冰注："鸠尾，心前穴名也。其正当心蔽骨之端，言其骨垂下如鸠鸟尾形，故以为名也。"《针灸甲乙经》言："在臆前，蔽骨下五分，任脉之别。"鸠尾穴正当剑突下方，剑突古名蔽骨，又称鸠尾骨、蔽心骨。《东医宝鉴》卷八十"周身名位骨度"："其质系脆骨，在胸骨之下歧骨之间。"人之左右两肋似鸟翼，剑突以其骨形垂中间，如鸠之尾，故名鸠尾。

鸠尾穴为任脉之别络，有诸多异名。别称尾翳，其义同鸠尾。别称髑骬、骬骬，为骨名，"胸之众骨名也"（《东医宝鉴》），"髑骬，即鸠尾别名"（《类经图翼》），"骬"通"骬"，此别称言穴之所在也，骨穴同名。心厌、神府：言鸠尾穴之内应心也。心者，主血脉而藏神。《素问·灵兰秘典论》："心者，君主之官，神明出焉。"《灵枢·邪客》："心者，五脏六腑之大主，精神之所舍也。"鸠尾主治多与神志等精神疾病相关，故有此类别称。

（7）文献辑要

《针灸甲乙经》卷十二：喉痹食不下，鸠尾主之。

《铜人腧穴针灸图经》卷四：治风惊痫发癫，不喜闻人语，心腹胀满，胸中满咳逆，数噫，喘息。

《扁鹊神应针灸玉龙经》：鸠尾独治五般痫，此穴须当仔细观，若然着艾宜七壮，多则伤人针亦难。

《针灸大成》卷七：噫喘，喉鸣，胸满咳呕，喉痹咽肿，水浆不下，癫痫狂走，不择言语，心中气闷，不喜闻人语，心惊悸，精神耗散，少年房劳，短气少气。

16. 中庭

（1）异名：无。

（2）穴源：首见于《针灸甲乙经》。

（3）定位：在胸部，当前正中线上，平第5肋间，即胸剑结合部。

（4）穴性：属任脉。

（5）主治：胸腹胀满，噎膈，呕吐，心痛，梅核气。

（6）释名：中者，方位之谓，相对于上下、左右等而言，又含"内"之义。说见上文中极、中脘等穴。庭者，庭院、处所等之谓。《说文·广部》："宫中也。"《说文解字段注》："宫者，室也。室之中曰庭。"《礼记·檀弓上》："孔子哭子路于中庭。"郑玄注："寝中庭也。"《洪范·五行传》："于中庭祀四方。"中庭，正中堂室前的庭院。道家则以心田为中庭。《黄庭内景经》注："三田者，上天田，中心田，下丹田。上庭受精气于下，中庭受精气于上，下庭受精气于中。"

中庭一穴，《针灸甲乙经》谓："在膻中下一寸六分陷者中。"在胸骨正中线平第五肋间蔽骨上之凹陷处，其下为心包络。包络者，心之宫城也。两旁各二寸为少阴肾经之步廊穴，犹如主室之旁，房廊相对，构成一空廊院落。心为人身之君主，任脉行此中庭，则为朝君之初步，再进，则升堂入室矣，故喻以为穴名。《采艾编》言："中庭：中央之前庭也。"《古法新解会元针灸学》言："中庭者，在心上肺下陷中，不出心之宫廷，在上膈如月当天之中，故名中庭。"

（7）文献辑要

《针灸甲乙经》卷九：胸胁楮满，膈塞饮食不下，呕吐食复出，中庭主之。

《太平圣惠方》：小儿呕吐：灸中庭一壮，炷如小麦大。

《针灸大成》卷八：吐乳：灸中庭。

17. 膻中

（1）异名：元儿（《针灸甲乙经》），胸堂（《千金要方》），上气海（《类经图翼》），元见（《针灸大全》），元沉（《循经考穴编》）。

（2）穴源：首见于《灵枢·根结》。

（3）定位：在胸部，当前正中线上，平第4肋间，两乳头连线的中点。

（4）穴性：心包经之募穴；八会穴之一，为气会。《针灸大成》：足太阴少阴、手太阳少阳、任脉之会。

（5）主治：咳嗽，气喘，咯唾脓血，胸痹心痛，心悸，心烦，产妇少乳，噎膈，臌胀。

（6）释名：膻，即脱衣露体。《说文·肉部》："膻，肉膻也。"《说文解字段注》："《释训》《毛传》皆云裼裼，肉膻也。""裼"通"膻"。《诗经·郑风》："膻裼暴虎。"《庄子·综无鬼》："蚁慕羊肉，羊肉膻也。"《列子·周穆王》："王之嫔御，膻恶而不可亲。"《尔雅·释训》李巡注："脱衣见体曰肉膻。"李时珍《奇经考·释音》："膻，音亶，胸中也。"中，指方位言，并有内义，上文已述，此指胸中。

膻中，即胸中，心包络名。《素问·灵兰秘典论》："膻中者，臣使之官，喜乐出焉。"王冰注："膻中者，在胸中两乳之间，为气之海。"又《灵枢·胀论》："膻中者，心主之宫城也。"《灵枢·海论》："膻中者，为气之海。"《灵枢·根结》云："厥阴根于大敦，结于玉英，络于膻中。"《难经·三十一难》谓："玉堂下一寸六分，直两乳间陷者是。"

膻中穴在胸骨上，以其部位所在而命名，其部位内应心之外围，代心行令，居于胸膜之中，故名之膻中。《古法新解会元针灸学》："膻中者，为心主臣使之官，属心包也。心内系上通于肺，故脉搏出于心，心跳则膻中颤动，故名膻中。"

膻中为心包经之"募穴",八会穴之"气会",又称为"上气海"。《类经·人之四海》:"膻中,胸中也,肺之所居。诸气者,皆属于肺,是为真气,亦曰宗气。宗气积于胸中,出于喉咙,以贯心脉,而行呼吸,故膻中为之气海。"盖古时称君主所居为宫室,故由中庭再进而臣使在焉。在人身而喻臣使者,即心脏外卫充盈之气,俗称心气,又名中气。倘中气有所减损,则人体各部之气,均来填补,犹诸侯之会师勤王者,故称膻中为气会。

膻中有别称元儿、元见、上气海,均与元气或气(主要指宗气)有关,体现了膻中一穴的所主本质,以及所治疾病的重点。膻中系心包络之募穴,任脉与脾、肾、小肠、三焦诸经之会,主要有理气止痛等功效,主治胸痞气喘,噎膈呃逆,哮喘咳逆等。

(7)文献辑要

《针灸甲乙经》卷九:咳逆上气,唾喘短气不得息,口不能言,膻中主之。

《肘后备急方》:救卒尸厥,灸膻中二十八壮。

《铜人腧穴针灸图经》卷四:治肺气咳嗽上喘,唾脓,不得下食,胸中如窒,可灸七七壮。

《针灸大成》卷七:主上气短气,咳逆,噎气,膈气,喉鸣喘嗽,不下食,胸中如窒,心胸痛,风痛,咳嗽,肺痈唾脓,呕吐涎沫,妇人乳汁少。

《东医宝鉴》卷八十五:膻中穴主灸肺痈,咳嗽哮喘及气瘿。

18. 玉堂

(1)异名:玉英(《灵枢·根结》)。

(2)穴源:首见于《难经·三十一难》。

(3)定位:在胸部,当前正中线上,平第3肋间。

(4)穴性:属任脉。

(5)主治:膺胸疼痛,咳嗽,气短,喘息,喉痹咽肿,呕吐寒痰,两乳肿痛。

(6)释名:玉者,美玉、玉石之称。《说文·玉部》:"石之美者。有五德。"古者君子佩玉,以示身份尊贵。引申为洁白之义,为肺之色。堂者,堂屋、中堂等之谓。《说文·土部》："殿也。"即屋基的正室。《释名·释宫室》："堂谓堂堂，高显貌也。"《字汇·土部》："堂，殿也，正寝也。"古人将宫室前称为堂，后称为室。前堂通常是行吉凶大礼的地方，不住人，后室为居住之所。玉堂，形容尊贵者所居正室之前堂。道经将玉堂指其为肺之宫室，《黄庭内景经》注："肺为玉堂宫。"

玉堂，《灵枢·根结》："厥阴根于大敦，结于玉英。"名为"玉英"，《难经》始名"玉堂"。《难经·三十一难》："上焦者……其治在膻中，玉堂下一寸六分。"《针灸甲乙经》言："在紫宫下一寸六分陷者中。"本穴之下有膻中，上有紫宫，正当胸前之正中，膺中之上，肺之所在，内应心位。心者，君主之官，故以玉堂作其殿名，为心主治事之前堂，故喻之为玉堂。又肺主气，陈修园《医学实在易》言："气通于肺，凡脏腑经络之气，皆肺气之所宣。"胸中宗气集聚于肺，温煦、洁净，是为玉堂之所，玉堂穴内应其里，故名。《古法新解会元针灸学》则言："玉堂者，心之德有五：温仁、中义、通理、达智、信在其中。其恩施于外，是以君子守身如执玉，居心之上，为五脏六腑经络精气来朝之堂，故名玉堂。"

玉堂有玉英之别称。英者，精华也。《说文·艹部》："草荣而不实者。"即草只开花而不结果实。《尔雅·释草》："木谓之华，草谓之荣。不荣而实者谓之秀，荣而不实者谓之英。"《诗经·郑风》："有女同行，颜如舜英。"

（7）文献辑要

《针灸甲乙经》卷九：胸中满，不得息，胁痛骨痛，喘逆上气，呕吐，烦心，玉堂主之。

《铜人腧穴针灸图经》卷四：胸膺骨疼，呕吐寒痰。

《类经图翼》：喉痹咽壅，水浆不入。

19. 紫宫

（1）异名：无。

（2）穴源：首见于《针灸甲乙经》。

（3）定位：在胸部，当前正中线上，平第2肋间。

（4）穴性：属任脉。

（5）主治：咳嗽，气喘，胸胁支满，胸痛，喉痹，吐血，呕吐，饮食不下。

（6）释名：紫者，颜色名。《说文·糸部》："帛青赤色。"《说文解字段注》："以赤入于黑。"此言尊贵也。《左传·哀公十七年》："良夫乘衷甸两牡，紫衣狐裘。至，袒裘，不释剑而食。"杜预注："紫衣，君服。"宫者，宫室、宫廷之称，也作为房屋的统称。《说文·宫部》："室也。"《说文解字段注》："宫言其外之围绕，室言其内。析言则殊，统言不别也。"《尔雅·释宫》："宫谓之室，室谓之宫。"秦汉以后特指帝王之居，即称之为宫殿、皇宫等。《经典释文》："古者贵贱同称宫，秦汉以来惟王者所居称宫焉。"或喻圣人居住之地，表示光气和祥瑞。《长生殿·舞盘》："紫气东来，瑶池西望，翩翩青鸟庭前降。"

紫宫作为穴名，指其为心之居室也。《针灸甲乙经》："在华盖下一寸六分陷者中。"其下正当君主之官，并在玉堂之上，内应于心，穴如王宫之贵，似紫宫之尊，故以紫宫喻之为穴名。《管子·心术》："心也者，智之所舍也，故曰宫。"又言："洁其宫。"注："宫，心之宅，犹灵台也。"与背部灵台相对，更见其地位之高贵。道经称心为绛宫，其义亦通。《黄庭经》云："心为绛宫田。"绛为阳之正，紫为阳之极，阳极则反阴。故本穴多治气逆、胸满、烦闷、呕咳等阳中之阴症。又华盖注："华盖之下当清凉……引动肾气上布紫宫。"华盖、紫宫、玉堂、巨阙等名称，乃道家寓意之言，俱是人体虚灵主要部位，中医文献以《黄帝内经》为先，其中名词、术语多与道家互借为用。

紫宫，又为星宿名，乃紫微垣之异名也。《史记·天官书》："紫宫、房心、权衡、咸池、虚危列宿部里，此天之五宫坐位也。"《晋书·天文志》："紫微垣十五星，一曰紫微，天帝之座也，天子之所居。"由此，紫微垣乃神话中天帝的居室，极尊极贵之所。《尔雅·释天》："天宫谓之紫宫。"《淮南子·天文训》："紫宫者，太一之居也。"紫宫后引申为帝王的宫禁。司马贞《史记索引》引《元命苞》曰："紫之言此也，宫之言中也。言天神运动，阴阳开闭，皆在其中也。"

（7）文献辑要

《针灸甲乙经》卷九：胸胁榰满，痹痛骨痛，饮食不下，呕逆气上，烦心，紫宫主之。

《千金要方》卷三十：主咳逆上气，心烦。

《太平圣惠方》：主上气吐血及唾如白胶。

20. 华盖

（1）异名：无。

（2）穴源：首见于《针灸甲乙经》。

（3）定位：在胸部，当前正中线上，平第1肋间。

（4）穴性：属任脉。

（5）主治：咳嗽，气喘，胸痛，胁肋痛，喉痹，咽肿。

（6）释名：华者，荣华、光彩之义。《说文·华部》："荣也。"《尔雅·释草》："蕍芛葟华荣，浑言之也。"又曰："木谓之华，草谓之荣，不荣而实者谓之秀，荣而不实者谓之英。"《淮南子·坠形训》："末有十日，其华照下地。"盖（葢）者，覆盖、盖子等之称。《说文·艹部》："苫也。"即用白茅编成的覆盖物。《尔雅·释器》："白盖谓之苫。"郭璞注："白茅苫也，今江东呼为盖。"《淮南子·说林训》："日月欲明而浮云盖之。"

华盖，其一，指古代帝王的车盖。崔豹《古今注·舆服》："华盖，黄帝所作也。与蚩尤战于涿鹿之野，常有五色云气，金枝玉叶，止于帝上，有花葩之象，故因而作华盖也。"其二，指天上九星之星名。《晋书·天文志》："大帝上九星，曰华盖，所以覆蔽大帝之坐也。"《天文应象》注谓："华盖七星，其柄九星，列如盖状，以荫帝座。"其三，道经以眉与肺均称华盖。《黄庭内景经》天中章："眉号华盖覆明珠。"注："眉之名华盖者，以其覆盖守目之精神也。"肺部章："肺部之宫似华盖。"注："肺气乃心之保障，一时无间于位，是为心之华盖。"肝气章注："华盖，肺也。"肺亦名华盖，象其覆于心上也。

中医学上将肺名之为华盖。《素问·痿论》："肺者，藏之长也，为心之盖也。"《灵枢·九针论》："肺者，五脏六腑之盖也。"肺象其覆于心上也，以形象和位置而得名。《医宗必读》说："肺叶白莹，谓之华盖，以复诸脏，虚如蜂窠，下无透窍，吸之则满，呼之则虚，一呼一吸，消息自然，司清浊之运化，为人身之橐钥。"华盖作为腧穴名，意即此穴内应肺，肺朝百脉，人身脏腑经气上朝于肺，行至此处最有繁盛之象，肺居五脏六腑之高位，犹屋顶覆护其内容之形，是以其穴内应肺，其状如伞盖而居心君之上，喻之为"华盖"。

（7）文献辑要

《针灸甲乙经》卷九：咳逆上气，喘不能言，华盖主之。

《千金要方》卷三十：华盖主短气不得息，不能言。

《针灸聚英》卷四：久知胁肋骨疼痛，气户华盖有灵。

《针灸大成》卷七：主喘急上气，咳逆哮嗽，喉痹咽肿，水浆不下，胸胁支满痛。

21. 璇玑

（1）异名：无。

（2）穴源：首见于《针灸甲乙经》。

（3）定位：在胸部，当前正中线上，天突下1寸。

（4）穴性：属任脉。

（5）主治：咳嗽，气喘，胸满痛，喉痹咽肿，胃中有积。

（6）释名：璇，《说文·玉部》："美玉也。"《山海经·中山经》："又东北二十里曰升山……其中多璇玉。"璇，又同璿，亦为美玉。玑，《说文·玉部》："玑，珠不圆也。"《楚辞·七谏》："玉与石其同匮兮，贯鱼眼与珠玑。"王逸注："圜泽为珠，廉隅为玑。"即圆而有光泽者为珠，不圆而有棱角者为玑。又《字林》言："玑，小珠也。"

璇玑之义，其一，文学家以璇玑为珠、玉之别称，均喻其圆润光滑。其二，星名。《史记·天官书》："北斗七星，所谓璇玑玉衡，以齐七政。"七星的第二星为璇，第三星为玑，亦泛指北斗前四星，也叫魁星。《楚辞·王逸》："谣吟兮中壄，上察兮璇玑。"洪兴祖补注："北斗魁四星为璇玑。"《晋书·天文志上》："魁四星为璇玑，杓三星为玉衡。"其三，古代观测天象的仪器中能运转的部分，亦指整个测天仪器。《史记索引》引马融云："璇，美玉也。玑，浑天仪，可旋转，故曰机。衡，其中横箪。以璇为机，以玉为衡。"《后汉书·张衡传》："遂乃研核阴阳，妙尽璇机之正，作浑天仪。"

璇玑作为腧穴名称，《针灸甲乙经》言："在天突下一寸陷者中。"穴居胸之上部，为天部，内景应喉，圆润转动，犹斗运于天，机运于身，璇玑持衡，故名之"璇玑"。其所治之症为喉痹、咽肿、胸满等，是因其功能富于滋润滑利，有通滞去瘀消肿之功，以治干涩枯燥之症，正应圆通滋润、滑利机关之义。故《采艾编》言："璇玑，胸中之行街也。"《古法新解会元针灸学》则言："璇玑者，如天之斗玑，所居正中，万星环绕。人无一不应天之列。比如人喜怒似天之风雨，人有气质血膏，天有阴电阳电；人有耳目，天有三光；人有骨度，天有日时；人有寒热，天有四时；人有经度，天有月度；人有毛孔，天有星辰。比论难尽聊，举数端，以资证明。璇玑能运化五脏六腑之精华，玑是言脏腑经络通明有归绪之组织，在肺之正中，故名璇玑。"

（7）文献辑要

《针灸甲乙经》卷十二：喉痹咽肿，水浆不下，璇玑主之。

《扁鹊神应针灸玉龙经》：气喘急急不可眠，何当日夜苦忧煎，若得璇玑针泻动，更取气海自安然。

《针灸大成》卷七：主胸胁支满痛，咳逆上气，喉鸣喘不能言，喉痹咽痛，水浆不下，胃中有积。

22. 天突

（1）异名：玉户（《针灸甲乙经》），天瞿（《千金要方》），五户（《铜人腧穴针灸图经》）。

（2）穴源：首见于《灵枢·本输》。

（3）定位：在颈部，当前正中线上胸骨上窝中央。

（4）穴性：阴维、任脉之会。

（5）主治：咳嗽，哮喘，胸中气逆，咯唾脓血，咽喉肿痛，舌下急，暴喑，瘿气，噎膈，梅核气。

（6）释名：天者，上也，高也。《说文·一部》："颠也，至高无上。"《说文解字段注》："颠者，人之顶也。以为凡高之称。"《易·说卦》："乾为天。"《朱子·语类》："《离骚》有九天之说，诸家妄解云有九天。据某观之，只是九重。"突者，本义为犬从穴中跃出，引申为突起、突然、突出等义。《说文·穴部》："犬从穴中暂出也。一曰：滑也。"又有灶突之义，即烟囱，有穿通之义。《吕氏春秋·谕大》："灶突决则火上焚栋。"《后汉书·方术传上》："疾风卒起，先吹灶突及井。"《韩非子·喻老》："百丈之室，以突隙之烟焚。"

天突一穴，《灵枢·本输》云："缺盆之中，任脉也，名曰天突。"《针灸甲乙经》言："在颈结喉下二寸。"关于天地之区分，《灵枢·阴阳系日月》"腰以上为天，腰以下为地"，最为明示。人身之胸腹被喻为天地，胸为天，腹为地。本穴位于胸腔之最上，为任脉之气向上通行之门，亦为宗气上贯咽喉之门户，故名"天突"。天突之下为人身之食道及气管，古人将其喻之为气上下之灶突，故有"天突"之名。天突系任脉和阴维脉之交会穴，功用为通，临床多用于治疗，暴喑、咽肿、喉痹、哮喘等与该部位和功用相关的疾病。

天突又有别称玉户、天瞿。玉者，金之属也，其性温润清凉，肺性之气也；户者，出入之通道也，此喻任脉之气、宗气上行之通径也；瞿者，古代戟类兵器也，喻为冲突之状。此两种别称，均喻示天突穴处脉气突起于天部，向上贯咽喉、面部等。

（7）文献辑要

《素问·气穴论》：背与心相控而痛，所治天突与十椎及上纪，上纪者胃脘也，下纪者关元也。背胸邪系阴阳左右，如此其病前后痛涩，胸胁痛，而不得息，不得卧，上气，短气，偏痛。脉满起，斜出尻脉，络胸胁，支心贯膈，上肩加天突，斜下肩交十椎下。

《针灸甲乙经》卷八：咳上气，喘，暴喑不能言，及舌下挟缝青脉，颈有大气，喉痹，咽中干，急不得息，喉中鸣，翕翕寒热，项肿肩痛，胸满腹皮热，衄，气短哽心痛，隐疹头痛，面皮赤热，身肉尽不仁，天突主之。

《铜人腧穴针灸图经》卷四：治咳嗽上气，胸中气噎，喉中状如水鸣声，肺痈咯唾脓血气，咽干舌下急，喉中生疮不得下食。

《扁鹊心书》：人患喉痹，痰气上攻，咽喉闭塞，灸天突穴五十壮，即可进粥，服姜汤一剂而愈。

《扁鹊神应针灸玉龙经》：哮喘之症最难当，夜间不睡气遑遑，天突妙穴宜寻得，膻中着艾便安康。

《类经图翼》：治一切瘿瘤初起者，灸之妙。

23. 廉泉

(1) 异名：本池（《针灸甲乙经》），舌本（《铜人腧穴针灸图经》）。

(2) 穴源：首见于《灵枢·根结》。

(3) 定位：在颈部，当前正中线上，结喉上方，舌骨上缘凹陷处。

(4) 穴性：阴维、任脉之会。

(5) 主治：舌下肿痛，舌根急缩，舌纵涎出，舌强，中风失语，舌干口燥，口舌生疮，暴喑，喉痹，聋哑，咳嗽，哮喘，消渴，食不下。

(6) 释名：廉者，物体之边缘、侧边等之称。《说文·广部》："仄也。"《说文解字段注》曰："廉之言敛也。堂之边曰廉，天子之堂九尺，诸侯七尺，大夫五尺，士三尺，堂边皆如其高。贾子曰廉远地则堂高，廉近地则堂卑是也。堂边有隅有棱，故曰廉。廉，隅也。又曰：廉，棱也。引申之为清也，俭也，严利也。"《楚辞·招魂》："朕幼清以廉洁兮。"王逸注："不受曰廉，不污曰洁。"泉者，聚水而出、水泉等之谓。《说文·泉部》："水原也，象水流出成川形。"《易·蒙》："山下出泉。"《诗经·大雅》："泉之竭矣。"

廉泉，水名，又名廉水，源出陕西南郑县，流入汉水。廉泉让水，二水名并称，兼喻风俗淳美的地方。此处廉泉乃是涎唾之道。《灵枢·胀论》："廉泉、玉英者，津液之道也。"《灵枢·根结》："少阴根于涌泉，结于廉泉。"《灵枢·口问》："胃缓则廉泉开，故涎下。"杨上善注："廉泉，舌下孔，通涎道也……故廉泉开，涎因出也。"

廉泉作为腧穴名，《针灸甲乙经》："廉泉，一名本池。在颔下，结喉上，舌本下。阴维、任脉之会。"本穴在喉结上方边缘，内应舌根，通喉咽，上达颚池，以舌搅动口内，津液若泉水源源不断，可以生津润燥，有如涌溢之泉源，故名廉泉。若针刺本穴，口可生津，润咽喉，调脏腑，泽肌腠。本穴为阴维脉与任脉之交会穴，故其功用偏于阴也。又养生家以口喻海，舌下有穴曰海泉。下颚舌前凹处，喻为天池，又名华池。喻舌为赤龙，以舌搅口中，可以生津液，俗名赤龙搅海。

廉泉又别称本池、舌本。本者，根本也，舌为至柔之物，舌下为舌之本；池者，水聚也，此言口中津液收聚之地。本池乃廉泉功用之谓，舌本乃廉泉部位之称。

（7）文献辑要

《素问·刺疟》篇：十二疟者，其发各不同时，察其病形，以知其何脉之病也。先其发时如食顷而刺之，一刺则衰，二刺则知，三刺则已。不已，刺舌下两脉出血，不已，刺郄中盛经出血，又刺项已下挟脊者，必已。舌下两脉者，廉泉也。

《灵枢·刺节真邪》：其咳上气，穷诎胸痛者，取之奈何？岐伯曰：取之廉泉。

《针灸甲乙经》卷十二：舌下肿，难以言，舌纵涎出，廉泉主之。

《铜人腧穴针灸图经》卷三：舌根急缩，下食难。

《针灸聚英》卷四：廉泉、中冲，舌下肿痛堪取。

24. 承浆

（1）异名：天池（《针灸甲乙经》），鬼市（《千金要方》），垂浆（《圣济总录》），悬浆（《铜人腧穴针灸图经》）。

（2）穴源：首见于《素问·气府论》。

（3）定位：在面部，当颏唇沟的正中凹陷处。

（4）穴性：属任脉。《针灸甲乙经》：足阳明、任脉之会。《针灸大成》：大肠脉、胃脉、督脉、任脉之会。

（5）主治：口眼㖞斜，唇紧，面肿，齿痛，齿衄，龈肿，流涎，口舌生疮，暴喑不言，消渴嗜饮，小便不禁，癫痫。

（6）释名：承，《说文·手部》："奉也，受也。"言："谨节其事，承奉之义也。"即承受、承接、承继等之义。《左传·宣公三年》："用能协于上下，以承天休。"杜预注："民无灾害，则上下和而受天佑。"《礼记·礼运》："是谓承天之祜。"孔颖达疏："言行上事得所，则承受天之佑福也。"浆，《说文·水部》："酢浆也。"即古代一种微酸的饮料。王筠《句读》："谓酸浆也。"张舜徽《说文解字约注》："盖浆亦以米为之，似酒而非酒者。其味必酢，所以止渴也。"浆，也指汁液。《楚辞·招魂》："胹鳖炮羔，有柘浆些。"王逸注："取薯蔗之汁为浆饮也。"浆，在此指口涎而言。《释名·释形体》："口下曰承浆，承浆水也。"

承浆一穴，《灵枢·经脉》云："胃足阳明之脉，起于鼻之交頞中……下交承浆。"《素问·气府论》中有"下唇一"，即任脉在下唇有一穴，王冰注："谓承浆穴也。"《针灸甲乙经》："承浆，一名天池，在颐前唇之下，足阳明、任脉之会。"承浆者，指口内承受浆液言也。《楚辞·九思》："吮玉液兮止渴，啮芝华兮疗疾。"穴在面部颏唇沟中点凹陷中，内通舌下，犹盛储津液之玉器，故名承浆。《古法新解会元针灸学》言："承浆者，因肾水从督脉升顶降甘露落上池，则任脉上华面，由上下牙齿相通。牙生酸汁而助消化，与甘露相合为浆。承于上而落于下，故名承浆。"

人口中浆液，养生家称为琼浆玉液。《黄庭内景经》以口中津液为玉液、醴泉、玉浆、玉津，乃由舌下渗透而出，汇于天池，经舌尖向上舐送，由上颚翻转向后下方流降，流入咽喉，降至接近廉泉处，受舌咽挤迫而下咽。本穴内通舌下，正应口内之天池。因近天池为存储津液之处，故名为承浆。又名天池，又名悬浆、垂浆。悬浆、垂浆则喻口水出天池，由咽后下行也，犹如瀑布之凌空而下，故名之以悬、垂。又有鬼市之别称者，鬼者与天相对，此穴乃地部之水气集散地，故名鬼市。

（7）文献辑要

《针灸甲乙经》卷七：痉，口噤，互引，口干，小便赤黄，或时不禁，承浆主之。

《千金要方》卷三十：主目眩瞑……主癫疾，呕沫，寒热痉互引。

《铜人腧穴针灸图经》卷三：疗偏风口㖞，面肿，消渴，口齿疳蚀生疮。

《扁鹊神应针灸玉龙经》：头项强痛难回顾，牙疼并作一般看，先向承浆明补泻，后针风府即时安。

《针灸大成》卷七：主偏风，半身不遂，口眼㖞斜，面肿消渴，口齿疳蚀生疮，暴喑不能言。

《东医宝鉴》卷八十五：承浆主治男七疝，女子瘕聚儿紧唇，偏风不遂刺之效，消渴牙疳灸功深。

第二章 督 脉

一、经脉

1. 循行　督脉者，起于少腹，以下骨中央，女子入系廷孔，其孔，溺孔之端也。其络循阴器，合篡间，绕篡后，别绕臀，至少阴与巨阳中络者，合少阴上股内后廉，贯脊属肾。与太阳起于目内眦，上额交巅上，入络脑，还出别下项，循肩髆，内侠脊抵腰中，入循膂络肾。其男子循茎下至篡，与女子等。其少腹直上者，贯脐中央，上贯心，入喉，上颐，环唇，上系两目之下中央（《素问·骨空论》）。

2. 病候　督脉为病，脊强反折。

此生病，从少腹上冲心而痛，不得前后，为冲疝。其女子不孕，癃痔，遗溺，嗌干（《素问·骨空论》）。

二、腧穴

督脉经穴分布在尾骶、腰背、颈项、鼻口部的正中线上。起于长强，止于龈交，一名一穴，共 28 穴。

1. 长强

（1）异名：穷骨、骶上、骨骶、橛骨（《灵枢》），气之阴郄、脊骶端（《针灸甲乙经》），龟尾（《肘后备急方》），尾骨、尾翠骨（《千金翼方》），龙虎穴、曹溪路、河车路、三分闾、朝天巅、上天梯（《东医宝鉴》），龟尾、骶上（《太平圣惠方》），气郄（《针灸大全》），骨骶（《类经图翼》），龙虎

（《东医宝鉴》），气郄（《针灸大成》），尾闾（《古今医统大全》）。

（2）穴源：首见于《灵枢·经脉》。

（3）定位：在尾骨端下，当尾骨端与肛门连线的中点处

（4）穴性：督脉之络穴，督脉、胆经、肾经之交会穴。《灵枢·经脉》：督脉之别，名曰长强。《针灸甲乙经》：少阴所结。《铜人腧穴针灸图经》，足少阴、少阳所结会。《针灸聚英》：足少阴、少阳结会，督脉别走任脉。

（5）主治：泄泻，痢疾，便秘，便血，痔疾，癫狂，脊强反折，癃淋，阴部湿痒，腰脊、尾骶部疼痛。

（6）释名：长，《说文·长部》："久远也。从兀，从匕。兀者，高远意也，久则变化。"《说文解字段注》："引申之为滋长、长幼之长，又为多余之长，度长之长。"《增韵》："短之对也。"《孟子·告子下》："今交九尺四寸以长。"《前汉·田横传》："尺有所短，寸有所长。"《诗经·鲁颂》："顺彼长道，屈此群丑。"《老子·道德经》："天地所以能长且久者，以其不自生，故能长生。"在此言经气之恒久、旺盛。强，古通"彊"。《说文·弓部》："弓有力也。"《玉篇》："坚也。"《易·乾卦》："君子以自强不息。"《礼记·中庸》注："南方以舒缓为强，北方以刚猛为强。"《孟子·梁惠王下》："天下固畏齐之强也。"疏："强有二义，一则四十不惑，是智虑强。二则气力强也。"此言强盛、强壮，喻经气与脊柱为人身强大的梁柱与肾气强健的象征。

长强，《灵枢·经脉》："督脉之别，名曰长强。"《难经·二十八难》："督脉者，起于下极之俞。"王翰林集注引杨玄操注："下极者，长强也。"《针灸甲乙经》："在脊骶端。"督脉为统督诸阳之经，"侠脊上项，散头上，下当肩胛左右，别走太阳，入贯膂"，自下而上，强劲端长，而长于阳，为全身之所寄托。长强为纯阳初始，又为督脉之络穴，其气强盛，故名长强，言脊柱之刚强、气血之强盛也。杨上善曰："督脉诸阳脉长，其气强盛，穴居其处，故曰长强也。"《经穴解》注："身长之骨，莫长于脊骨，故曰长，而此穴正当其下之最锐处，故曰强。"《古法新解会元针灸学》则言："长强者，长于阳而强于阴，其督脉与任脉之长共九尺，由会阴入胞中四寸而分任督，其生气通于天而化督

脉，其质造形而通于地以化任脉。督脉为督辖诸阳之经络而长于阳。长强为纯阳初始，使脏中生春阳正气，舒缓各部器官，故名长强。"

又养生家调运任督二脉，以意导气，起自尾闾，循环脊骨，衔接任脉，下颐循胸，至脐腹以抵会阴，复合于督脉，所谓的"小周天"，如此升降轮回，循环不息，无尽无休。循环无端之谓长，健行不息之谓强，故曰长强，即庄子所谓"缘督以为经"也。

长强有诸多别称，主要从长强所处位置、所依骨骼、所主功能等引申而出。一方面体现了长强的重要作用，另一方面也反映了历代医家对长强腧穴的重视。

（7）文献辑要

《灵枢·经脉》：实则脊强，虚则头重，高摇之，侠脊之有过者，取之所别也。

《针灸甲乙经》卷十一：癫疾发如狂走者，面皮厚敦敦，不治，虚则头重，洞泄，淋癃，大小便难，腰尻重，难起居，长强主之。

《千金要方》卷三十：长强主小儿惊痫，瘛疭，多吐泄注，惊恐失精，视瞻不明，眵䁾……主腰脊疝痛。

《铜人腧穴针灸图经》卷四：治肠风下血，五种痔，疳蚀下部䘌。

《针灸资生经》：长强疗五淋。

《针灸大成》卷七：主肠风下血，久痔瘘，腰脊痛，狂病，大小便难，头重，洞泄，五淋，疳蚀下部，小儿囟陷，惊痫瘛疭，呕血，惊恐失精，瞻视不正。慎冷食，房劳。

2. 腰俞

（1）异名：髓空、背解、腰户（《针灸甲乙经》），髓孔、腰柱（《外台秘要》），髓俞（《针灸大全》），腰注（《圣济总录》），髓府（《针灸大成》）。

（2）穴源：首见于《素问·缪刺论》。

（3）定位：在骶部，当后正中线上，适对骶管裂孔。

（4）穴性：属督脉。

（5）主治：腰脊强痛，腹泻，便秘，痔疾，脱肛，便血，癫痫，淋浊，月经不调，下肢痿痹。

（6）释名：腰者，部位名，胯上胁下的部分，在身体的中部。《说文解字》："身中也。"《玉篇》："䯏也。"《释名·释形体》："腰，约也，在体之中，约结而小也。"《荀子·礼论》："量要而带之。"此处之"带"，为腰带之义。腰为后起字，古时常以"要"代"腰"，为要领、关键之义，喻腰为人身之关要、枢机，引为事物之关键。俞乃腧穴之称，言脉气之所发。张志聪言："输与腧、俞通用。俞，俞穴。"腧为穴位之统称，输有转输、输注之义，表明了腧穴是内外双向转输信息的部位，即《灵枢·九针十二原》所言："神气之所游行出入也，非皮肉筋骨也。"

腰俞，《素问·缪刺论》云："邪客于足太阴之络，令人腰痛，引少腹控眇，不可以仰息，刺腰尻之解，两胂之上，是腰俞。"《针灸甲乙经》云："在第二十一椎下间。"《素问·骨空论》谓："督脉起于少腹以下骨中央。"即言腰俞为督脉外线循行之初步，是处为腰部冲要之地，为腰之扭转关键部位，犹如门户上的枢轴之处。一般而言，腰部督脉诸穴，皆有枢动之意，腰俞居下而代表全部。督脉之气由长强上行越过尾闾，透出荐骨之下，输布于此，由此上腰，完成调肾气、强腰脊、明耳目等作用，故名腰俞，言其疏经导气之功也，主治腰髋疼痛、腰脊背不得回转等腰疾。

腰俞有诸多别称，除言其部位特征外，多与肾主骨生髓的作用有关，盖因腰俞一穴输督脉之气于命门、肾俞，发挥了强肾壮骨的作用。

（7）文献辑要

《针灸甲乙经》卷十：腰以下，至足清不仁，不可以坐起，尻不举，腰俞主之。

《千金要方》卷三十：月闭溺赤，脊强互引反折，汗不出，刺腰俞入二寸，留七壮，灸三壮。

《铜人腧穴针灸图经》卷四：治腰髋疼，腰脊强不得回转，温疟痎疟。

《扁鹊心书》：治久患风腰痛，灸五十壮……寒湿腰痛，灸腰俞穴五十壮。

《针灸大成》卷七：主腰髋腰脊痛，不得俯仰，温疟汗不出，足痹不仁，伤寒四肢热不已，妇人月水闭，溺赤。

《东医宝鉴》卷八十五：腰俞主治腰脊痛，冷痹强急动作难，腰下至足不仁冷，妇人经病溺赤痓。

3. 腰阳关

（1）异名：阳关（《素问·骨空论》王冰注），背阳关（《针灸大全》），脊阳关（《循经考穴编》）。

（2）穴源：首见于《素问·气府论》王冰注。

（3）定位：在腰部，当后正中线上，第4腰椎棘突下凹陷中。

（4）穴性：属督脉。

（5）主治：腰骶疼痛，下肢痿痹，月经不调，赤白带下，遗精，阳痿，便血。

（6）释名：腰言部位，腰俞穴中已述。关言门闩，关元一穴已解，此言关冲、关要、关藏等。张景岳言："关者门户要会之处，所以司启闭出入也。"阳，相对于阴而言。《说文·阝部》："高，明也。"《说文解字段注》："暗之反也。"《玉篇》："营天功，明万物谓之阳。"《诗经·小雅》："湛湛露斯，匪阳不晞。"阴阳本义是指日光的向背：《诗经·公刘》："相其阴阳，观其流泉。"又引出阴阳二气：《国语·周语》："阴阳分布，震雷出滞。"再者就是阴阳之道，《周易·系辞》："一阴一阳谓之道。"《老子》："万物负阴而抱阳"。《管子·四时》："阴阳者，天地之大理也。四时者，阴阳之大经也。"中医学引入阴阳来概述人体：《素问·宝命全神论》："人身有形，不离阴阳。"《素问·金匮真言论》："言人之阴阳，则外为阳，内为阴；言人身之阴阳，则背为阳，腹为阴；言人身之脏腑中阴阳，则脏者为阴，腑者为阳。"阳，在此一言督脉之阳经，一言下焦之阳气。

腰阳关，《素问·气府论》虽有"大椎以下至尻尾及旁十五穴"之言，并无具体腧穴名，王冰注解为"十六椎下有阳关"，是为此穴首次出现。言腰阳关者，以别之膝阳关也。本穴当腰部之要冲，为下焦关藏元气之窟宅与腰部运动之机关。此穴是督脉经气出入重要之处，督脉属阳，腰背部亦属阳，故名为腰阳关。又言，腰阳关者，太阳经之关要也。此穴在关元俞上方，旁为大肠俞，上通命门，为元阴元阳之会所。元阴元阳下输关元俞，旁及大肠俞，上通命门，正应古人将经气流注重要之所喻为"关"之义，自是元阴元阳之关要之所，故名腰阳关。《古法新解会元针灸学》言："阳关者，阳者气也。关为机关，大肠属气，其俞在十六椎两旁，关乎阳气下通经络，上通命门，相火禀金化气而生三焦，侠脊双关而上，通背化气肋力之用于外，关乎全身之阳强壮力之出入，故名阳关。"

（7）文献辑要

《针灸大成》卷七：主膝外不可屈伸，风痹不仁，筋挛不行。

《循经考穴编》：主劳损腰胯痛，遗精，白浊，妇人月病，带下。

4. 命门

（1）异名：属累（《针灸甲乙经》），竹杖（《类经·人之四海》），精宫（《循经考穴编》）。

（2）穴源：首见于《针灸甲乙经》。

（3）定位：在腰部，当后正中线上，第2腰椎棘突下凹陷中。

（4）穴性：督脉、带脉之交会穴。

（5）主治：虚损腰痛，脊强反折，遗尿，尿频，泄泻，遗精，白浊，阳痿，早泄，赤白带下，胎屡坠，五劳七伤，头晕耳鸣，癫痫，惊恐，手足逆冷。

（6）释名：命者，令也。《说文·口部》："使也。"朱骏声按："在事为令，在言为命，散文则通，对文则别。令当训使也，命当训发号也。"《尚书·尧典》："乃命羲和。"《贾子·礼容》："语下命者，制令也。"《孟子·离娄上》："既不能令，又不受命。"又命运、生命之义。《易·乾卦》："各正性命。"《史记·李将军列传》："岂吾相不当侯邪？且固命也？"《左传·成十三年》："民受天地之中以生，所谓命也，是以有动作礼仪威仪之则，以定命也。"门者，门户之言。《说文·门部》:"门,闻也。"《说文·户部》:"户,护也。半门曰户,象形。"《白虎通·五祀》:"门以闭藏自固也,秋亦万物成熟,内备自守也。""户者,人所出入,亦春万物始触户而出也。"从门、户字义出发,门与户具有相同的意义,故常将二者并称为"门户"。

命门之"命",乃指生命,言其至重至要也;"门"乃指其为生气出入通达与维系生命之处。《针灸甲乙经》言其"在十四椎下间",内景为两肾之间,故《医贯·内经十二官论》:"命门在人身之中,对脐附脊骨,自上数下,则为十四椎。自下数上,则为七椎……此处两肾所寄……中间是命门所居之官。"《难经·三十六难》谓两肾之间为五脏六腑之本,"命门者,诸神精之所舍,原气之所系也,男子以藏精,女子以系胞。"此穴外象两侧为肾俞,命门居其中,犹内景也。肾者,藏精,主生殖,为先天之本,为生命之原始,督脉合并少阴,由命门一穴通少阴之脉,再由肾俞内透入肾,分属两脏,故命门为生命之气出入之门户,为维系生命之处,言其重要性也。《医经理解》言:"当肾中间,为精道所出,是生之门,死之门。"其言极是。

道教丹书对命门的论述较为多元,《黄庭中景经》李注:"命门,一名玉都,下丹田也。精气出入,神之所居,当脐后是也。"下丹田位居人体中心,范围包括神阙、关元、气海、命门等重要穴位。且将下丹田认为是性命之祖、生气之源、呼吸之门、五脏六腑之本、人初生结胎之所,亦是肾所主、所藏、所治等的最终体现。

命门之别称"属累",其义为托付。《乐府诗集·相和歌辞十三·妇病行》:"属累君两三孤子,莫我儿饥且寒。"此言生命之托付也,义通"命门"。又"精宫"者,是言命门之内景肾之所藏。又有"竹杖"者,取穴方法之义。"腰痛不得动者,令病患正立,以竹杖拄地度至脐,乃取杖度背脊,灸杖头尽处。"

(7)文献辑要

《针灸甲乙经》卷七:头痛如破,身热如火,汗不出,瘈疭,寒热汗不出,恶寒里急,腰腹相引痛,命门主之。

《医学入门》:命门主老人肾虚腰痛。

《针灸大成》卷七：主头痛如破，身热如火，汗不出，寒热疟疾，腰脊相引痛，骨蒸五脏热，小儿发痫，张口摇头，身反折角弓。

《类经图翼》：凡大便下血，诸治不效者，但取脊骨中与脐相平，须按脊骨高突之处，觉酸痛者是穴，方可于上灸之，不疼者非也，灸七壮即止。如再发，即再灸七壮，永可根除。至于吐血衄血，一切血病，百治不效者，经灸不再发。遗精不止者灸五壮立效。俗传此穴灸寒热，多效。

《东医宝鉴》卷八十五：命门老虚腰痛证，更治脱肛痔肠风。

5. 悬枢

（1）异名：悬极俞（《医心方》），悬柱（《医学入门》）。

（2）穴源：首见于《针灸甲乙经》。

（3）定位：在腰部，当后正中线上，第1腰椎棘突下凹陷中。

（4）穴性：属督脉。

（5）主治：腰脊强痛，腹胀，腹痛，完谷不化，泄泻，痢疾。

（6）释名：悬，悬起，为托空不着之处。《说文解字》："系也。"徐铉曰："臣此本是悬挂之悬，借为州县之县。"即悬、县古时通用，但义不同。《管子·朋法》："吏者，民之所悬命也。"《孟子·公孙丑上》："当今之时，万乘之国行仁政，民之悦之，犹解倒悬也。"《史记·平原君虞卿列传》："王之命悬于遂手。"枢，枢纽、枢要、关键，通上连下为枢，为致动之机。《说文·木部》："枢，户枢也。"《说文解字段注》："户所以转动开闭之枢机也。"《易·系辞》："枢机之发。"注："制动之主。"《吕氏春秋·尽数》："流水不腐，户枢不蠹，动也。"《战国策·秦策》："今夫韩魏，中国之处，而天下之枢也。"《管子·水地》："其枢在水。"注："主运转者也。"《荀子·王霸》："是人君者之枢机也""礼法之枢要也"。

悬枢，《针灸甲乙经》言："在第十三椎节下间，督脉气所发，伏而取之。"是处为督脉枢要之处，且人在仰卧之时，此穴附近有数寸悬空，可以探手通过，本穴适当此处之上端，两条膂脊之间，故名之以悬枢。"悬"又通"旋"，以其穴在十三椎（第一腰椎）下，人身之旋动必以腰椎为枢纽，穴之上为腰椎旋转之悬附，是穴当人身旋转枢要之处，故名悬枢。又言本穴内景为三焦之中焦处，中焦乃三焦运上运下之枢纽，故名悬枢。悬枢之治如其穴名，主治腰脊强直不得屈伸等症。

（7）文献辑要

《针灸甲乙经》卷七：腹中积上下行，悬枢主之。

《铜人腧穴针灸图经》卷五：治积气上下行，水谷不化，下利，腰脊强不得屈伸，腹中留积。

《针灸大成》卷七：主腰脊强不得屈伸，积气上下行，水谷不化，下利，腹中留积。

6. 脊中

（1）异名：神宗（《太平圣惠方》），脊俞（《针灸资生经》），脊柱（《针灸大全》）。

（2）穴源：首见于《素问·骨空论》。

（3）定位：在背部，当后正中线上，第11胸椎棘突下凹陷中。

（4）穴性：属督脉。

（5）主治：腰脊强痛，黄疸，腹泻，痢疾，小儿疳积，痔疾，脱肛，便血，癫痫。

（6）释名：脊者，背脊、脊柱之称，喻为脊梁、栋梁，即支柱。《说文解字》："背吕也。"《说文解字段注》："兼骨、肉而成字也。"《广韵》："背脊。"《正字通》："背心也。手足之所不及，故谓之脊。"《释名·释形体》："积也。积续骨节，脉络上下也。"《战国策·魏策》："今梁者，天下之脊也。"《诗经·小雅》："维号斯言，有伦有脊。"此言背脊之椎骨。《东医宝鉴》"刺灸心法要诀"："脊骨者，脊膂骨也，俗名脊梁骨。"中者，方位之谓，中间、中央之义。说见任脉经中极、中脘等穴。

脊中，《素问·骨空论》言："折使榆臂，齐肘正，灸脊中。"《针灸甲乙经》谓"脊中，在第十一椎节下间。督脉气所发，俯而取之"。古人以脊柱为二十一节，本穴正当其中，故名脊中。此穴有温补脾肾之功，与悬枢功用略同。

脊中一穴别称"神宗"，言其治与神志有关，主癫疾、痫证。而脊俞、脊柱言其位也，其义与脊中相近。

（7）文献辑要

《素问·骨空论》：失枕在肩上横骨间，折使榆臂，齐肘正，灸脊中。

《针灸甲乙经》卷九：腹满不能食，刺脊中。卷十：腰脊强，不得俯仰，刺脊中。

《千金要方》卷三十：脊中主黄疸腹满不能食。

《铜人腧穴针灸图经》卷四：治风痫癫邪，温病积聚下利。

《针灸大成》卷七：主风痫癫邪，黄疸，腹满，不嗜食，五痔便血，温病，积聚，下利，小儿脱肛。

《类经图翼》：小儿痢下赤白，秋末脱肛，每厕肛痛不可忍者，灸之亦无妨。

7. 中枢

（1）异名：无。

（2）穴源：首见于《素问·气穴论》。

（3）定位：在背部，当后正中线上，第10胸椎棘突下凹陷中。

（4）穴性：属督脉。

（5）主治：黄疸，呕吐，腹满，胃痛，食欲不振，腰背痛。

（6）释名：中，指方位而言，中间、中部之义。说见任脉经中极、本经脊中等穴。枢，机也，即枢要、关键之义，悬枢一穴已解。

《素问·气穴论》有言："背与心相控而痛，所治天突与十椎及上纪。上纪者胃脘也，下纪者关元也。""十椎"即为中枢穴，王冰注：中枢"在第十椎下间，俯而取之"。此穴位于第十椎体下，脊椎折中之处，为脊柱中部枢要之处，故名。其义与脊中、悬枢大致相同，其治也多雷同之处。又有言：中枢穴名古书多不载，为后人增之，抑或取脊中之"中"及悬枢之"枢"，而名之为中枢也。此为一说。

（7）文献辑要

《千金要方》：眼暗，灸大椎下数节第十当脊中央，安灸二百壮，惟多为佳，至验证。

8. 筋缩

（1）异名：无。

（2）穴源：首见于《针灸甲乙经》。

（3）定位：在背部，当后正中线上，第9胸椎棘突下凹陷中。

（4）穴性：属督脉。

（5）主治：癫狂，惊痫，抽搐，脊强，背痛，胃痛，黄疸，四肢不收，筋挛拘急。

（6）释名：筋，《说文·筋部》："肉之力也。从力，从肉，从竹。竹，物之多筋者。"《说文解字段注》："筋、力同物。"《左传·哀公二年》："敢告无绝筋，无折骨，无面伤，以集大事。"《礼记·曲礼》："老者不以筋力为礼。"《周礼·天官》："凡药以辛养筋。"《素问·五藏生成》篇："诸筋者，皆属于节。"《孟子·告子下》："劳其筋骨。"此为附着于骨上的韧带，引申为肌肉的通称。缩，《说文·纟部》："乱也。"《说文解字段注》："通俗文云：物不申曰缩，不申则乱，故曰乱也。"朱曰："许书之乱字皆治也，理也。此说解及《尔雅》之乱，正谓治理。"《诗经·大雅》："其绳则直，缩版以载。"《礼记·檀弓》："古者冠缩缝，今也衡缝。"《尔雅·释器》："绳之谓之缩之。"此言收缩，由大变小，由长变短，引为强直或挛缩之义。

筋缩，《针灸甲乙经》言："在第九椎节之间，督脉气所发，俯而取之。"此穴旁与足太阳经肝俞平位，《素问·宣明五气》篇："肝主筋"，《素问·阴阳应象大论》："肝生筋"，《素问·六节藏象论》："肝者……其充在筋。"肝在体为筋，"诸风掉眩，皆属于肝"，肝病则筋肉强直挛缩。筋缩，脉气与肝俞相通，可祛邪愈疾，故以其主治之功而名"筋缩"，有镇惊息风、通利筋骨作用。

（7）文献辑要

《灵枢·杂病》：心痛，当九节刺之。

《针灸甲乙经》卷十一：狂走癫疾，脊急强，目转上插，筋缩主之。卷十二：小儿惊痫，加瘛疭，脊急强，目转上插，筋缩主之。

9. 至阳

（1）异名：肺底（《医学原始》）。

（2）穴源：首见于《针灸甲乙经》。

（3）定位：在背部，当后正中线上，第7胸椎棘突下凹陷中。

（4）穴性：属督脉。

（5）主治：胸胁胀痛，腹痛黄疸，咳嗽气喘，腰背疼痛，脊强，身热。

（6）释名：至，达也，又极、最也。《说文·至部》："鸟飞从高下至地也。"《玉篇》："来也。"《诗经·小雅》："如川之方至，以莫不增。"《礼记·乐记》："物至知知，然后好恶形焉。"《论语·子罕》："凤鸟不至，河不出图。"《荀子·劝学》："故不积跬步，无以至千里。"《易·坤卦》："至哉坤元。"注："至谓至极也。"《系辞》："易其至矣乎。"《庄子·至乐》："天下有至乐无有哉?"《荀子·正论》："罪至重而刑至轻。"阳者与阴相对，背为阳，心又为阳中之阳，故此言阳气，犹言心阳也。

至阳，《针灸甲乙经》言："在第七椎节之间，督脉气所发，俯而取之。"穴当第七胸椎棘突之下，内景应膈，其穴旁为足太阳之膈俞。膈者，为上下两焦之分始，膈之上为阳中之阳，膈之下为阳中之阴。至阳者，阳之极也。此穴位于背部，背属阳；又为督脉经穴，督脉为阳脉之海；穴在七节下，七为阳数，故称之至阳。《素问·刺热》篇："七椎下间主肾热。"言此处属阳中之阳，是阳中之最也。

（7）文献辑要

《素问·刺热》篇：七椎下间主肾热。

《针灸甲乙经》卷八：寒热懈懒，淫泺胫酸，四肢重痛，少气难言，至阳主之。

《扁鹊神应针灸玉龙经》：至阳亦治黄疸病，先补后泻效分明。

《针灸大成》卷七：主腰脊痛，胃中寒气，不能食，胸胁支满，身羸瘦，背中气上下行，腹中鸣，寒热解㑊，淫泺胫酸，四肢重痛，少气难言，卒疰忤，攻心胸。

《东医宝鉴》卷八十五：至阳专灸黄疸病，兼灸痞满喘促声。

10. 灵台

(1) 异名：灵阳、肺底（《医学原始》）。

(2) 穴源：首见于《素问·气府论》，王冰注。

(3) 定位：在背部，当后正中线上，第6胸椎棘突下凹陷中。

(4) 穴性：属督脉。

(5) 主治：咳嗽，气喘，项强，脊痛，身热，疔疮。

(6) 释名：灵，最早的意思是灵巫，指神灵。《说文·玉部》："灵巫也，以玉事神。"《诗经·墉风》："灵雨既零，命彼倌人。"《玉篇》："神灵也。"《风俗通》："灵者，神也。"《大戴礼记·曾子问》："阳之精气曰神，阴之精气曰灵。"《诗经·大雅》："经始灵台。"曹植《赠白马王彪》："孤魂翔故域，灵柩寄京师。"灵，又引申为人最高级的精神活动，古谓之"心"的活动功能。《庄子·德充府》："不可内于灵台，不可入于灵府。"灵的意思总的来说与神有关。《谥法》："乱而不损曰灵，不勤成名曰灵，死而志成曰灵，死见神能曰灵，好祭鬼怪曰灵，极知鬼神曰灵。"此处指心。台，本义为用土筑成的方形的高而平的建筑物，用以发号施令。《说文·至部》："观四方而高者。从至，从之，从高省，与室屋同意。"《说文解字段注》："无屋者谓之台，筑高而已。"《礼记·月令》："可以处台榭。"《楚辞·招魂》："层台累榭，临高山些！"杜牧《江南春绝句》："多少楼台烟雨中。"

古代国君有灵台之设，为君主宣德布政之地，喻为重要的场所。《礼记·明堂位》："天子太庙上可以望气，故谓之灵台。"《孟子·梁惠王上》："文王以民力为台为沼……谓其台曰灵台。"《庄子·庚桑楚》："若是而万恶至者，皆天也，而非人也，不足以滑成，不可内于灵台。"晋代郭象注："灵台者，心也，清畅，故忧患不能入。"道经则以心为灵台，喻为心神居住与行使职能之处。《黄庭内景经》："灵台盘固永不衰。""灵台三寸五云居。"《太上老君内日用妙经》："灵台无动谓之清，一念不起谓之净。"又星名。《晋书·天文志》："明堂西三星曰灵台。"

灵台作为腧穴名，《素问·气府论》王冰注：灵台"在第六椎下间，俯而取之。"本穴内景应心，心为君主之官，神明出焉。《素问·六节藏象论》："心者，生之本，神之变也。"《素问·灵兰秘典论》："故主明则下安……主不明，则十二官危。"《经典释文》引郭象注云："（灵台）心也。"穴喻此处为心灵至尊之处，故名灵台。其治在神志、神明等，需调性灵、强感奋者，可取本穴。此穴两旁为督俞，其气相通，督脉为阳；穴之下为至阳，至阳者，阳中之阳也，故灵台所主以阳热为上。《素问·刺热》篇载"六椎下间主牌热"，此之谓也，心中烦满、失眠多梦、身热疔疮之属也。

（7）文献辑要

《素问·刺热》篇：六椎下间主牌热。

《普济本事方》：西方子云，主热病牌热温疟汗不出。

《类经图翼》：今俗以灸气喘不能卧，及风冷久嗽，火到便愈。

11. 神道

（1）异名：脏俞（《千金要方》），藏俞、藏输（《针灸集成》）。

（2）穴源：首见于《针灸甲乙经》。

（3）定位：在背部，当后正中线上，第5胸椎棘突下凹陷中。

（4）穴性：属督脉。

（5）主治：心痛，惊悸，怔忡，失眠健忘，中风不语，癫痫，腰脊强，肩背痛，咳嗽，气喘。

（6）释名：神，本义指天地万物的创造者或主宰者。《说文·示部》："天神引出万物者也。"《周礼·大司乐》："以祀天神。"注："谓五帝及日月星辰也。"后泛指神灵。《左传·庄公三十二年》："神，聪明正直而一者也。"《易·说卦》："神也者，妙万物而为言者也。"《礼记·祭法》："山陵川谷丘陵能出云为风雨，皆曰神。"《左传·庄公十年》："小信未孚，神弗福也。"又指精神。《庄子·养生主》："方今之时，臣以神遇而不以目视，官知止而神欲行。"范仲淹《岳阳楼记》："登斯楼也，则有心旷神怡，宠辱偕忘。"此处指心神、精神而言。道，本义指通道、道路。《说文·辵部》："所行道也。"《尔雅·释宫》："一达谓之道。"《诗经·小雅》："周道如砥。"《老子》："大道甚夷，而民好径。"《论语·阳货》："道听而途说。"后引为道义、道理、规律等。《庄子·秋水》："闻道百，以为莫己若者，我之谓也。"又《养生主》："臣之所好者，道也，进乎技矣。"韩愈《师说》："师者，所以传道受业解惑也。"此处指神气出入之通道。

神道，《针灸甲乙经》言："在第五椎节下间，督脉气所发，俯而取之。"其内应心。《十四经发挥》："心形如未敷莲花，居肺下膈上，附着于脊之第五椎。"《管子·枢言》："道之在天者，日也；其在人者，心也。故曰：有气则生，无气则死，生者以其气；有名则治，无名则乱，治者以其名。"神道一穴，地位高显，如日如心。其穴旁为心俞，其气与心通，下接灵台，心神仗督阳之气而行。气之伸者为神，行之通者为道，此穴为心神出入之通道，故名神道。别称"藏俞"者，五脏之气赖心气之输布、陈敷也，亦为"心乃五脏六腑之大主"之义。

腧穴命名中含"神"字的有9个，神门、神阙、神道、神堂、神封、神藏、神庭、本神、四神聪，其共性为腧穴与心所主的神志、精神活动有关，既表达了穴位所在的位置，更彰显了腧穴的主治功能。

（7）文献辑要

《素问·刺热》篇：五椎下间主肝热。

《针灸甲乙经》卷七：身热头痛，进退往来，神道主之。

《千金要方》：治卒病恶风欲死，不言，及肉痹不知人，灸第五椎下曰藏俞，百五十壮，多至三百壮便愈……乏气，灸第五椎下随年壮。

《铜人腧穴针灸图经》卷四：治寒热头痛，进退往来，疟疾，恍惚悲愁、健忘、惊悸。

《针灸聚英》卷四：风痫常发，神道须还心命宁。

《针灸大成》卷七：主伤寒发热，头痛，进退往来，疟疾，恍惚，悲愁健忘，惊悸，失欠，牙车蹉，张口不合。

12. 身柱

（1）异名：无。

（2）穴源：首见于《针灸甲乙经》。

（3）定位：在背部，当后正中线上，第3胸椎棘突下凹陷中。

（4）穴性：属督脉。

（5）主治：身热头痛，咳嗽，气喘，惊厥，癫狂痫证，腰脊强痛，疗疮发背。

（6）释名：身，身体之谓，指人体的躯干。《说文·身部》："躬（躳）也。象人之形。"《说文解字段注》："躳谓身之伛，主于脊骨也。"《尔雅·释诂》："我也。"《诗经·大雅》："大任有身。"《释名·释形体》："身，伸也。可屈伸也。"《礼记·哀公问》："身也者，亲之枝也。"《论语·乡党》："必有寝衣，长一身有半。"王述之《经义述闻》："人自项以下，踵以上，总谓之身。颈以下，股以上，亦谓之身。"柱，原指建筑物中直立的构件，引申为支撑、支柱等义。《说文·木部》："楹也。"《说文解字段注》："柱之言主也，屋之主也。"又"按：柱引申为支柱柱塞，不计纵横也。"《广雅》："楹谓之柱。"《前汉书·成帝记》："腐木不可以为柱。"《尚书·禹贡》："东至于底柱。"《战国策·燕策》："荆轲废，乃引其匕首以掷秦王，不中，中柱。"

身柱，《针灸甲乙经》言："在第三椎节下间，督脉气所发，俯而取之。"

穴在肺俞正中，上接巅顶，下通背腰，平齐两肩，适当两肩胛之中央，为肩胛荷重之撑柱，亦为一身之楗柱，居冲要之地而有梁柱之用也，故名身柱。《古法新解会元针灸学》言："身柱者，为身之柱骨也……为负身之立柱，故名身柱。"针刺本穴，可充盛督经之气，扶正祛邪、镇静安神，使人身能正立直行，以其功能亦可名之为身柱也。

（7）文献辑要

《素问·刺热》篇：三椎下间，主胸中热。

《针灸甲乙经》卷十一：癫疾，怒欲杀人，身柱主之。

《外台秘要》：备急疗得中风不能语者方：灸第三或第五椎下百五十壮。

《扁鹊神应针灸玉龙经》：忽然咳嗽腰背痛，身柱由来灸便轻。

《东医宝鉴》卷八十五：身柱主治羊痫风，咳嗽痰喘腰背疼。

13. 陶道

（1）异名：无。

（2）穴源：首见于《针灸甲乙经》。

（3）定位：在背部，当后正中线上，第1胸椎棘突下凹陷中。

（4）穴性：督脉、足太阳经之会。

（5）主治：头痛项强，恶寒发热，咳嗽，气喘，骨蒸潮热，胸痛，脊背酸痛，疟疾，癫狂，角弓反张。

（6）释名：陶，本义为两重的山丘，后为地名专称。《说文解字》："再成丘也，在济阴。"《说文解字段注》："《地理志》曰：济阴郡定陶县，禹贡陶丘在西南。按：定陶故城在今山东曹州府定陶县西南，古陶丘在焉。"《尔雅·释丘》："再成为陶丘。"疏："丘形上有两丘相重累。"《释名·释丘》："再成曰陶丘，于高山上一重作之，如陶灶然也。"又：陶器。《礼记·郊特牲》："器用陶匏。"《吕氏春秋·仲冬纪》："陶器必良火齐必得。"又：陶冶、化育。《文子·下德》："老子曰：阴阳陶冶万物。"王安石《上仁宗皇帝言事书》："文王能陶冶天下之士。"又：快乐。陶渊明《己酉岁九月九日》："何以称这情，浊酒且自陶。"《诗经·郑风》："驷介陶陶。"注："陶陶，乐而自适之貌。"道，即通道、处所等，其说见"神道"穴。

陶道，《针灸甲乙经》言："在大椎节下间陶道，督脉、足太阳之会，俯而取之。"即第一胸椎椎体下，系督脉与足太阳经之会。椎体高出于肉，大椎、二椎似两丘相重累，为督脉之气通行之道，故名陶道。又此穴两旁稍下为风门穴，所治有清热散风、扶正祛邪之功，头重目瞑等用此穴治之，顿觉眼目清明，胸怀畅达，陶然自乐也，故陶道又为陶然之道，言其治也。

高式国有一说：陶道与任脉之璇玑，前后相应，璇玑在星象为北辰之枢。于此喻督经之气如羊角直升，缘身柱，上巅顶，下前额，循鼻入齿，衔接任脉下行，再缘督经循环不已。在古代观点，物体旋转最速者莫过于"陶钧"。《史记·邹阳传》谓："独化于陶钧之上。"陶钧：古法制造陶器之转盘机也。中国古代谈天地运行称为"运转陶钧"，即天体运转，阴阳迭更之意也。本穴之取喻于"陶"者，即法陶钧之居中旋转牵动四旁也。旋转则必生风，故其旁下之穴，名曰"风门"。有名医取陶道治眩晕极效，以其有调于人体大气循环也。又见有人用本穴治疟疾，亦本其斡旋大气之理，调解阴阳，使不偏盛也。考其所治诸症，均属全身疾患，如时疫、感冒、发热、恶寒、四肢无力、百节酸痛、烦满、瘛疭，俱皆有效。是其所关者大，所应者普也。譬如旱涝不均，得大气斡旋，则风雨调顺矣。故所治症多关整体，非仅限于局部也，故取譬陶钧之旋转，而名之以陶道。

（7）文献辑要

《针灸甲乙经》卷七：头重目瞑，凄厥，寒热，汗不出，陶道主之。

《铜人腧穴针灸图经》卷四：治头重目瞑，洒淅寒热，脊强汗不出。

《针灸大成》卷七：主痎疟寒热，洒淅脊强，烦满，汗不出，头重，目瞑，瘛疭，恍惚不乐。

《类经图翼》：传此穴善退骨蒸之热。

14. 大椎

（1）异名：百劳（《针灸大全》），大槌（《肘后备急方》），上杼（《循经考穴编》)。

（2）穴源：首见于《素问·气府论》。

（3）定位：在后正中线上，第7颈椎棘突下凹陷中。

（4）穴性：属督脉。《针灸甲乙经》：三阳督脉之会。《铜人腧穴针灸图经》：手足三阳督脉之会。

（5）主治：热病，疟疾，咳嗽，喘逆，骨蒸潮热，项强，肩背痛，腰脊强，角弓反张，小儿惊风，癫狂痫证，五劳虚损，七伤乏力，中暑，霍乱，呕吐，黄疸，风疹。

（6）释名：大，与小相对，言巨大之义。《说文·大部》："天大，地大，人亦大。故大象人形。"《易·乾卦》："大哉乾元。"《礼记·郊特牲》："大报天而主日也。"《广韵》："大，小大也。"《老子·道德经》："域中有四大，道大，天大，地大，王亦大。"《庄子·天地》篇："不同同之之谓大。"《则阳》篇："天地者，形之大。阴阳者，气之大。"椎，原意为用椎打击，引申为铁椎、棒椎等。《说文·木部》："击也。齐谓之终葵。"《说文解字段注》："终葵，椎也。为椎于其杼上，明无所屈也。"《史记·张释之冯唐传》："五日一椎牛。"《广韵》："椎，棒椎也。"椎，在医学上指椎骨。《素问·刺热》篇："三椎下间主胸中热。"王冰注："脊节谓之椎。"椎，亦作焦。张介宾注："焦，即椎之义，指脊骨之间也，古谓之焦，亦谓之倾，后世作椎。"

大椎，《针灸甲乙经》言："在第一椎陷者中，三阳督脉之会。"第一椎即第七颈椎，古人排序以此椎为诸椎之长，是处脊椎较其他脊骨稍大突起。《灵枢·背腧》："背中大腧，在杼骨之端。"《医经理解》："大椎，椎骨之最大者也。"《针灸指掌》："第一椎上陷中平肩处，以指按之，头摇动而骨不动者，是大椎。"因大椎一穴位于椎骨之最大者第七颈椎之下，故名大椎。

大椎位于背部极上，背为阳，本穴为阳中之阳，为脉诸穴之在横膈以上者，调益阳气之总纲。又为督脉与手足三阳经之会，故凡阴阳交争，一方偏胜不得其平者，多本穴以调之。《针灸大全》别称大椎为百劳者，言其治能温阳补虚也。又有经外奇穴"百劳"者，在项部，当大椎穴直上2寸，后正中线旁开1寸，与大椎不同。"上杼"之别称，一言其位置在背之极上，一言其为阳气转运之机杼，言其治也。

（7）文献辑要

《针灸甲乙经》卷七：痉，脊强互引，恶风时振栗，喉痹，大气满，喘，胸中郁郁气热，眠眠，项强，寒热僵仆，不能久立，烦满里急，身不安席，大椎主之。

《铜人腧穴针灸图经》卷四：疗五劳七伤温疟痎疟，气疰背膊拘急，颈项强不得回顾，风劳食气。

《扁鹊神应针灸玉龙经》：满身发热痛为虚，盗汗淋淋渐损躯，须得百劳椎骨穴，金针一刺疾俱除。

《针灸大成》卷七：主肺胀胁满，呕吐上气，五劳七伤，乏力，温疟痎疟，气注背膊拘急，颈项强不得回顾，风劳食气，骨热，前板齿燥。

15. 哑门

（1）异名：喑门、瘖门（《素问·气穴论》），舌横、舌厌（《针灸甲乙经》），横舌（《外台秘要》），厌舌（《古今医统大全》），舌肿（《宝鉴》）。

（2）穴源：首见于《素问·气穴论》。

（3）定位：在项部，当后发际正中直上0.5寸，第1颈椎下。

（4）穴性：督脉、阳维脉之会。

（5）主治：舌缓不语，音哑，头重，头痛，颈项强急，脊强反折，中风尸厥，癫狂，痫证，瘛病，衄血，重舌，呕吐。

（6）释名：哑，古文通瘖、瘂，即不能言语。《说文·疒部》："不能言也。"《正字通》："瘂与瘖，音别义同。"《释名·释疾病》："瘖，唵然无声也。"《礼记·王制》："瘖、聋、跛、躄、断者、侏儒，百工各以其器食之。"疏："瘖谓口不能言。"《史记·淮阴侯传》："吟而不言，不如瘖聋之指麾也。"《史记·刺客传》："吞炭为哑。"门，门户、通道之义，意为关键、要地。任脉经"石门"一穴已述。

哑门一穴，《针灸甲乙经》言其"在后发际宛宛中，入系舌本，督脉、阳维之会。仰头取之。"此穴在后发际正中直上入发际五分处，正对舌本，为督脉与阳维脉之会穴，因有通经络、开神窍、治失语之功，故以其主治功能命名为哑门。穴为治哑之处，亦为致哑之门。从现代解剖的角度来看，哑门、风府等脑后诸穴，其下枕骨大孔，为延髓、脑干等人体之重要部位所在。针刺适当，自有调节人体相应功能之作用。针刺过深，则伤及于脑，当有严重之后果，甚则殒命。

哑门有诸多别称，言其内应舌本，有言其治者，有言其治不利者，以意会形，以形会意，不一而语。

（7）文献辑要

《针灸甲乙经》卷七：项强刺哑门。卷十二：舌缓，哑不能言，刺哑门。

《千金要方》卷三十：哑门主项如拔，不可左右顾。

《铜人腧穴针灸图经》卷三：治颈项强，舌缓不能言，诸阳热气盛，鼻衄血不止，头痛风，汗不出，寒热风痉，脊强反折，瘈疭癫疾，头重。

《扁鹊神应针灸玉龙经》：偶尔失音言语难，哑门一穴两筋间，若知浅针莫深刺，言语音和照旧安。

《针灸聚英》卷四：本穴为回阳九针穴之一，凡暴亡诸阳欲脱者，均宜取治。

《东医宝鉴》卷八十五：哑门风府只宜刺，中风舌缓不能言，颈项强急及瘈疭，头风百病与伤寒。

16. 风府

（1）异名：舌本（《针灸甲乙经》），鬼枕、鬼穴（《千金要方》），曹溪（《普济本事方》）。

（2）穴源：首见于《灵枢·本输》。

（3）定位：在项部，当后发际正中直上1寸，枕外隆凸直下，两侧斜方肌之间凹陷处。

（4）穴性：督脉、膀胱经、阳维脉之会。《针灸甲乙经》：督脉、阳维之会。《针灸大成》：足太阳、督脉、阳维之会。

（5）主治：癫狂，痫证，癔病，中风不语，悲恐惊悸，半身不遂，眩晕，颈项强痛，咽喉肿痛，目痛，鼻衄。

（6）释名：风为六气之一，过则为淫，为邪，成为致病因素之一。《说文·风部》："八风也。东方曰明庶风，东南曰清明风，南方曰景风，西南曰凉风，西方曰阊阖风，西北曰不周风，北方曰广莫风，东北曰融风。风动虫生，故虫八日而化。从虫，凡声。凡风之属皆从风。"《说文解字段注》："风之用大矣，故凡无形而致者皆曰风。"《礼记·乐记》："八风从律而不奸。"《庄子·齐物论》："大块噫气，其名为风。"《河图》："风者，天地之使。"《易·系辞》："风以散之。"府者，府藏、府第等之义。《说文·广部》："文书藏也。"《说文解字段注》："文书所藏之处曰府。引申之为府史胥徒之府。"《玉篇》："府，聚也，藏货也。"《淮南子·时则》："开府库，出币帛。"《史记·项羽本纪》："籍吏民，封府库，而待将军。"《周礼·太宰》："以八法治官府。"注："百官所居曰府。"

风府，《灵枢·本输》言："颈中央之脉，督脉也，名曰风府。"《针灸甲乙经》言："在项上，入发际一寸，大筋内宛宛中。疾言其肉立起，言休其肉立下。"风为阳邪，《素问·太阴阳明论》："犯贼风虚邪者，阳受之。""伤于风者，上先受之。"《素问·风论》："风者，善行而数变。""风为百病之长。"《素问·骨空论》："风者，百病之始也。"是言风邪之特性，风性轻扬，头顶之上惟风可至。风府一穴，在脊关节之最上，与风池、翳风相平，本穴居其正中，犹统领风穴之衙府，风邪内传之门户也。本穴为风邪最易聚结之处，其治擅长祛风，故名风府。杨上善曰："风府，受风要处也。"《古法新解会元针灸学》言："风府者，风邪所入之府，脑后之空窍也……有从风门而入者，一中即入脏，为阴中风，险恶已极；有从风市而入者，即阳中风，发半身不遂，心志语不乱，不伤内脏。人之一身风眼甚多，如肩井、云门、背缝、手足心、九窍、太阳、眉心、腘中、腋下、阴囊，皆令人受风寒，唯不若其风府、风门伤人之甚，故名风府。"

风府之别称舌本，言其穴下近舌之本也，其义与大椎同。言鬼枕、鬼穴、曹溪者，缘于风府有祛风邪、利机关、清神志作用，息风宁神、通关开窍，善治风疾，犹鬼神之手。

（7）文献辑要

《素问·骨空论》：风从外入，令人振寒，汗出头痛，身重恶寒，治在风府，调其阴阳，不足则补，有余则泻。大风，颈项痛，刺风府。

《针灸甲乙经》卷十：头痛项急，不得倾倒，目眩，鼻不得喘息，舌急难言，刺风府主之。

《千金要方》卷三十：风府主项如拔，不可左右顾……主鼻窒喘息不利，鼻喝僻多涕，軱衄有疮……主舌缓哑不能言，舌急语难……主骨酸，眩，狂，瘛疭，口噤喉鸣沫出，哑不能言。

《铜人腧穴针灸图经》卷三：治头痛，颈急不得回顾，目眩，鼻衄，喉咽痛，狂走，目妄视。

《针灸聚英》卷四上：腿脚有疾风府寻。

《医学入门》：伤寒一日刺风府，阴阳分经次第取。

《针灸大成》卷七：主中风，舌缓不语，振寒汗出，身重恶寒，头痛，项急不得回顾，偏风半身不遂，鼻衄，咽喉肿痛，伤寒狂走欲自杀，目妄视，头中百病，马黄，黄疸。

17. 脑户

（1）异名：匝风、合颅、会额（《针灸甲乙经》），仰风（《太平圣惠方》），迎风（《医心方》）。

（2）穴源：首见于《针灸甲乙经》。

（3）定位：在头部，后发际正中直上 2.5 寸，风府上 1.5 寸，枕外隆凸的上缘凹陷处。

（4）穴性：督脉、足太阳经之会。

（5）主治：头重，头痛，面赤，目黄，眩晕，面痛、音哑，项强，癫狂痫证，舌本出血，瘿瘤。

（6）释名：脑，《说文·匕部》："头髓也。"《说文解字段注》："髓者，骨中脂也。头髓者，头骨中脂也。"《春秋·元命苞》："人精在脑。"《左传·僖公二十八年》："晋侯梦与楚子搏，楚子伏已而盬其脑，是以惧。"《淮南子·俶真》："云台之高，堕者拆脊碎脑。"中医虽然以心来统领神志的功能，但对脑也有认识。《素问·五藏生成》篇："诸髓者，皆属于脑。"《灵枢·海论》："脑为髓之海。""髓海不足，则脑转耳鸣，胫酸眩冒，目无所视见，懈怠安卧。"《灵枢·大惑论》："故邪中于项，因逢其身之虚，其入深，则随眼系以入于脑。入于脑则脑转，脑转则引目系急。目系急则目眩以转矣。"等等。户，《说文·户部》："护也。半门曰户，象形。凡户之属皆从户。"《释名·释宫室》："户，护也，所以谨护闭塞也。"《六书精蕴》："室之口也。凡室之口曰户，堂之口曰门。内曰户，外曰门。一扉曰户，两扉曰门。"《诗经·豳风》："塞向墐户。"《礼记·礼器》："未有入室而不由户者。"《乐府诗集·木兰诗》："木兰当户织。"此言出入通行之处。

《素问·刺禁论》虽有"刺头中脑户，入脑立死"之言，但此处脑户似指脑内之意，非指腧穴，因而将脑户一穴定为首见于《针灸甲乙经》。脑户，《针灸甲乙经》言："在枕骨上，强间后一寸五分。"本穴正当枕外隆凸的上缘凹陷处，为督脉、足太阳经之会。足太阳之脉，"起于目内眦，上额交巅入络脑，还出别下项"，当由本穴透出下行也，为太阳经别出脑部的通道。又此穴为督脉之气入脑之门户，督脉上行由此入脑，故名此穴为脑户。

脑户有诸多别称，其义多与其部位、功效等有关。如因其穴下为风府，故有匝风、仰风、迎风等别称。此穴与风府等穴因其部位的特殊性，针刺时需掌握深浅，以免意外。《素问·刺禁论》："刺头中脑户，入脑立死。"盖谓刺之过深，伤及脑髓也，是为箴言。

（7）文献辑要

《针灸甲乙经》卷十：头重顶痛，目不明，风到脑中寒，重衣不热，汗出，头中恶风，刺脑户主之。

《外台秘要》：脑户主目赤痛不可视，面赤痛，舌本出血。

《铜人腧穴针灸图经》卷三：治目睛痛不能远视，面赤目黄，头肿。

《针灸大成》卷七：主面赤目黄，面痛，头重肿痛，瘿瘤。

18. 强间

（1）异名：大羽（《针灸甲乙经》）。

（2）穴源：首见于《针灸甲乙经》。

（3）定位：在头部，当后发际正中直上4寸（脑户上1.5寸）。

（4）穴性：属督脉。

（5）主治：头痛，目眩，颈项强痛，癫狂痫证，烦心，失眠。

（6）释名：强即强硬、坚硬，其义见任脉经"长强"穴。间即间隙、空隙。《说文·门部》："隙也。从门从月。"徐锴曰："夫门夜闭，闭而见月光，是有间也。"《说文解字段注》："隙者，壁际也。引申之，凡有两边有中者皆谓之隙。隙谓之间。间者，门开则中为际。凡罅缝皆曰间，其为有两有中一也。"《礼记·乐记》："一动一静者，天地之间也。"《庄子·养生主》："彼节者有间。"

强间，《针灸甲乙经》言："一名大羽，在后顶后一寸五分，督脉气所发。"其穴在枕骨上，即顶骨与枕骨人字缝之间，其骨强硬，穴在其间不可左右顾，故名强间。正如《古法新解会元针灸学》所言："强间者，脑后枕骨与顶骨，有坚强力相连，中有缝如巨牙相交，上寸半通后顶连囟，下寸半通脑户连枕骨而护脑。关乎脑之力强，思虑广而不乱，微有郄孔间停，故名强间。"

强间所治颈项强痛、强直，《外台秘要》有："主头痛如针刺，不可以动，项如拔，不可左右顾。"颇合其穴名。

强间别称大羽。大者，巨也；羽者，鸟之羽毛也，《说文·羽部》："鸟长毛也。"此言脑后谓毛发所覆，如鸟禽之尾羽，象形而会意也。

（7）文献辑要

《针灸甲乙经》卷十一：癫疾狂走，瘛疭摇头，口㖞，戾，颈强，强间主之。

《千金要方》卷三十：强间主头痛如锥刺，不可以动……主项如拔不可左右顾。

《铜人腧穴针灸图经》卷三：治脑旋目连头痛不可忍，烦心，呕吐涎沫，发即无时，颈项强，左右不得回顾。

《针灸大成》：主头痛目眩，脑旋烦心，呕吐涎沫，项强左右不得回顾，狂走不卧。

19. 后顶

(1) 异名：交冲（《针灸甲乙经》）。

(2) 穴源：首见于《针灸甲乙经》。

(3) 定位：在头部，当后发际正中直上 5.5 寸（脑户上 3 寸）。

(4) 穴性：属督脉。

(5) 主治：头痛，眩晕，项强，癫狂，痫证，烦心，失眠。

(6) 释名：后，古体为"後"。《说文·彳部》："迟也。"《玉篇》："前后也。"《广韵》："先后也。"《诗经·小雅》："不自我先，不自我后。"又后嗣也。《礼记·哀公问》："子也者，亲之后也。"《尚书·蔡仲之命》："垂宪乃后。"此为方位，与"前"相对。顶，《说文·页部》："颠也。"《易·大过》："过涉灭顶。"引申为物的最上部、前部。《淮南子·修务训》："今不称九天之顶，则言黄泉之底，是两末之端议，何可以公论乎？"沈括《梦溪笔谈》："山顶有大池，相传以为雁荡。"后顶之"顶"，言"头顶"也。

后顶，《针灸甲乙经》言："一名交冲，在百会后一寸五分，枕骨上，督脉气所发。"此穴在头顶之后方，与前顶相对，故名后顶。《针灸甲乙经》别称后顶为"交冲"。交者，交会也；冲者，要冲、冲撞也。言此穴为督脉气所发，经气在此交会、激荡，为督脉重要腧穴，清头散风，主治颈项强急、额颅顶痛、癫狂痫证等。

（7）文献辑要

《针灸甲乙经》卷十：风眩目眩，颅上痛，后顶主之。卷十一：癫疾瘛疭，狂走颈项痛，后顶主之。

《千金要方》卷三十：后顶主颈项疼，历节汗出……主痫发瘛疭，狂走不得卧，心中烦。

《铜人腧穴针灸图经》：治目䀮䀮，颈项恶风寒，目眩，头偏痛。

20. 百会

（1）异名：巅上（《素问·骨空论》），顶上（《脉经》），三阳五会（《针灸甲乙经》），天满（《针灸资生经》），维会（《标幽赋》），鬼门、泥丸宫（《普济本事方》），三阳、五会（《针灸大全》）。

（2）穴源：首见于《素问·骨空论》。

（3）定位：在头部，当前发际正中直上5寸，或两耳尖连线中点处。

（4）穴性：督脉、足太阳之会。

（5）主治：头痛，眩晕，惊悸，健忘，尸厥，中风不语，癫狂，痫证，癔病，耳鸣，鼻塞，脱肛，痔疾，阴挺，泄泻。

（6）释名：百，数词，言众多也。《说文·白部》："十十也。从一白。数，十百为一贯。"《前汉·律历志》："纪于一，协于十，长于百，大于千，衍于万。"《庄子·秋水》："秋水时至，百川灌河。"《诗经·大雅》："千禄百福。"《乐府诗集·木兰诗》："将军百战死，壮士十年归。"会，交会、聚集之义，任脉经"会阴"穴已述。

百会，《素问·骨空论》云："巅上一灸之。"王冰注："百会穴也，在顶中央旋毛中陷容指。督脉、足太阳脉之会。"《针灸甲乙经》言："在前顶后一寸五分，顶中央旋毛中，陷可容指。"此穴在头顶正中，系督脉与手足三阳经之会穴，是全身诸阳经之会穴，故名百会，有"三阳五会"之别称。《类经图翼》："督脉、足太阳之会，手足少阳、足厥阴俱会于此。"以其诸脉多会于此。《采艾编》："百会，督脉足太阳交会于巅上，百脉之会，观其会道，本天亲上，一名三阳五会，五之为言百也。"又因百会在人体至高正中之处，百脉百骸皆仰望朝会。《针灸大成》云："犹天之极星居北。"故名百会。

百会，《素问·骨空论》云："巅上一灸之。"王冰注："百会穴也，在顶中央旋毛中陷容指。督脉、足太阳脉之会。"有诸多别称，皆可从其位、其治、其效等会意。

（7）文献辑要

《针灸甲乙经》卷十：顶上痛，风头重，目如脱，不可左右顾，百会主之。卷十二：耳鸣，百会……主之。

《肘后备急方》：救卒尸厥方，针百会当鼻中入发际五寸，针入三分补之。

《千金要方》卷五：小儿脱肛方，灸顶上旋毛中三壮即入。卷八：治大风，灸百会七百壮。

《铜人腧穴针灸图经》卷三：治小儿脱肛久不差，风痫，中风角弓反张，或多哭，言语不择，发即无时，盛则吐沫心烦，惊悸健忘，痎疟，耳鸣耳聋，鼻塞不闻香臭。

《太平圣惠方》卷九十九：主疗脱肛风痫，青风心风，角弓反张，羊鸣多哭，言语不择，发时即死，吐沫，心中热闷，头风，多睡心烦，惊悸无心力，忘前失后，吃食无味，头重，饮酒面赤鼻塞。

《针灸大成》卷七：主头风中风，言语謇涩，口噤不开，偏风半身不遂，心烦闷，惊悸健忘，忘前失后，心神恍惚，无心力，痎疟，脱肛，风痫，青风，心风，角弓反张，羊鸣多哭，语言不择，发时即死，吐沫，汗出而呕，饮酒面赤，脑重鼻塞，头痛目眩，食无味，百病皆治。

《东医宝鉴》卷八十五：百会主治卒中风，兼治癫痫儿病惊，大肠下气脱肛病，提补诸阳气上升。

21. 前顶

（1）异名：无。

（2）穴源：首见于《针灸甲乙经》。

（3）定位：在头部，当前发际正中直上3.5寸（百会前1.5寸）。

（4）穴性：属督脉。

（5）主治：癫痫，头晕，目眩，头顶痛，鼻渊，目赤肿痛，小儿惊风。

（6）释名：前，方位之义，与后相对。《说文·止部》："不行而进谓之歬。从止，在舟上。""歬"为"前"之古体字。《玉篇》："歬，今作前。"徐灏《段注笺》："人不行而能进者，唯居于舟为然。故从舟。止者，人所止也。"《诗经·邶风》："在前上处。"《礼记·檀弓》："我未之前闻也。"《史记·秦始皇纪赞》："前事之不忘，后事之师也。"顶，头顶之义，后顶一穴已述。

前顶，《针灸甲乙经》言："在囟会后一寸五分，骨间陷者中，督脉气所发。"此穴在头顶之前方，正是左右顶骨结合处之骨缝间，与后顶相对，故名前顶。此穴有清神志、苏厥逆之功，所治与后顶类似，只是前顶偏于治额，后顶偏于治项也。

（7）文献辑要

《针灸甲乙经》卷十：风眩目瞑，恶风寒，面赤肿，前顶主之。

《千金要方》卷三十：主风眩偏头痛……主目上插，憎风寒。

《铜人腧穴针灸图经》卷三：疗头风目眩，面赤肿，小儿惊痫，风痫瘈疭，发即无时，鼻多清涕，顶肿痛。

22. 囟会

（1）异名：囟上、囟中、鬼门（《千金要方》），囟门（《奇经八脉考》），顶门（《针灸大成》），天窗（《医心方》）。

（2）穴源：首见于《灵枢·热病》。

（3）定位：在头部，当前发际正中直上2寸（百会前3寸）。

（4）穴性：属督脉。

（5）主治：头痛，目眩，面赤暴肿，鼻渊，鼻衄，鼻痔，鼻痈，癫疾，嗜睡，小儿惊风。

（6）释名：囟，为巅顶前之头骨。《说文·囟部》："头会，脑盖也。象形。

凡囟之属皆从囟。"《说文解字段注》："囟，其字象小儿脑不合也。"《礼记·内则》注："夹囟曰角。"魏校曰："顶门也。子在母胎，诸窍尚闭，唯脐内气，囟为之通气，骨独未合。既生，则窍开，口鼻内气，尾闾为之泄气，囟乃渐合，阴阳升降之道也。"囟与颠同。《释名·释形体》："颠，峻也，所生高峻也。"会，交会、会聚等义，任脉经"会阴"穴已述。

囟会，《针灸甲乙经》言："在上星后一寸骨间陷者中，督脉气所发。"此穴在冠状缝和矢状缝交界处，正当额骨与顶骨结合处，婴儿脑髓未满之时，头骨未合，及长则闭，穴当其处，故名之囟会。《诊则》注："囟会今人谓之囟门。"囟门，婴儿头顶骨未合缝的地方，亦称"囟脑门儿""顶门儿"。因其谓之所在，此穴有诸多与囟门相关的异名。

（7）文献辑要

《针灸甲乙经》卷十：头痛颜青者，囟会主之。

《千金要方》卷三十：囟会……主癫疾呕沫，寒热痉互引……主小儿惊痫。

《铜人腧穴针灸图经》卷三：治目眩，面肿，鼻塞不闻香臭，惊痫，戴目上不识人……若是鼻塞，灸四日渐退，七日顿愈。

《针灸资生经》：脑虚冷，脑衄，风寒入脑，久远头疼等，亦宜灸囟会。

23. 上星

（1）异名：鬼堂（《千金要方》），明堂（《太平圣惠方》），神堂（《针灸聚英》）。

（2）穴源：首见于《针灸甲乙经》。

（3）定位：在头部，当前发际正中直上1寸。

（4）穴性：属督脉。

（5）主治：头痛，眩晕，目赤肿痛，迎风流泪，面赤肿，鼻渊，鼻衄，鼻痔，鼻痛，癫狂，痫证，小儿惊风，疟疾，热病。

（6）释名：上，方位之谓，对之于下。此意在任脉经上脘穴已述，又有广大、上升之义。《淮南子·说山》："是以能上之。"注："大也。"《诗经·邶风》："下上其音。"王安石《游褒禅山记》："由山以上五六里，有穴窈然。"星，天文星辰之义，蕴精华之意。《说文·晶部》："万物之精，上为列星。从晶生声。"古字"曐"同星。《玉篇》："曐，亦作星。"《尚书·尧典》："历象日月星辰。"《释名·释天》："星，散也，列位布散也。"《史记·天官书》："星者，金之散气。"《淮南子·天文训》："日月之淫气精者为星辰。"

上星，《针灸甲乙经》言："在颅上，直鼻中央，入发际一寸陷者中，可容豆，督脉气所发。"此穴在前发际正中，直上入发际一寸处，正当额颅之上，喻此处为头部阳精所聚之处，犹如星之居上，精英四照，故名上星，又别称神堂、明堂。中医有鼻通天气，目比日月之说，此穴有清脑利窍、疏通血脉之功，为通鼻窍之要穴。

（7）文献辑要

《针灸甲乙经》卷十：风眩引颔痛，上星主之。

《铜人腧穴针灸图经》卷三：治头风，面虚肿，鼻塞不闻香臭，目眩，疟疾振寒，热病汗不出，目睛痛，不能远视。

《针灸聚英》卷一上：以细三棱针，宜泄诸阳热气，无令上冲头目。

《扁鹊神应针灸玉龙经》：鼻流清涕名鼻渊，先泻后补疾可痊，若是头风并眼痛，上星穴内刺无偏。

《东医宝鉴》卷十五：上星通天主鼻渊，息肉痔塞灸能痊，兼治头风目诸疾，炷如小麦灼相安。

24. 神庭

（1）异名：督脉（《千金要方》），发际（《普济本事方》）。

（2）穴源：首见于《针灸甲乙经》。

（3）定位：在头部，当前发际正中直上 0.5 寸。

（4）穴性：督脉、足太阴、阳明之会。

（5）主治：头痛，眩晕，目赤肿痛，泪出，目翳，雀目，鼻渊，鼻衄，癫狂，痫证，角弓反张。

（6）释名：神，神明之义，为心、脑所主。心神之说见"神道"一穴。"神"在此多指脑之元神，皆因此穴在脑部。《淮南子·原道训》："神者，智之渊也。""耳目非去之也，然而不能应者，何也？神失其守也。"庭，庭院、庭堂之义，《释名·释宫室》："停也，人所集之处也。"说见任脉经中庭一穴。

神庭，《针灸甲乙经》言："在发际，直鼻，督脉、足太阳、足阳明之会。"本穴居头颅之上，正当天庭之上近脑处，脑在其中，脑为元神之府，藏神之所，此穴为人神之所出入之处，故名之神庭，喻此穴乃脑神所居之高贵处也。

又，道经中有三丹田及三庭之说。《中黄经》以脑宫为上丹田，心宫为中丹田，腹胃为下丹田，也称上中下三庭。《黄庭中景经》注："面有神庭。"《黄庭内景经》注："神处其中则灵，灵则应，应则保身。"故神庭者脑神之宅，保身之堂也。

此穴在前发际正中直上五分处，故有"发际"之别称，言其部位也。

（7）文献辑要

《针灸甲乙经》卷七：头脑中寒，鼻衄，目泣出，神庭主之。卷八：寒热头痛，喘喝，目不能视，神庭主之。

《铜人腧穴针灸图经》卷三：治癫疾风痫，戴目上不识人，头风目眩，鼻出清涕不止，目泪出，惊悸不得安寝。

《扁鹊神应针灸玉龙经》：头风呕吐眼昏花，穴取神庭始不差。

《针灸大成》卷七：主登高而歌，弃衣而走，角弓反张，吐舌，癫疾风痫，目上视不识人，头风目眩，鼻出清涕不止，目泪出，惊悸不得安寝，呕吐烦满，寒热头痛，喘喝。

25. 素髎

（1）异名：面王（《针灸甲乙经》），面玉（《外台秘要》），面正（《铜人腧穴针灸图经》），面士（《针灸大全》），鼻准（《奇效简便良方》），准头（《东医宝鉴》）。

（2）穴源：首见于《针灸甲乙经》。

（3）定位：在面部，当鼻尖的正中央。

（4）穴性：属督脉。

（5）主治：鼻塞，鼻衄，鼻流清涕，鼻中肉，鼻渊，酒鼻，惊厥，昏迷，新生儿窒息。

（6）释名：素者，素色、白色之谓。《说文·素部》："白致缯也。"《小尔雅·广服》："缟之麤者曰素。"《释名·释彩帛》："素，朴素也。已织则供用，不复加巧饰也。又，物不加饰皆自谓之素，此色然也。"《礼记·檀弓》："素服哭于库门之外。"髎，骨节空隙处之义。《说文解字》无"髎"字，在其"穴部"有"窌"，盖因"髎"字所出较晚。《说文·穴部》："窌也。"《周礼·冬官考工记》："囷窌仓城逆墙六分。"注："穿地曰窌。"《灵枢·淫邪发梦》："深居地窌苑中。"《素问·骨空论》："八髎在腰尻分间。"《玉篇》："（髎）髋也。"《方书》："章门下八寸监骨上陷中，为居髎。"《奇经考·释音》："髎音寥，骨空处也。""髎，与窌同。"

素髎，《针灸甲乙经》言："一名面王，在鼻柱上端，督脉气所发。""素"在此为"鼻"之指代，缘于鼻为肺之外官。"肺开窍于鼻"，《灵枢·脉度》："肺气通于鼻，肺和则能知香臭矣。"《素问·金匮真言论》："西方白色，入通于肺。"杨上善曰："白，肺色也。"故言："素"为鼻。此穴在鼻茎下端之骨隙中，故名素髎。

素髎有诸多别称，皆得名于腧穴所在部位。

（7）文献辑要

《针灸甲乙经》卷十：鼽衄涕出，中有悬痈，宿肉，痉洞不通，不知香臭，素髎主之。

《千金要方》卷三十：主鼻室喘息不利，鼻喎僻多涕，鼽衄有疮。

《针灸大成》卷七：专治鼻上生酒酢风，宜用三棱针出血。

26. 水沟

（1）异名：人中（《灵枢·经脉》），鬼客厅、鬼宫（《千金要方》），鬼市

（《千金翼方》）。

（2）穴源：首见于《灵枢·经脉》。

（3）定位：在面部，当人中沟的上 1/3 与中 1/3 交点处。

（4）穴性：督脉、手足阳明经之会。

（5）主治：昏迷，晕厥，暑病，癫狂，痫证，急慢惊风，鼻塞，鼻衄，风水面肿，齿痛，牙关紧闭，黄疸，消渴，霍乱，温疫，脊膂强痛，挫闪腰疼。

（6）释名：水，水液之谓。《说文·水部》："准也。北方之行。象众水并流，中有微阳之气也。"《释名·释天》："水，准也。准，平物也。天下莫平于水。"《管子·水地》篇："水者，地之血气，如筋脉之通流者也。"《淮南子·天文》："积阴之寒气为水。"《礼记·曲礼》："水曰清涤。"《尚书·洪范》："五行一曰水。"此处主要指代涕水。沟，泛指水道。《说文·水部》："水渎。广四尺，深四尺。"《考工记·匠人》："九夫为井，井间广四尺，深四尺，谓之沟。"《释名·释水》："水注谷曰沟，田间之水亦曰沟；沟，构也，纵横相交构也。"《孟子·离娄下》："苟为无本，七八月之间雨集，沟浍皆盈，其涸也，可立而待也。"

《灵枢·经脉》言："大肠手阳明之脉……还出挟口，交人中，左之右，右之左，上挟鼻孔。"人中即水沟穴，《针灸甲乙经》始有水沟之名。"水沟，在鼻柱下人中，督脉、手足阳明之会，直唇取之。"此穴位于鼻下人中沟中，形同溪水之沟渠，承接涕水，故名水沟。《金针梅花诗钞》："水沟近鼻长流水。"《古法新解会元针灸学》言："人中者，天地之最可贵者人也，人禀仁而生存，德厚于土，培阴阳之交。五形之秀，执掌天地之间，人正而不偏，曰中，故名人中。"

《素问·六节藏象论》："天食人以五气，地食人以五味。五气入鼻，藏于心肺，上使五色修明，音声能彰；五味入口，藏于肠胃，味有所藏，以养五气，气和而生，津液相成，神乃自生。"天气通于鼻，地气通于口，人中正当鼻下口上，亦天之下地之上，人在其中，故名人中。陈修园言："人之鼻下口上水沟穴，一名人中，取身居乎天地中之义也。"

（7）文献辑要

《针灸甲乙经》卷八：寒热头痛，水沟主之……水肿，人中尽满，唇反者死，水沟主之。

《千金要方》卷六：目风痒赤肿，灸人中近鼻柱二壮，仰卧灸之。

《铜人腧穴针灸图经》卷三：治消渴饮水无度，水气遍身肿，失笑无时，癫痫语不识尊卑，乍喜乍哭，牙关不开，面肿唇动，状如虫行，卒中恶……风水面肿，针此一穴出水尽，即顿愈。

《针经指南》：人中除脊膂之强痛。

《扁鹊神应针灸玉龙经》：强痛脊背泻人中，挫闪腰酸亦可攻。

《针灸聚英》卷四：人中治癫功最高，十三鬼穴不须饶。

《针灸大成》卷七：中风口噤，牙关不开，面肿纯动，状如虫行，卒中恶，鬼击，喘喝，目不可视，黄疸，马黄，瘟疫，通身黄，口㖞僻。

《东医宝鉴》卷八十五：水沟中风口不开，中恶癫痫口眼歪，刺治风水头面肿，灸治儿风急慢灾。

《针灸逢源》卷五：凡腰痛不能立者，须刺人中。

27. 兑端

（1）异名：兑骨、唇上端（《针灸甲乙经》）。

（2）穴源：首见于《针灸甲乙经》。

（3）定位：在面部，当上唇的尖端，人中沟下端的皮肤与唇的移行部。

（4）穴性：属督脉。《针灸甲乙经》：手阳明脉气所发。

（5）主治：昏迷，晕厥，癫狂，癔病，消渴嗜饮，口疮臭秽，齿痛，口噤，鼻塞。

（6）释名：兑，本义为悦，喜悦之义。《说文·儿部》："说也。"《说文解字段注》："说者今之悦字，其义见《易》。"《释名·释天》："兑，悦也，物得备足，皆喜悦也。"《易·序卦》："兑者，说也。"《荀子·不苟》："见由则兑而倨。"《庄子·德充符》："豫通而不失乎兑。"又为八卦之一。《易·兑卦》："兑亨利贞。""兑为泽,为口,为舌,为刚中外柔。"端的古体字为"耑",音同端。《说文·耑部》："物初生之题也。上象生形,下象其根也。"《说文解字段注》："物初生之题也。题者,额也。人体额为最上,物之初见即其额也。古发端字作此,今则端行而耑废。"此处作顶端义。《说文解字》"立部"另有"端"字,为端直、端正之义,与此处义不同。

兑端,《针灸甲乙经》言:"在唇上端。"兑为口,为舌。兑,又通"锐",尖也。《晏子春秋·内篇》:"兑上丰下,兑下丰上。"《史记·天官书》:"下大,上兑。"此穴在上唇赤白之尖处,赤白肉之间,为督脉之气生发之处,又为督脉末端,以其所处部位得名,故名兑端。

(7) 文献辑要

《针灸甲乙经》卷十二:上齿龋,兑端及耳门主之。

《千金要方》卷三十:兑端……主癫疾呕沫,寒热痉互引。

《铜人腧穴针灸图经》卷三:治癫疾吐沫,小便黄,舌干消渴,衄血不止。

《针灸聚英》卷四:小便赤涩,兑端独泻太阳经。

《针灸大成》卷七:鼻塞,痰涎,口噤鼓颔,灶如大麦。

《类经图翼》:口疮臭秽不可近。

28. 龈交

(1) 异名:无。

(2) 穴源:首见于《素问·气府论》。

(3) 定位:在上唇内,唇系带与上齿龈的相接处。

(4) 穴性:属督脉。

(5) 主治:齿龈肿痛,口臭,齿衄,鼻渊,面赤颊肿,唇吻强急,面部疮癣,两腮生疮,癫狂,项强。

(6) 释名:龈,牙龈之谓。《说文·齿部》:"啮也。"《说文解字段注》:"此与豸部狠音义同,疑古只作狠,龈者后出分别之字也。今人又用为断字矣。"断,同龈。《说文·齿部》："齿本也。"即牙根肉。刘桢《鲁都赋》："颁首华尾，丰颅重龂。"交，交会、交接之义。《易·泰》："天地交而万物通也，上下交而其声同也。"此意任脉经阴交穴已述。

龈交，《素问·气府论》言："督脉气所发者二十八穴……龈交一。"《针灸甲乙经》言："在唇内齿上龈缝中。"穴处口内上门齿齿根部，唇系带与齿龈相结合处，唇齿相交之所，又为任督二脉与胃阳明经交会之所，故名之龈交。《内经集注》："龈交穴一，在唇内齿下龈缝中。盖上古以龈交有二：一督脉之龈交入上齿，任脉之龈交入下齿也。上下龈齿相交，故曰龈交。"《华佗内照图》："龈交穴唇内齿上缝为任督二脉之会，一身之要也。"可作参考。

（7）文献辑要

《针灸甲乙经》卷十二：目痛不明，龈交主之……齿间出血者，有伤酸，齿床落痛；口不可开引鼻中，龈交主之……鼻中息肉不利，鼻头额颊中痛，鼻中有蚀疮，龈交主之。

《铜人腧穴针灸图经》卷三：治面赤心烦痛，颈项急不得回顾。治小儿面疮癣久不除，点烙亦佳。

《针灸聚英》卷四：鼻痔必取龈交。

《针灸大成》卷七：主鼻中息肉，蚀疮，鼻塞不利，额颊中痛，颈项强，目泪眵汁，牙疳肿痛，内眦赤痒痛，生白翳，面赤心烦，马黄黄疸，寒暑瘟疫。

第三章　手太阴肺经

一、经脉

1. 循行　肺手太阴之脉，起于中焦，下络大肠，还循胃口，上膈属肺，从肺系横出腋下，下循臑内，行少阴、心主之前，下肘中，循臂内上骨下廉，入寸口，上鱼，循鱼际，出大指之端。

其支者，从腕后直出次指内廉，出其端（《灵枢·经脉》）。

2. 病候　是动则病肺胀满，膨膨而喘咳，缺盆中痛，甚则交两手而瞀，此为臂厥。

是主肺所生病者，咳，上气喘渴，烦心胸满，臑臂内前廉痛厥，掌中热。

气盛有余，则肩背痛，风寒汗出中风，小便数而欠。气虚则肩背痛寒，少气不足以息，溺色变（《灵枢·经脉》）。

二、腧穴

手太阴肺经经穴分布在胸部的外上方，上肢的掌面桡侧和手掌及拇指的桡侧。起于中府，止于少商，左右各 11 穴。

1. 中府

（1）异名：膺中外俞（《灵枢·五邪》），膺俞（《素问·水热穴论》），膺中俞（《针灸甲乙经》），肺募（《千金要方》），府中俞（《针灸大全》）。

（2）穴源：首见于《素问·水热穴论》。

（3）定位：在胸外侧部，云门下 1 寸，平第一肋间隙处，距前正中线

6寸。

（4）穴性：肺之募穴。《针灸甲乙经》：手太阴经之会。《太素》：手足太阴之会。《针方》：足阳明、手太阴经之会。

（5）主治：咳嗽，气喘，肺胀满，胸痛，肩背痛。

（6）释名：中，言方位，中间、中部之义，又指内、里等。此说在任脉经中脘已述。中，在医学上指代部位时，言中焦、胸中、中间等；指代功能时，多言中气，指天地之气。《素问·六微旨大论》："中者，天气也。"又曰："上下之位，气交之中，人之居也。"《千金要方·序例》："人者，禀受天地中和之气。"主要是言人禀天地之气而生，人的一切运动、变化均应于天地运行之法则，即中医天人相应的概念。府，最早的意思是国家收藏文书或财物的地方。《说文·广部》："府，文书藏也。"《商君书·去强》："金粟两生，仓府两实，国强。"此说在督脉经风府穴中已述。此处之"府"，言经气聚集也。

中府，《脉经》言："直两乳上二肋间。"《针灸甲乙经》言："肺之募也，一名膺中俞。在云门下一寸，乳上三肋间陷者中，动脉应手，仰而取之。"张介宾言："中府，藏气也。"此穴在胸中，为手太阴肺经体表开始之腧穴，太阴肺经经气由此出胸。手太阴肺经起于中焦，"中焦如沤""泌糟粕，蒸津液"，升降之枢，气血生化之源，"脾气散精，上归于肺"，在肺中（胸中）形成宗气，通过肺的宣发、肃降等而完成宗气的司呼吸、行气血的功能。故《灵枢·邪客》言："宗气积于胸中，出于喉咙，以贯心脉，而行呼吸焉。"《灵枢·刺节真邪》又言："宗气留于海，其下者，注于气街，其上者，走于息道。"中府一穴，为手足太阴之会，禀受肺脾之经气。又为肺之募穴，募者，脏气结聚之所，府含募意。此穴为胸中肺气结募聚会之处，出表达里，因名中府。《黄帝内经明堂》："府，聚也，脾肺合气于此穴，故名中府。"

《素问·六微旨大论》："天枢之上，天气主之；天枢之下，地气主之；气交之分，人气从之，万物由之，此之谓也。"张景岳注："枢，枢机也。居阴阳升降之中，是谓天枢。"将天枢解释为天地之气升降的枢机。王冰注："天枢者，当脐之两旁也，所谓身半矣。伸臂指天，则天枢正当身之半夜。三分折之，上分应天，下分应地，中分应气交。天地之气交合之际，所遇寒暑燥湿风火胜复之变之化，故人气从之，万物生化，悉由而合散也。"这段文字更有利于我们理解肺之功能，也就更能明确中府一穴作用的重要性。肺居胸中，为诸脏华盖，其脉络肠循胃，受中焦水谷之气，故对人身上中下三部之气血，具有调摄之功。《素问·离合真邪论》："地以候地，天以候天，人以候人，调之中府，以定三部。"

中府一穴有诸多别称，多含"膺"字，胸之义，故其别称多言腧穴之所在也。

（7）文献辑要

《素问·水热穴论》：大杼、膺俞、缺盆、背俞，此八者，以泻胸中之热也。

《针灸甲乙经》卷八：肺系急，胸中痛，恶寒，胸满悒悒然，善呕胆，胸中热，喘，逆气，气相追逐，多浊唾不得息，肩背风汗出，面腹肿，鬲中，食噎，不下食，喉痹，肩息肺胀，皮肤骨痛，寒热，烦满。

《铜人腧穴针灸图经》卷四：治肺系急，胸中痛，悚悚胆热，呕逆上气，咳唾浊涕，肩背痛，风汗出，腹胀食不下，喉痹，肩息，肤骨痛，寒热。

《针灸聚英》卷一上：主腹胀，四肢肿，食不下，喘气胸满，肩背痛，呕哕，咳逆上气，肺系急，肺寒热，胸悚悚，胆热，呕逆，咳唾浊涕，风汗出，皮痛面肿，少气不得卧，伤寒，胸中热，飞尸痉，瘿瘤。

2. 云门

（1）异名：无。

（2）穴源：首见于《素问·水热穴论》。

（3）定位：在胸外侧部，肩胛骨喙突上方，锁骨下窝凹陷处，距前正中线6寸。

（4）穴性：属手太阴经。《针灸甲乙经》：太阴脉气所发。《素问》王冰注：足太阴脉气所发。

（5）主治：咳嗽，气喘，胸痛，肩背痛，胸中烦痛。

（6）释名：云者，云气、云彩之义。《说文·云部》："山川气也。从雨，云象云回转之形。"《吕氏春秋·明理》："有其状若悬于而赤，其名曰云。"《素问·阴阳应象大论》："地气上为云，天气下为雨。雨出地气，云出天气。"《易·乾卦》："云行雨施。"又，喻高、喻多。《庄子·大宗师》："黄帝得之，以登云天。"《楚辞·九歌》："灵皇皇兮既降，猋远举兮云中。"《诗经·齐风》："齐子归止，其从如云。"贾谊《过秦论》："云集响应。"门，出入通达之处。此说在任脉经石门穴中已述。

云门，《素问·水热穴论》言："云门、髃骨、委中、髓空，此八者，以泻四肢之热也。"《针灸甲乙经》言："在巨骨下，气户两旁各二寸陷者中，动脉应手。太阴脉气所发，举臂取之。"此穴为肺经外行之最高，云出天气，天气通于肺，肺经之气出中府，袅袅而升，行至于此，如云如雾，流布于下，犹天地之气升降之门户，为肺脉之蔓延罗络，又有云气之象也，故名之云门。《采艾编》："云门，肺者气之宗，此为肺之宗也，如云气之门焉。"言宗气从此穴而出，宣发敷布于全身各部，润泽皮毛。

中府、云门两穴俱能舒达内藏抑郁之气，治症均为咳喘、胸痛，但机理不同。中府主内、主合，云门主外、主开；中府治肺郁之症，偏重在肺气虚，云门治气不得外宣之郁，以通经行气之功居多，使阴滞之气，化云行空，畅达于阳。

（7）文献辑要

《针灸甲乙经》卷八：暴心腹痛，疝横发，上冲心，云门主之。卷九：咳喘不得息，坐不得卧，呼吸气紧，咽不得，胸中热，云门主之。卷十：肩痛不可举，引缺盆痛。

《针灸大成》卷七：主伤寒，四肢热不已，咳逆，喘不得息，胸胁短气，气上冲心，胸中烦满，胁彻背痛，喉痹，肩痛，臂不举，瘿气。

3. 天府

（1）异名：无。

（2）穴源：首见于《素问·气穴论》。

（3）定位：在臂内侧面，肱二头肌桡侧缘，腋前纹头下3寸处。

（4）穴性：属手太阴经。

（5）主治：气喘，鼻衄，瘿气，臂痛。

（6）释名：天者，高也，上也，指代物体或人体的上部。说见任脉经天突穴。府，聚也，藏也。此说见督脉经风府、本经中府等穴。

天府，古代官名，地理名，星座名，两乳名。作为官名，出于周朝，为九府之一，掌财币、宝货。《周礼·春官》：“天府，掌祖庙之守藏，与其禁令。凡国之玉镇、大宝器，藏焉。”《周礼·地官》：“登于天府。”引为朝廷的仓库。《晋书·陶侃传》：“珍奇宝货，富于天府。”作为地理名，指险要、肥沃、富饶之地。《战国策·秦策》：“大王之国，西有巴、蜀、汉中之利，北有胡貉、代马之用，南有巫山、黔中之限，东有肴、函之固。田肥美，民殷富，战车万乘，奋击百万，沃野千里，蓄积饶多，地势形便，此所谓天府，天下之雄国也。”作为星名，天府星为南斗第一星，天文学称斗一，古名令星，主掌延寿度人。作为两乳之说，《黄庭中景经》：“下念喉咙十二环，自下流通两乳间。”李注：“两乳名天府。”

天府一穴，《素问·气穴论》有“天府二穴”之言，《针灸甲乙经》言：“在腋下三寸，臂臑内廉动脉中，手太阴脉气所发。”天以候肺，肺居胸中，喻为华盖、上盖、天盖，为府藏之天。此穴与乳头高下相当，接于云门，得其润泽，如地之肥沃，由此通宣肺气，行于肌腠，周遍全身，故名天府。《医学原始》载有：“取法用鼻尖点臂上，到处是穴。”鼻属肺窍，肺借鼻外通天气，肺为人身诸气之府，亦为天府之义。

（7）文献辑要

《灵枢·寒热病》：暴瘅内逆，肝肺相搏，血溢鼻口，取天府。

《针灸甲乙经》卷九：咳，上气，喘不得息，暴瘅内逆，肝肺相搏，鼻口出血，身胀逆息不得卧，天府主之。

《铜人腧穴针灸图经》卷五：治逆气，喘不得息，目眩，远视䀮䀮，卒中恶，鬼痓，不得安卧……今附刺鼻衄不止。

4. 侠白

（1）异名：无。

（2）穴源：首见于《针灸甲乙经》。

（3）定位：在臂内侧面，肱二头肌桡侧缘，腋前纹头下4寸，或肘横纹上5寸处。

（4）穴性：属手太阴经。《针灸甲乙经》：手太阴经之别。

（5）主治：咳嗽，气喘，干呕，烦满，臑痛。

（6）释名：侠，《说文·人部》："俜也。"乃"立气齐，作威福，结私交，以立强于世者"，谓之游侠。《说文解字段注》："按侠之言，夹也。夹者，持也。经传多假侠为夹，凡夹皆用侠。"夹，《说文·大部》："持也。从大侠二人。"《说文解字段注》："捉物必以两手，故凡持曰夹。"《尚书·多方》："尔曷不夹介乂我周王。"《礼记·檀弓》："使吾二婢子夹我。"又通"挟"，用胳膊夹住。《集韵》："通挟，傍也。"《说文·手部》："挟，俾持也。"《说文解字段注》："今人言怀挟也。孟子挟贵、挟贤、挟长、挟有勋劳、挟故，此皆本义之引申。"《仪礼·乡射礼》："凡挟矢于二指之间横之。"《国语·吴语》："挟经秉枹。"侠白之"侠"，夹、挟之义也。白，颜色之谓，为肺之主色。《说文·白部》："西方色也。阴用事，物色白。"《释名·释彩帛》："启也，如水启时色也。"《尔雅·释天》："秋为白藏。"疏："秋之气和，则色白而收藏也。"《诗经·秦风》："蒹葭苍苍，白露为霜。"《周礼·冬官考工记》："书绘之事，西方谓之白。"《庄子·马蹄》："白玉不毁，孰为圭璋。"

侠白，《针灸甲乙经》言："在天府下，去肘五寸，动脉中。"此穴位于上臂之内侧，《黄帝内经明堂》言："白，肺色也。此穴在臂，候肺两厢，故名侠白。"又《医经理解》："肺为乾金，天象也。白者，金之色，或谓其侠于臑白肉间也。"一言其应，一言其位，故名侠白。《寿世保元》载取此穴："先于乳头上涂墨，令两手伸直夹之，染墨处是穴。"又为侠白穴名一说。

（7）文献辑要

《针灸甲乙经》卷九：心痛……咳，干呕，烦满。

《循经考穴编》：主心痛短气，干呕，紫白癜风。

《古法新解会元针灸学》：主治在经络客邪，肩臂痛，风湿痹结臂，气逆，呕哕，恶心等证。

5. 尺泽

（1）异名：鬼受（《千金要方》），鬼堂（《千金翼方》）。

（2）穴源：首见于《灵枢·本输》。

（3）定位：在臂内侧面，肱二头肌桡侧缘凹陷中，微屈肘取穴。

（4）穴性：手太阴经之合穴。

（5）主治：咳嗽，气喘，咳血，潮热，胸部胀满，咽喉肿痛，小儿惊风，吐泻，肘臂挛痛。

（6）释名：尺，量词，尺寸之义。《说文·尺部》："十寸也。人手却十分动脉为寸口。十寸为尺。尺，所以指尺规矩事也。"《说文解字段注》："用规矩之事，非尺不足以为程度。尺居中，下可晐寸分，上可包丈引也。"《周礼·司市》："置丈尺于绢布之肆。"《前汉·律历志》："度量衡皆起于黄钟之律，一黍为分，十分为寸，十寸为尺。"《脉经》："从鱼际至高骨却行一寸，其中名曰寸口，从寸至尺名曰尺泽，故曰尺寸，寸后尺前名曰关。"泽者，水聚之处。《说文·水部》："光润也。"《礼记·曲礼》："共饭不泽手。"《荀子·礼论》："顺非而泽。"《释名·释地》："下而有水曰泽，言润泽也。"《素问·经络论》："热多则淖泽。"引为水深的湖泽或水草丛杂的湖泽。《国语·周语》："泽，水之钟也。"《韩非子·五蠹》："泽居苦水者，买庸而决窦。"《风俗通·山泽》篇："水草交厝，名之为泽。泽者，言其润泽万物，以阜民用也。"

尺泽，《灵枢·本输》言："肘中之动脉也。"《黄帝内经明堂》曰："入于尺泽，为合，水也。"杨上善注："泽，谓陂泽，水钟处也。尺，谓从此向□（缺文，疑为"肘"）有尺也。一尺之中，脉注此处，留动而下，与水义

同，故名尺泽。"　"水出井泉，流注行已，便入于海。十二经脉出四肢已流
□（缺文，疑为"注"）而行，至此入五藏海。"人之前臂腕横纹后一寸为关，
由关至肘横纹为尺。尺泽在肘横纹外侧端动脉处（桡动脉），其去掌后，正得
同身寸之尺。又此穴为手太阴经之合穴，合象水之归。水之所归，大则江海，
小则沼泽，尺脉入泽，如水入大泽，故名尺泽。

（7）文献辑要

《针灸甲乙经》卷七：振寒瘛疭，手不伸，咳嗽唾浊，气鬲善呕，鼓颔不
得汗，烦满，因为疿衄，尺泽主之。左窒刺右，右窒刺左。

《针灸大成》卷六：主肩臂痛，汗出中风，小便数，善嚏，悲哭，寒热，
风痹，臑肘痛，手臂不举，喉痹，上气呕吐，口干，咳嗽，唾浊，痎疟，四肢
暴肿，心疼臂寒，短气，肺膨胀，心烦闷，少气，劳热，喘满，腰脊强痛，小
儿慢惊风。

《东医宝鉴》卷八十一：尺泽主刺肺诸疾，绞肠痧痛，锁喉风，伤寒热病
汗不解，兼刺小儿急慢风。

6. 孔最

（1）异名：无。

（2）穴源：首见于《针灸甲乙经》。

（3）定位：在前臂掌面桡侧，当尺泽与太渊连线上，腕横纹上 7 寸处。

（4）穴性：手太阴经之郄穴。

（5）主治：咳嗽，气喘，咳血，咽喉肿痛，肘臂挛痛，痔疾。

（6）释名：孔，小洞之义，在此言孔穴。《说文·乚部》："通也。从乚从
子。乚，请子之候鸟也。乚至而得子，嘉美之也。"《尔雅·释诂》："孔，间
也。"《玉篇》："孔，窍也，空也。"《老子·道德经》："孔德之容，惟道是从。"
注："谓空虚能容也。"《尔雅·释诂》："孔，魄哉，延虚无之言，间也。"又，
通达之义。《汉书·西域传》："辟在西南，不当孔道。"最，《说文·冃部》：
"犯而取也。从冃从取。"《玉篇》："聚也。"《公羊传·隐元年》："会，犹最

也。"注："最，聚也。最之为言聚，今聚民曰投最。"《庄子·德充符》："得其常心，物所为最之哉?"《管子·禁藏》："冬收五藏，最万物。"注："最，聚也。"又《广韵》："极也。"最，在此言汇聚、甚极之义。

孔最，《针灸甲乙经》言："去腕七寸"，为手太阴之郄穴。郄者，大孔隙也，此指气血最旺盛之义。孔最一穴，上承尺泽，下接列缺，内连肺脏，肺经气血聚会于此，以通以达，脉气至此孔穴处最盛，故名孔最。《黄帝内经明堂》谓："孔者，空穴也。手太阴脉诸脉中胜，山之空，穴居此脉之却，故曰孔最之也。"杨上善言："孔者，空穴也。手太阴脉，诸脉中胜此之空，穴居此脉之郄，故曰孔最也。"

（7）文献辑要

《针灸甲乙经》卷九：厥头痛，孔最主之。

《扁鹊神应针灸玉龙经》：治太阴热病无汗，肘臂屈伸难。

《针灸聚英》卷一：主热病汗不出，咳逆，肘臂厥痛，屈伸难，手不及头，指不握，吐血，失音咽肿痛，头痛。

7. 列缺

（1）异名：童玄（《古今医统大全》），腕劳（《外台秘要》）。

（2）穴源：首见于《灵枢·经脉》。

（3）定位：在前臂桡侧缘，桡骨茎突上方，腕横纹上 1.5 寸，当拇短伸肌腱与拇长展肌腱之间。

（4）穴性：手太阴经之络穴；八脉交会穴之一，通任脉。《针方》：为八法之一，以其合任脉，行肺系而会阳跷也。

（5）主治：伤风，头痛，项强，咳嗽，气喘，咽喉肿痛，口眼歪斜，齿痛。

（6）释名：列者，位次、行列之义。《说文·刀部》："列，分解也。"《说文解字段注》："列之本义为分解，故其字从刀。引申为行列之义。"《国语·周语》："翟无列于王室。"《广韵》："行次也，位序也。"《左传·僖公二十二年》：

"不鼓不成列。"缺者，破缺、残缺等之谓。《说文·缶部》："缺，器破也。"《玉篇》："亏也，破也。"《尚书·君牙》："咸以正罔缺。"《庄子·秋水》："人休乎缺甃之崖。"《诗经·豳风》："既破我斧，又缺我斨。"又《广雅》："缺，去也。"

古称天上裂缝为列缺，也称闪电为列缺。《史记·司马相如列传》："贯列缺之倒景兮，涉丰隆之滂沛。"注："列缺，天闪也。"汉代扬雄《校猎赋》："立历天之旗，曳捎星之旃，辟历列缺，吐火施鞭。"注："辟历，雷也。列缺，天隙电照也。"《通雅》："列缺，电光也。阳气从云决裂而出，故曰列缺。"

列缺一穴，《灵枢·经脉》言："去腕一寸。"《针灸甲乙经》言："手太阴之络，去腕上一寸五分，别走阳明者。"手太阴肺经在前臂所列之穴孔最、列缺、经渠、太渊，均在腕上桡骨的掌侧，而本穴独在腕上桡骨茎突上陷凹中，即桡骨突起的分裂缺口处，其形似缺，故名列缺。

《黄帝内经明堂》言："列，行列也，此别走络，分别大经，所以称缺之，别之缺经之上，故曰列缺。"杨上善谓："此穴列于缺减大经之处，故曰列缺也。"由列缺为太阴肺经之络穴特性而言，此处为太阴经别络于阳明大肠经之处，"别之缺经之上""缺减大经之处"，脉气由此别裂而去，似天之裂缝。亦为列缺之一说。

又，列缺是闪电，丰隆是雷声，雷电在大气中有通上彻下之能。人巅顶有阴沉郁痛之疾，则头重目眩，刺本穴可使清爽，犹霹雳行空，阴霾消散，天朗气清。故喻本穴为雷电之神，而以名列缺。且天气之列缺，可与足阳明经地气之丰隆相呼应。《四总穴歌》有"头项寻列缺"之言，言其治也。

（7）文献辑要

《针灸甲乙经》卷七：热病，先手臂瘛疭，唇口聚，鼻张，目下，汗出如转珠，两乳下二寸坚，胁满，悸。卷八：寒热，胸背急，喉痹，咳上气喘，掌中热，数欠伸，汗出，善忘，四逆厥，善笑，溺白。

《铜人腧穴针灸图经》卷五：治偏风，口㖞，手腕无力，半身不遂，咳嗽掌中热，口噤不开，寒疟呕沫，善笑，纵唇口，健忘。

《扁鹊神应针灸玉龙经》：治伤寒发热无汗，气喘，寒热诸咳嗽有痰，心满腹胀，食噎，游走气，七症八症，风藏毒，小便五淋，半身不遂，腕劳臂痛，痃疟，妇人血气不利，胎衣不下，小儿脱肛。

《针灸大全》卷一：头项寻列缺。

8. 经渠

（1）异名：无。

（2）穴源：首见于《灵枢·本输》。

（3）定位：在前臂掌面桡侧，桡骨茎突与桡动脉之间凹陷处，腕横纹上1寸。

（4）穴性：手太阴经之经穴。

（5）主治：咳嗽，气喘，胸痛，咽喉肿痛，手腕痛。

（6）释名：经，《说文·糸部》："织也。"《说文解字段注》："织之从丝谓之经，必先有经而后有纬。是故三纲五常六艺谓之天地之常经。"《玉篇》："经纬，以成缯帛也。"引为思想、道德、行为等标准的经书。《左传·昭十五年》："王之大经也。"疏："经者，纲纪之言也。"《白虎通·五经》："五经何谓？谓易、尚书、诗、礼、春秋也。"又通"径"。《荀子·劝学》："学之经莫速乎好其人，隆礼次之。"《韩非子·解老》："邪心胜则事经绝，事经绝则祸难生。"《医学入门》："经，径也，径直者为经。"经，又有常义。《广雅》："经，常也。"渠，水渠也。《说文·水部》："水所居。"王注："《史记》有《河渠书》，河者天生之，渠者人凿之。日厮二渠以引其河，仍是河道。又曰，郑国渠则后世溉田之沟矣。"《礼记·曲礼》："门闾沟渠必步。"又言深广貌。《诗经·秦风》："夏屋渠渠。"

经渠，《灵枢·本输》言：肺"行于经渠。经渠，寸口中也，动而不居，为经。"《针灸甲乙经》言："在寸口陷者中。手太阴之所行也，为经。"经渠位在寸口，其处形如沟渠，又为肺经所行的经穴，太阴肺经血气流注于此，流行不绝，是为肺经经气经过的冲渠要道，故名经渠。《针灸甲乙经》有云："五脏之道，皆出于经渠。"《黄帝内经明堂》言："水出流注入渠，徐行血气，从井出正流注此，徐引而行，经谓十二经脉也。渠谓沟渠，谓十二经脉血气流注于此穴，故曰经渠也。"

（7）文献辑要

《外台秘要》卷三十九：疟，寒热，胸背痛，胸中膨膨然，甚则交两手而瞀，为暴瘅喘逆，喉痹，掌中热，咳逆上气，喘息，数欠，热病汗不出，心痛欲呕。

《循经考穴编》：主手腕疼痛，咳嗽喘促，补之能回六脉。

9. 太渊

（1）异名：大泉、鬼心（《千金要方》），太泉（《针灸聚英》）。

（2）穴源：首见于《灵枢·九针十二原》。

（3）定位：在腕掌侧横纹桡侧，桡动脉搏动处。

（4）穴性：手太阴经之输穴、原穴；八会穴之一，为脉会。

（5）主治：咳嗽，气喘，咳血，胸痛，咽喉肿痛，腕臂痛，无脉症。

（6）释名：太，古作"大"，也作"泰"，其意同大而更甚之。《说文解字》未收录"太"字，仅有"大"字。"大部"言："天大，地大，人亦大。"《说文解字段注》："后世凡言大而以其义形容未尽，则作太。"亦可引申为高大与尊贵之意。此意在督脉之大椎穴中已述。渊，水深之谓。《说文·水部》："回水也。从水，象形。左右，岸也。中象水貌。"《管子·度地》："水出地而不流，命曰渊水。"《庄子·应帝王》："鲵桓之审为渊，止水之审为渊，流水之审为渊。"《诗经·小雅》："鱼潜在渊。"《小尔雅》："渊。深也。"

太渊，一为神话传说中的天池。元·袁裒《求志赋》："御飙轮以登太渊兮，叩招摇以周旋。"又为古时剑名，与太阿并称。清·姚鼐《酬释妙德》："古说久蒙晦，光明兴舌端；乃知其中利，凛然持太渊。"太渊在道家亦指口中之津液，甘如饴，清凉润泽。《黄庭外景经》："还返七门饮太渊。"注："谓面有七孔皆通达也。饮太渊者，谓咽食口中醴泉也。"又脐之别名为太渊。梁丘子注引《玉纬经》云："脐中为太一君，主人之命也，又名中极、太渊、昆仑、特枢。"

太渊一穴，《灵枢·本输》言：肺"注于太渊。太渊，鱼后一寸陷者中也，为俞。"《针灸甲乙经》言："在掌后陷者中。手太阴脉之所注也，为俞。"穴居手掌后凹陷中，为太阴肺经之输穴、原穴，又为脉会之穴，故太渊为肺经脉气之源，肺之经气由始至于寸口，脉气深聚于此，有众水汇聚、渊深回曲之意，因而称为太渊。《黄帝内经明堂》言："水之口趋于下，为注十一经脉流鱼际已注于此处，故为注也。少商初出为井，可谓小泉，鱼际停口此中涌注，故曰大泉也。"

（7）文献辑要

《针灸甲乙经》卷八：臂厥，肩膺胸满痛，目中白翳，眼青转筋，掌中热，乍寒乍热，缺盆中相引痛，数咳，喘不得息，臂内廉痛，上鬲，饮已烦满，太渊主之。

《针灸聚英》卷一上：主胸痹逆气，善哕呕，饮水，咳嗽，烦怨不得眠，肺胀膨膨，臂内廉痛，目生白翳，眼眦赤筋，眼痛，眼青，转筋，乍寒乍热，缺盆中引痛，掌中热，数欠，肩背痛寒，喘不得息，噫气上逆，心痛脉清，咳血，呕血，振寒，咽干，狂言，口僻，溺色变，卒遗矢无度。

10. 鱼际

（1）异名：无。

（2）穴源：首见于《灵枢·本输》。

（3）定位：在手拇指本节（第1掌指关节）后凹陷处，约当第1掌骨中点桡侧，赤白肉际处。

（4）穴性：手太阴经之荥穴。《针灸甲乙经》：鱼际，火也……手太阴脉之溜也，为荥。《针方》：鱼际二穴……手三阴诸络之会。

（5）主治：咳嗽，咳血，咽喉肿痛，失音，发热。

（6）释名：鱼，《说文·鱼部》："水虫也。象形。"《史记·周本纪》："白鱼跃入王舟中。"张景岳《类经·经络类》有云："手足掌两旁丰肉处皆谓之鱼"，以其象形也。杨上善亦言："大指本节后，象彼鱼形，故以鱼名之，赤白肉畔，故曰鱼际也。"际，边际，界也。《说文·阝部》："壁会也。"《说文解字段注》："两墙相合之缝也。引申之、凡两合皆曰际。际取壁之两合，犹闲取门之两合也。"《玉篇》："合也。"《广韵》："会也。"《易·泰卦》："天地际也。"《小尔雅》："际，接也。"

鱼际，《灵枢·本输》言：肺"溜于鱼际。鱼际者，手鱼也，为荥。"《针灸甲乙经》言："在大指本节后内侧散脉中，手太阴脉之所留也，为荥。"其处肉丰而隆起，形似鱼腹。鱼际一穴在其肉之赤白之际，故名鱼际。《灵枢·经脉》云："手太阴之脉……入寸口，上鱼，循鱼际，出大指之端。"《素问·气府论》言："手足诸鱼际脉气所发者。"吴昆注："凡手足黑白肉分之处，如鱼腹色际，皆曰鱼际。"此穴为太阴肺之荥穴，水溢为荥，荥乃水绝小之貌，"荥水"即指小水。《淮南子·泰族训》："故邱阜不能生云雨，荥水不能生鱼鳖者，小也。""荥主身热"，言其具有津液荥灌之功，从而以清泻脏腑之热。鱼际上承太渊穴，正是取意于鱼不离水这一密而无间的关系。

（7）文献辑要

《灵枢·厥病》：厥心痛，卧若徒居，心痛间，动作痛益甚，色不变，肺心痛也，取之鱼际、太渊。

《针灸甲乙经》卷七：寒厥及热，烦心，少气不足以息，阴湿痒，腹痛不可以食饮，肘挛支满，喉中焦干渴，鱼际主之……热病振栗鼓颔，腹满，阴萎，咳引尻溺出，虚也，膈中虚，食饮呕，身热汗不出，数唾，血下，肩背寒热，脱色，目泣出，皆虚也，刺鱼际补之。

《针灸资生经》：鱼际，主胃逆霍乱；鱼际，治心痹，悲恐；鱼际，疗短气心痹，悲怒逆气，狂惕，胃气逆；鱼际，治热病寒栗鼓颔，腹满阴痿。

《扁鹊神应针灸玉龙经》：治伤风咳嗽，头痛目眩，咽干，呕吐，少气，掌心大指发热痛。

《针灸聚英》卷一上：主酒病，恶风寒，虚热，舌上黄，身热头痛，咳嗽哕，伤寒汗不出，痹走胸背痛不得息，目眩，烦心，少气，腹痛不下食，肘挛，肢满，喉痹，悲恐，乳痈。

11. 少商

（1）异名：鬼信（《千金要方》）。

（2）穴源：首见于《灵枢·本输》。

（3）定位：在手拇指末节桡侧，距指甲角0.1寸。

（4）穴性：手太阴经之井穴。

（5）主治：咽喉肿痛，咳嗽，鼻衄，发热，昏迷，癫狂。

（6）释名：少，通"小"，幼小、微小之义。《说文·小部》："不多也。"《说文解字段注》："不多则小，故古少小互训通用。"《礼记·礼器》："礼有以少为贵者，谓天子一食，诸侯再，大夫士三，食力无数是也。食力，庶人也。"《太玄·玄衡》："少，微也。"《易·略例》："夫少者，多之所贵也。"《后汉书·王允传》："朝廷幼少，恃我而已。"商，有商业、商量等义。《说文·向部》："从外知内也。"《说文解字段注》："汉律志云：商之言章也。物成熟可章度也。"此谓章度。少商之"商"，乃五音之一，金所主。通肺。金在人为肺，在音为商。《玉篇》："五音，金音也。"《礼记·月令》："其音商。"注："商数七十二，属金者以其浊次宫，臣之象也。秋气和，则商声调。"《广雅·释乐》："神农琴有五弦，曰宫、商、角、徵、羽。史王又增二弦，曰少宫、少商。"少商为商之高音。《白虎通》："商者，强也。"

少商一穴，《灵枢·本输》言："肺出于少商。少商者，手大指端内侧也，为井木。"《针灸甲乙经》谓："在手大指端内侧，去爪甲如韭叶。手太阴脉之所出也，为井。"手太阴肺经之经气从胸走手，少商为肺经之末穴，出太阴而入阳明。周楣声先生指出："商金之气至此虽达高峰，但已微弱与微小。"如言手太阴肺脉之气初出和所出为井，其气未盛，商金尚幼，如水之源头，为经脉之根，阴中渐有阳生，蕴含生之意，故名少商。杨上善言："手太阴脉归于肺，肺气于秋，脉之所处，故谓之少商。"《古法新解会元针灸学》则云："少商者，阴中生阳，从少。五音六律，分宫商角徵羽，从商，属肺，肺经之根，故名少商。"

少商又别称鬼信，主治发热、昏迷、癫狂等。鬼，《说文·鬼部》："人所归为鬼。"古人认为人死后灵魂有所归依。《列子·天瑞》："精神离形，各归其真，故谓之鬼。鬼，归也。归其真宅。"信者，信息、音讯之意。汉代扬雄《太玄经》："阳气极于上，阴信萌乎下，上下相应。"鬼信，语本《史记·秦始皇本纪》，谓精魄之信息或信使。作为肺经穴之又名，可理解为精神、魂魄之信使，颇有死信预告与精魄归意，在医学上癫狂之类、精神离散的疾病，可针此穴以回元纳气，盖因此穴具有沉降肺金之气，以使元神归位。

（7）文献辑要

《针灸甲乙经》卷七：热病象疟，振栗鼓颔，腹胀睥睨，喉中鸣，少商主之……疟，寒热及热厥，烦心善哕，心满而汗出，刺少商出血立已。

《铜人腧穴针灸图经》卷五：治烦心，善哕，心下满，汗出而寒，咳逆，痎疟，振寒，腹满，唾沫，唇干引饮，食不下膨膨，手挛指痛，寒栗鼓颔，喉中鸣。唐刺史成君绰，忽腮颔肿大如升，喉中闭塞，水粒不下三日，甄权针之立愈，不宜灸。

《针灸资生经》：秦承祖灸狐魅神邪，及癫狂病，医治不差者，并两手大指，用软丝急缚，灸三壮，艾炷着四处，半在甲上，半在肉上，四处尽烧，一处不烧，其疾不愈。小儿胎痫，奶痫，惊痫，依此灸一壮，炷如麦。

《肘后歌》：刚柔二痉最乖张，口禁眼合面红妆，热血流入心肺腑，须要金针刺少商。

第四章　手阳明大肠经

一、经脉

1. 循行　大肠手阳明之脉，起于大指次指之端，循指上廉，出合谷两骨之间，上入两筋之中，循臂上廉，入肘外廉，上臑外前廉，上肩，出髃骨之前廉，上出于柱骨之会上，下入缺盆，络肺，下膈，属大肠；其支者，从缺盆上颈贯颊，入下齿中，还出挟口，交人中，左之右，右之左，上挟鼻孔（《灵枢·经脉》）。

2. 病候　是动则病齿痛颈肿。

是主津液所生病者，目黄口干，鼽衄，喉痹，肩前臑痛，大指次指痛不用。

气有余则当脉所过者热肿，虚则寒栗不复（《灵枢·经脉》）。

二、腧穴

手阳明大肠经经穴分布在食指桡侧，上肢背面的桡侧及颈、面部。起于商阳，止于迎香，左右各 20 穴。

1. 商阳

(1) 异名：绝阳（《针灸甲乙经》），而明（《医心方》）。

(2) 穴源：首见于《灵枢·本输》。

(3) 定位：在手食指末节桡侧，距指甲角 0.1 寸。

(4) 穴性：手阳明经之井穴。《针灸甲乙经》：商阳者，金也，手阳明经之所出也，为井。

（5）主治：耳聋，齿痛，咽喉肿痛，颔肿，青盲，手指麻木，热病，昏迷。

（6）释名：商，五音之一，金所主。此说在肺经少商穴中已述。阳，本意指日光的向背，又引出阴阳二气、阴阳之道等，中医引入阴阳来概述人体。《素问·金匮真言论》说："言人之阴阳，则外为阳，内为阴；言人身之阴阳，则背为阳，腹为阴；言人身之脏腑中阴阳，则脏者为阴，腑者为阳。"说见督脉经腰阳关、至阳等穴。此处一指大肠阳明之阳经，再者就是部位之外侧而言。

肺与大肠为表里，五行皆属金，肺为阴金，大肠为阳金。商阳一穴，《灵枢·本输》言"大指次指之端也"，为井金。《针灸甲乙经》谓"在手大指次指内侧，去爪甲如韭叶"，"商阳者，金也，手阳明之所出也，为井。"本穴为手阳明之始，承肺金清肃之气，递接而来，借少商商金之气，由阴侧转入阳侧，阴金至此已转化为阳金矣，故名商阳。

又，张隐庵谓："阳明司四时之秋令，而太阴主四时之清秋。"此意言少商为秋商之初，商阳为秋商之正，商阳，穴属庚金，为庚之正，金在音为商，故名商阳。

商阳之别称绝阳。绝，《说文·糸部》："断丝也。"《说文解字段注》："断之则为二，是曰绝。引申之，凡横越之曰绝，如绝河而渡是也。"《荀子·劝学》："假舟楫者，非能水也，而绝江河。"绝又有"尽"或"小"之义。《淮南子·本经》："江河山川绝而不流。"注："竭也。"商阳一穴，承接少商商金之气，分属两经，其气小，为手阳明之所出，位于指之末端，故名绝阳。

（7）文献辑要

《素问·缪刺论》：邪客于手阳明经之络，令人气满胸中，喘息而肢胠，胸中热，刺手大指次指爪甲上，去端如韭叶，各一痏，左取右，右取左，如食顷已；邪客于手阳明经之络，令人耳聋，时不闻音，刺手大指次指爪甲上，去端如韭叶，各一痏，立闻。

《针灸甲乙经》卷七：热疟，口干，商阳主之。卷十：臂瘈引，口中寒，颔肿肩肿，引缺盆，商阳主之。卷十二：青盲，商阳主之……耳中生风，耳鸣耳聋，时不闻，商阳主之……口中下齿痛，恶寒颔肿，商阳主之。

《外台秘要》卷三十九：主气满胸中，喘息支胁，热病汗不出，耳中生风，耳鸣耳聋，时不闻，热疟，口干，下齿痛，臂痹引，口中恶寒，颔肿肩痛，引缺盆，喉痹，青盲。

《东医宝鉴》：商阳主治初中风跌倒，卒暴昏沉，痰盛不省人事，牙关紧闭，汤水不下。

2. 二间

(1) 异名：间谷（《针灸甲乙经》）。

(2) 穴源：首见于《灵枢·本输》。

(3) 定位：微握拳，当手食指本节（第 2 掌指关节）前桡侧凹陷中。

(4) 穴性：手阳明经之荥穴。

(5) 主治：目昏，鼻衄，齿痛，口歪，咽喉肿痛，热病。

(6) 释名：二，数词。《说文·二部》："地之数也。从偶一。凡二之属皆从二。"《说文解字段注》："易曰：天一地二，惟初大始。道立于一，有一而后有二。元气初分，轻清阳为天，重浊阴为地。"《论语·公冶长》："赐也闻一以知二。"此指指骨之第二节。间，古作"閒"或"間"。《说文·门部》："隙也。从门从月。"徐锴曰："夫门夜闭，闭而见月光，是有间隙也。"此说督脉经强间穴中已述。

二间一穴，《灵枢·本输》言：大肠"溜于本节之前二间，为荥。"《针灸甲乙经》言："在手大指次指本节前，内侧陷者中。手阳明脉之所留也，为荥。"此穴为手阳明大肠经之所溜，位于"商阳"穴之次，为本经之第二个腧穴，在手第二掌指关节前桡侧的凹陷中，故名二间。《古法新解会元针灸学》云："二间者……相交食指本节之节前，有间隙，故名二间。又名间谷者，筋骨隙空之间也。"

二间之别称言："谷"者，指其后之"合谷"之谷，如临山谷之义。

（7）文献辑要

《针灸甲乙经》卷七：多卧善唾，肩髃痛寒，鼻鼽赤多血，浸淫起面，身热，喉痹如梗，目眦伤，忽振寒，肩疼，二间主之。

《扁鹊神应针灸玉龙经》：治肩背强痛以惊，喉痹，鼻衄，牙痛。

《循经考穴编》：大肠实则泻之……治目昏，先补后泻。又治牙疼，颔肿，鼽衄。

《针灸大成》卷六：主喉痹颔肿，肩背痛，振寒，鼻鼽衄血，多惊，齿痛，目黄口干，口喝，急食不通，伤寒水结。

3. 三间

（1）异名：少谷（《针灸甲乙经》）。

（2）穴源：首见于《灵枢·本输》。

（3）定位：微握拳，在手食指本节（第 2 掌指关节）后，桡侧凹陷处。

（4）穴性：手阳明经之输穴。

（5）主治：咽喉肿痛，牙痛，腹胀，腹痛，肠泻，洞泄。

（6）释名：三，数词。《说文·三部》："天地人之道也。从三数。"《说文解字段注》："老子曰：一生二，二生三，三生万物。此释三之义，下释三之形。故以于文二字别言之，于文一耦二为三，成数也。"《史记·律书》："数始于一，终于十，成于三。"《庄子·齐物论》："二与一为三。"《国语·周语下》："纪之以三，平之以六。"

三间一穴，《灵枢·本输》言：大肠"手大指次指本节之后三间，为俞。"《针灸甲乙经》言："在手大指次指本节后，内侧陷者中。手阳明脉之所注也，为俞。"此穴为手阳明大肠经之输穴，穴在本节后方，即第三节之后，为本经之第三个腧穴，在手第二掌指关节前桡侧的凹陷中，故名三间。

三间之别称曰少谷，谓谷之初始也。少者，小也，故又有称三间为小谷者，惜笔者未见出处。

（7）文献辑要

《针灸甲乙经》卷八：寒热，唇干，喘息，目急痛，善惊，三间主之。卷九：多卧善唾，胸满肠鸣，三间主之。卷十二：齿龋，恶清，三间主之……喉痹，咽如梗，三间主之。

《扁鹊神应针灸玉龙经》：治胸满，肠鸣泄泻，喉痹，咽干气喘，唇焦，牙痛，齿龋。孕妇勿用。

《针灸聚英》卷一上：主喉痹，咽中如梗，下齿龋痛，嗜卧，胸腹满，肠鸣洞泄，寒热疟，唇焦，口干，气喘，目眦急痛，吐舌，戾颈，喜惊多唾，急食不通，伤寒气热，身寒结水。

4. 合谷

（1）异名：虎口（《针灸甲乙经》）。

（2）穴源：首见于《灵枢·本输》。

（3）定位：在手背，第1、2掌骨间，当第2掌骨桡侧的中点处。

（4）穴性：手阳明经之原穴；四总穴之一。

（5）主治：头痛，目赤肿痛，鼻衄，齿痛，牙关紧闭，口眼歪斜，耳聋，疟腮，咽喉肿痛，热病，无汗，多汗，腹痛，便秘，经闭，滞产。

（6）释名：合，其本义为闭合、合拢。《说文·亼部》："合口也。从亼从口。"《庄子·秋水》："公孙龙口呿而不合。"引申为开合之义。《庄子·达生》："合则成体，散则成始。"《后汉书·张衡传》："合盖隆起。"又有会聚、聚合之义。《国语·楚语下》："于是乎合其州乡朋友婚姻。"《周礼·秋官》："将合诸侯。"《吕氏春秋·大乐》："离则复合，合则复离。"此处多言合拢、会聚等。谷，原意为两山之间狭长而有出口的低地，又指两山之间的水流。《说文·谷部》："泉出通川为谷。从水半见，出于口。"《尔雅·释水》："水注溪曰谷。"疏："谓山谷中水注入涧溪也。"《公羊传·僖公三年》："桓公曰：无障谷。"注："水注川曰溪，注溪曰谷。"《老子·道德经》："江海所以能为百谷王者，以其善下之。"《诗经·大雅》："人亦有言，进退维谷。"谷，又为肉之大会。《素问·气穴论》："肉之大会为谷，肉之小会为溪，肉分之间，溪谷之会，以行荣卫，以会大气。"

合谷，古指神话中的山名。《山海经·中山经》："又北五十二里，曰合谷之山，是多荆棘。"合谷作为腧穴名，《灵枢·本输》言：大肠"过于合谷。合谷，在大指歧骨之间，为原"。《针灸甲乙经》言："在大指次指间，手阳明脉之所过也，为原。""合"在此有两义：一为穴在拇指、食指歧骨间，为两者之会聚处；二为太阴肺经之络列缺络于此，与阳明大肠两经相合，开则如谷，合则如山。本穴取意古之山名，以肉之大会为谷，二处相连为合，故名合谷。又言两骨相合如谷也，更有小谷、间谷来与交会，名之为合谷。

合谷之别称虎口，张手之状，形似虎口，以形会意，故有此称，他如容谷、合骨、含口等异名，皆通合谷之义。

合谷为手阳明大肠经原穴，"面为阳明之乡"，据"经脉所过，主治所及"之治疗总则，合谷可用于治疗头面五官诸多病证，所谓"面口合谷收"，此之谓也。古又将合谷、太冲合为"四关"，喻其为要冲、关键之地，以其能大开大通，言其治症广泛，善治疑难之疾。

（7）文献辑要

《针灸甲乙经》卷十：痱，痿，臂腕不用，唇吻不收，合谷主之。卷十二：聋，耳中不通，合谷主之……齿龋痛，合谷主之。

《外台秘要》卷三十九：主寒热痠疟，狂易，鼻鼽衄，热病汗不出，目痛瞑，头痛，齿龋，惊，喉痹，痱痿，臂腕不举，唇吻不收，耳中不通，喑不能言，口噤不开。

《针灸大全》卷一：合谷在虎口，两指歧骨间。头痛并面肿，疟疾热还寒，齿龋鼻衄血，口噤不开言。针入五分深，令人即便安。

《针灸聚英》卷四：更有伤寒真妙诀，三阴须要刺阳经，无汗更将合谷补，复溜穴泻好施针。倘若汗多流不绝，合谷收补效如神。

《针灸大成》卷六：主伤寒大渴，脉浮在表，发热恶寒，头痛脊强，无汗，寒热疟，鼻衄不止，热病汗不出，目视不明，生白翳，头痛；下齿龋，耳聋，喉痹，面肿，唇吻不收。喑不能言，口噤不开，偏风，风疹，痂疥，偏正头痛，腰脊内引痛，小儿单乳蛾。卷八：少汗，先补合谷，次泻复溜；多汗；先泻合谷，次补复溜。

5. 阳溪

（1）异名：中魁（《针灸甲乙经》）。

（2）穴源：首见于《灵枢·本输》。

（3）定位：在腕背横纹桡侧，手拇指向上翘时，当拇短伸肌腱与拇长伸肌腱之间的凹陷中。

（4）穴性：手阳明经之经穴。

（5）主治：头痛，目赤肿痛，耳聋，耳鸣，齿痛，咽喉肿痛，手腕痛。

（6）释名：阳，此指阳明经，言其部位在外，与内相对而言。此说本经商阳穴中已述。溪，古写作"谿"。《说文·谷部》："山渎无所通者。"《广雅》："溪，谷也。"《吕氏春秋·察微》："若高山之与深溪。"注："无水曰溪。"《左传·隐公三年》："涧溪沼沚之毛。"毛注："溪亦涧也。"《荀子·劝学》："不临深溪，不知地之厚也。"

阳溪，《灵枢·本输》言：大肠"行于阳溪。阳溪，在两筋间陷者中也，为经。"《针灸甲乙经》言："在腕中上侧两旁间陷者中。手阳明脉之所行也，为经。"《素问·气穴论》谓："肉之小会为溪。"凡经气行至凹隙处，多取名溪、谷、渊、池、泉、海。阳溪为手阳明大肠经之所行，居手腕的背侧，其位属阳，当拇长伸肌腱与拇短伸肌腱之间的凹陷中，形似山溪、水涧，故名阳溪。

（7）文献辑要

《针灸甲乙经》卷七：热病烦心，瞤目，目痛泣出，厥逆头痛，胸满不得息，热病肠澼，臑肘臂痛，虚则气鬲满，肩不举，阳溪主之。

《铜人腧穴针灸图经》卷五：治狂言喜笑大见鬼，热病烦心，目风赤烂有翳，厥逆头痛，胸满不得息，寒热疟疾，喉痹，耳鸣，齿痛惊掣，肘臂不举，痂疥。

《扁鹊神应针灸玉龙经》：治病心烦，头目痛，癫痫，喜笑如神。

6. 偏历

（1）异名：无。

（2）穴源：首见于《灵枢·经脉》。

（3）定位：屈肘，在前臂背面桡侧，当阳溪与曲池连线上，腕横纹上3寸处。

（4）穴性：手阳明经之络穴。《古法新解会元针灸学》：阳明之络，从阳之络相交于阴也。与手太阴有血络，换气通经。

（5）主治：目赤，耳鸣，鼻衄，喉痛，手臂酸痛，水肿。

（6）释名：偏，不平不正之义。《说文·人部》："颇也。"《说文解字段注》："颇，头偏也。引申为凡偏之称，故以颇释偏。"《尚书·洪范》："无党无偏，王道平平。"《康熙字典·人部》："中之两旁曰偏。"《墨子·兼爱下》："王道荡荡，不偏不党；王道平平，不党不偏。"历，经历、经过之义。《说文·止部》："过也。"《说文解字段注》："过也，传也。引申为治历明时之历。"《康熙字典·止部》："一曰经历。"《前汉书·天文志》："合散犯守，陵历斗食。"又有逾越之义。《吕氏春秋·孟冬纪》："径庭历级，非礼也。"《论衡·超奇》："上通下达谓之历。"

偏历，《灵枢·经脉》言："手阳明之别，名曰偏历。去腕三寸，别入太阴。"《针灸甲乙经》言："手阳明络，在腕后三寸，别走太阴者。"本穴为手阳明大肠经的络穴，手阳明脉之气由此经历而过，从此穴偏离别行手太阴脉，故名偏历。杨上善谓："手阳明经上偏出此络，经历手臂，别走太阴，故曰偏历也。"《古法新解会元针灸学》言："偏走阳明之经络，在肩臂之处，历行阳明之阴络，从气分导气化阴，导阴化气。性能清阳明之冲血，以舒脑筋与手足阳明之经筋，故名偏历。"

（7）文献辑要

《灵枢·经脉》：实则龋聋，虚则齿寒痹膈，取之所别也。

《针灸甲乙经》卷七：风疟，汗不出。偏历主之。卷十二：瞳目，目䀮䀮，偏历主之……口僻，偏历主之。

《外台秘要》卷三十九：主寒热风疟，汗不出，瞳目，目䀮䀮，癫疾多言，耳鸣口僻，颊肿，实则聋，喉痹不能言，齿龋痛，衄衃，虚则痹鬲。

《针灸聚英》卷一上：主肩髆肘腕酸疼，瞳目䀮䀮，齿痛鼻衄，寒热疟，癫疾多言，喉痹，耳鸣，风汗不出，利小便，实则龋聋，泻之。虚则齿寒痹鬲，补之。

7. 温溜

（1）异名：逆注、蛇头（《针灸甲乙经》），地头、通注、池头、温留（《针灸资生经》）。

（2）穴源：首见于《针灸甲乙经》。

（3）定位：屈肘，在前臂背面桡侧，当阳溪与曲池连线上，腕横纹上 5 寸处。

（4）穴性：手阳明经之郄穴。

（5）主治：头痛，面肿，咽喉肿痛，疔疮，肩背酸痛，肠鸣腹痛。

（6）释名：温，古为水名。《说文·水部》："水。出槢为涪，南入黔水。"《山海经·海内东经》："温水出崆峒山。"又性纯、柔和、温暖、暖和等。《诗经·秦风》："温其如玉。"《尔雅·释训》："温温，柔也。"疏："宽缓和柔也。"《论衡·寒温》："阴气温，故温气应之。"《墨子·辞过》："衣皮带茭，冬则不轻而温，夏则不轻而清。"溜，《说文解字》释为水名，"水部"言："水。出郁林郡。"《康熙字典·水部》："与留同。"《战国策·韩策》："成皋，石溜之地也。"注："古作石留。"留，止也。《康熙字典·水部》："又与流通。"《灵枢·九针十二原》："所溜为荥。"注："溜，流同。"流者，水流貌。

温溜，《针灸甲乙经》言："手阳明郄。在腕后，少士五寸，大士六寸。"郄穴位乃气血汇聚之处，此穴为手阳明之郄穴，阳明为多气多血之经，阳气汇聚于此经，留止于本穴，阳气温热，故名温溜。本穴之气不弛不亢，由偏历安顺行来，具有和畅温通之意。观其所治病症，为肘臂寒痛、寒厥头痛等一切寒湿濡滞之症，则知其有温热散通之力也。《采艾编》言："温者，温利之气，阳明至此而逆注也，曰留。"

温溜有别称蛇头、逆注、地头，盖因握拳视此穴处肌肉（桡侧腕伸肌）隆起如蛇头，此头向下，经脉由此而上，故名。

（7）文献辑要

《针灸甲乙经》卷七：疟，面赤肿，温溜主之。卷九：肠鸣而痛，温溜主之。卷十一：癫疾，吐舌，鼓颔，狂言见鬼，温溜主之。

《针灸聚英》卷一上：主肠鸣腹痛，伤寒哕逆噫，膈中气闭。寒热头痛，喜笑狂言见鬼，吐涎沫，风逆四肢肿，吐舌，口舌痛，喉痹。

8. 下廉

（1）异名：手下廉（《圣济总录》）。

（2）穴源：首见于《针灸甲乙经》。

（3）定位：在前臂背面桡侧，当阳溪与曲池连线上，肘横纹下4寸处。

（4）穴性：属手阳明经。《普济方》：手阳明脉之会。

（5）主治：头痛，眩晕，目痛，肘臂痛，腹胀，腹痛。

（6）释名：下者，言部位也，与上相对。说见任脉经下脘穴。廉，边缘、侧边等意。《说文·广部》："仄也。"《仪礼·乡饮酒礼》："设席于堂廉东上。"注："侧边曰廉。"《前汉·贾谊传》："廉远地则堂高。"注："廉，侧隅也。"说见任脉经廉泉穴。

下廉，《针灸甲乙经》言："下廉在辅骨下，去上廉一寸，恐辅齐兑肉其分外邪。"《医经理解》言："廉，隅也。下廉，在辅骨下隅；上廉，在辅骨上隅。肘下臂肉高起者，谓之辅兑肉也，下廉去上廉一寸，上廉去三里一寸。"下廉、上廉二穴在前臂外侧，肉棱凸起处。在侧棱下端者为"下廉"，在侧棱上端者为"上廉"，以其所在部位而得名也。

下廉又名手下廉者，因其部位在手，故称。

（7）文献辑要

《针灸甲乙经》卷七：溺黄，下廉主之……眼痛，下廉主之。

《铜人腧穴针灸图经》卷五：治头风，臂肘痛，溺黄。

《针灸聚英》卷一上：主飧泄，劳瘵，小腹满，小便黄，便血，狂言，偏风，热风，冷痹不遂，风湿痹，小肠气不足，面无颜色，疭癖，腹痛若刀刺不可忍，腹胁痛满，狂走，夹脐痛，食不化，喘息不能行，唇干，涎出，乳痈。

9. 上廉

（1）异名：手上廉（《圣济总录》）。

（2）穴源：首见于《针灸甲乙经》。

（3）定位：在前臂背面桡侧，当阳溪与曲池连线上，肘横纹下 3 寸处。

（4）穴性：属手阳明经。《普济方》：手阳明脉之会。

（5）主治：头痛，肩膊酸痛，半身不遂，手臂麻木，肠鸣，腹痛，腹泻。

（6）释名：上，言部位也，蕴"高"之义。《说文·丄部》："高也。此古文上，指事也。"说见任脉经上脘穴。廉，侧边也。参阅本经下廉穴。

上廉，作为人体部位名，见于《灵枢·经脉》，"大肠手阳明之脉，起于大指次指之端，循指上廉，出合谷两骨之间……循臂上廉……"作为腧穴名，见于《针灸甲乙经》，"在三里下一寸，其分抵阳明之会外邪（疑为"斜"）。"上廉穴名与下廉义同，均因部位而得名，可参阅"下廉"一穴。《古法新解会元针灸学》则言："上廉者，廉是洁也，内廉外廉之间，阳明清阳之气所会也，上廉郄于肺，居上而通大肠。下廉郄于心包经络，居上廉之下，而通小肠，利小便，居下廉之上，故名上廉。"

上廉又名手上廉者，因其部位在手，故称。

（7）文献辑要

《外台秘要》卷三十九：主小便黄，肠中鸣相逐。

《铜人腧穴针灸图经》卷五：治脑风头痛，小便难黄赤，肠鸣气走疰痛。

《针灸聚英》卷一上：主小便难黄赤，肠鸣，胸痛，偏风，半身不遂，骨髓冷，手足不仁，喘息，大肠气滞，脑风头痛。

10. 手三里

（1）异名：三里（《千金要方》），鬼邪（《医学折衷》）。

（2）穴源：首见于《针灸甲乙经》。

（3）定位：在前臂背面桡侧，当阳溪与曲池连线上，肘横纹下 2 寸处。

（4）穴性：属手阳明经。《普济方》：手阳明脉之会。《针方》：此穴为诸络会。

（5）主治：头痛，肩膊酸痛，半身不遂，手臂麻木，肠鸣，腹痛，腹泻。

（6）释名：手，人体组织及部位名，指手及手部。《说文·手部》："拳也。象形。凡手之属皆从手。"《说文解字段注》："今人舒之为手，卷之为拳，其实一也。故以手与拳二篆互训。"《康熙字典·手部》："以手执器亦曰手。"《礼记·檀弓》："王事也。子手弓而可。"《公羊传·庄公十三年》："曹子手剑而从之。"在此当为上肢之泛称。三，数名。说见本经三间穴。里者，居也，又有内部的意思，与外相对。说见任脉经建里穴。《灵枢·刺节真邪》言："取天容者，无过一里。"杨上善注："一里，一寸也。"三里，多作"三寸"解，言里程也。

手三里，《针灸甲乙经》言："在曲池下二寸，按之肉起，兑肉之端。"此穴位于上肢前臂外侧，距曲池下 2 寸，距肘尖下 3 寸（由此取穴，更符合《灵枢·九针十二原》"阴有阳疾者，取之下陵三里"之经文）而居，故名手三里。

考肘下有手三里、上廉、下廉三穴，膝下有足三里、上巨虚、下巨虚三穴，正应《素问·六微旨大论》之言："天枢之上，天气主之；天枢之下，地气主之；气交之分，人气从之，万物由之，此之谓也。"此段经文之含义，可参阅太阴肺经中府一穴。高式国言："天地万物主从之气，得其中和之宜，则生长成藏各得其用；失其中和之宜，则交通不表，风雨不节，人物即因之生病。"

（7）文献辑要

《针灸甲乙经》卷九：肠腹时寒，腰痛不得卧，手三里主之。

《外台秘要》卷三十九：主腹䐜时寒，腰痛不得卧，齿痛，颔颊肿。

《铜人腧穴针灸图经》卷五：沿手臂不仁，肘挛不伸，齿痛颊颔肿，瘰疬。

《针灸聚英》卷一上：主霍乱，遗失，失音，齿痛，颊颔肿，瘰疬，手臂不仁，肘挛不伸，中风口僻，手足不遂。

11. 曲池

（1）异名：鬼臣（《千金要方》），阳泽（《千金翼方》），鬼腿（《针灸聚英》）。

（2）穴源：首见于《灵枢·本输》。

（3）定位：在肘横纹外侧端，屈肘，当肘横纹外侧端与肱骨外上髁连线中点。

（4）穴性：手阳明经之合穴，为十三鬼穴之一。

（5）主治：咽喉肿痛，齿痛，目赤痛，瘰疬，瘾疹，湿疹，热病，上肢不遂，手臂肿痛，腹痛，吐泻，高血压，癫狂。

（6）释名：曲，即弯曲、不直之义。《尚书·洪范》："木曰曲直。"说见任脉经曲骨穴。池，聚水之处，池塘之义。《广韵》："池，停水曰池。"《诗经·大雅》："池之竭矣。"《诗经·小雅》："或降于阿，或饮于池。"《礼记·月令》："毋竭川泽，毋漉陂池。"注："穿地通水曰池。"贾岛《题李凝幽居》："鸟宿池边树，僧敲月下门。"《康熙字典·水部》："与沱通。"沱，《说文·水部》："江别流也。"

曲池，《灵枢·本输》言：大肠"入于曲池。在肘外辅骨陷者中，屈臂而得之，为合。"《针灸甲乙经》言："在肘外辅骨肘骨之中，手阳明脉之所入也，为合。以手按胸取之。"手阳明循行于此，气血渐盛，汇聚此穴，似水注入池中，内通肠腑。本穴位于肱骨外上髁之尺侧凹陷处，必曲肘取之，故名曲池。此部因曲而凹，因凹而现池，象形而借喻也。

（7）文献辑要

《针灸甲乙经》卷七：伤寒余热不尽，曲池主之。卷八：胸中满，耳前痛，齿痛，目赤痛，颈肿，寒热，渴饮辄汗出，不饮则皮干热，曲池主之。卷十：肩、肘中痛，难屈伸，手不可举，腕重急，曲池主之。卷十一：目不明，腕急，身热惊狂，躄痿痹，瘛疭，曲池主之。

《外台秘要》卷三十九：主治肘中痛难屈伸，手不可举，喉痹不能言，目不明，腕急身热，惊狂，躄痿痹重，瘛疭癫疾，吐舌，胁中满，耳前痛，齿痛，目赤痛，头肿寒热，渴饮则汗出，不饮则皮干热，伤寒余热不尽。

《扁鹊神应针灸玉龙经》：治中风半身不遂，遍身风痛，疮疥，两手拘挛红肿，伤寒发热，过经不除。

《针灸大全》卷一：曲池拱手取，屈肘骨边求。善治肘中痛，偏风手不收。挽弓开不得，筋缓莫梳头。喉痹促欲死，发热更无休。遍身风癣癞，针着即时疗。

12. 肘髎

（1）异名：肘尖（《外科枢要》）。

（2）穴源：首见于《针灸甲乙经》。

（3）定位：在臂外侧，屈肘，曲池上方1寸，当肱骨边缘处。

（4）穴性：属手阳明经。

（5）主治：肘臂部酸痛，麻木，挛急。

（6）释名：肘，人体部位名，肱与臂相接处。《说文·肉部》："臂节也。从肉从寸。寸，手寸口也。"《说文解字段注》："肱与臂之节曰肘，股与胫之节曰膝。"《释名·释形体》："肘，注也，可隐注也。"《东医宝鉴》卷八十"周身名位骨度"："胳膊中节上、下骨交接处，名曰肘。"《诗经·小雅》："如人挟弓矢，载其肘。"《礼记·深衣》："反诎之，及肘。"《庄子·至乐》："俄而柳生其左肘，其意蹶蹶然恶之。"髎，同窌，骨空处也。督脉经素髎穴已述。

肘髎，《针灸甲乙经》言："在肘大骨外廉陷者中。"此穴位于肘部，在肘关节之直上，当肱骨外上髁的上方与肱三头肌之间凹陷中，故名肘髎。《采艾编》："肘髎，肘大骨外廉有陷，故曰髎。凡髎俱同窌。"肘髎一穴，因其靠近肘外辅骨尖约一寸许，又名肘尖。又有经外奇穴肘尖，穴在肘后部，屈肘，当尺骨鹰嘴的尖端。与肘髎之别称名同实不同。

（7）文献辑要

《针灸甲乙经》卷十：肩肘关节酸重，臂痛不可屈伸，肘髎主之。

《针灸聚英》卷一上：主风劳嗜卧，臂痛不举，肩重，腋急，肘臂麻木不仁。

《古法新解会元针灸学》：主治瘰疬，瘿瘤臑颌，肘节风痹，注疼，风劳肘挛，麻木不仁，气逆冲目，彻臂肩酸疼难忍等证。

13. 手五里

（1）异名：五里（《灵枢·本输》），尺之五里（《灵枢·小针解》），臂五里（《圣济总录》）。

（2）穴源：首见于《灵枢·本输》。

（3）定位：在臂外侧，当曲池与肩髃连线上，曲池上3寸处。

（4）穴性：属手阳明经。

（5）主治：肘臂挛痛，瘰疬。

（6）释名：手，人体部位名，《东医宝鉴》卷八十"周身名位骨度"："手者，上体所以持物也。"说见本经手三里穴。五，数词。《广韵》："五，数也。"《易·系辞》："天数五，地数五。"《尚书·舜典》："五载一巡守。"《说文·五部》释之为五行，《说文解字段注》："水火木金土，相克相生，阴阳交午也。"与此处之义不符。里，居也，又有内部的意思，与外相对。此义本经手三里已述，可参阅。

手五里，《灵枢·本输》言："阴尺动脉，在五里，五俞之禁也。"《灵枢·小针解》言："夺阴者死，言取尺之五里，五往者也。"《针灸甲乙经》卷三言："五里，在肘上三寸，行向里大脉中央。"《针灸甲乙经》卷七始有手五里之称，"灸手五里"。此穴位于曲池上3寸，若自肘尖处向上量之，适得5寸。以古说一寸为一里计之，五里即为五寸。因其穴处上肢，故名手五里，以区别足厥阴肝经之足五里。

又《针灸资生经》言："此当为手五里也。《素问》所谓在天府下者，指此五里也。"手五里穴距天府 5 寸，正居大脉之中央，故名手五里，此亦为手五里穴名之一说。

（7）文献辑要

《针灸甲乙经》卷七：痎疟，心下胀满痛，上气，灸手五里。卷十一：嗜卧，四肢不欲动摇，身体黄，灸手五里。

《针灸大成》卷六：主风劳惊恐，吐血咳嗽，肘臂痛，嗜卧，四肢不得动，心下胀满，上气，身黄时有微热，瘰疬，目视䀮䀮，痎疟。

《循经考穴编》：主一切风湿肿滞，臂膊疼痛不举，亦治咳嗽吐血，瘰疬，心下胀满。

14. 臂臑

（1）异名：头冲（《千金要方》），颈冲（《千金翼方》），别阳（《太素》）。

（2）穴源：首见于《针灸甲乙经》。

（3）定位：在臂外侧，三角肌止点处，当曲池与肩髃连线上，曲池上 7 寸处。

（4）穴性：属手阳明经。《针灸甲乙经》：手阳明络之会。《铜人腧穴针灸图经》：手阳明络。《针灸聚英》：手阳明络、手足太阳、阳维之会。

（5）主治：肩臂痛，颈项拘挛，瘰疬，目疾。

（6）释名：臂，人体部位名，或言腕至肩为臂，或以上肢统称臂。《说文·肉部》："手上也。"《说文解字段注》："浑言则肱臂互称。"《广雅·释亲》："肱谓之臂。"《释名·释形体》："臂，裨也，在旁曰裨也。"《东医宝鉴》卷八十"周身名位骨度"："臂者，上身两大支之通称也。一名曰肱，俗名胳膊。"臑，《说文·肉部》："臑，臂羊矢也。"《说文解字段注》："人曰臂，羊豕曰臑。"又"臑之言濡也。濡者，柔也。"《礼记·少仪》："大牢，则以牛左肩臂臑折九个。"疏："臂臑谓肩脚也。"《正字通》："今谓自肩至肘曰臑，自肘至腕曰臂。"《东医宝鉴》卷八十"周身名位骨度"："臑者，肩髃下内侧对腋处，高起软白肉也。"臑，在此指自肩至肘前侧近腋部隆起的肌肉，即与今之三角肌相当。《人镜经》："髆下对腋为臑。"

臂臑，《针灸甲乙经》言："在肘上七寸，䐃肉端。"本穴在肘上7寸，臂外侧，正当三角肌下端与肱三头肌之间，以其部位而名之臂臑。本穴为手阳明络、手足太阳、阳维之会，其气强劲，阳气由此别络而上，上冲颈部、头部，故有别阳、颈冲、头冲之别称。

（7）文献辑要

《针灸甲乙经》卷八：寒热颈疬，适肩臂不可举，臂臑俞主之。

《铜人腧穴针灸图经》卷五：治寒热，颈项拘急，瘰疬，肩背痛不得举。

《针灸聚英》卷一上：主臂细无力，臂痛不得向头，瘰疬，颈项拘急。

15. 肩髃

（1）异名：髃骨（《素问·水热穴论》），中肩井、肩偏（《千金要方》），扁骨（《外台秘要》），扁肩（《类经·人之四海》），肩尖（《外科枢要》），尚骨（《循经考穴编》），肩井、偏骨（《外科大成》）。

（2）穴源：首见于《灵枢·经脉》。

（3）定位：在臂外侧，三角肌上，臂外展，或向前平伸时，当肩峰前下方向凹陷处。

（4）穴性：手阳明、阳跷之会。《素问·气府论》：手阳明脉气所发。《针灸甲乙经》：手阳明、跷脉之会。《针灸聚英》：足少阳、阳跷之会。《类经图翼》：手太阳、阳明、阳跷之会。

（5）主治：肩臂挛痛，上肢不遂，瘾疹，瘰疬。

（6）释名：肩，人体部位名，肩膀之谓。《说文·肉部》："髆也。从肉，象形。"《广韵》："项下。"《正韵》："髆上。"《六书故》："臂本曰肩。"《尔雅·释地》："北方有比肩之民焉，迭食而迭望。"《释名·释形体》："肩，坚也。

甲，阖也，与胸胁皆相会阖也。"髃，人体部位名，肩前之称。又为骨之名，指髃骨。《说文·骨部》："肩前也。从骨禺声。"《说文解字段注》："凡肩后统于背前为髃。髃之言隅也，如物之有隅也。"《诗经·小雅》："自左膘而射之，达于右腢，为上杀。""腢"通"髃"。沈彤《释骨》："髃微起者曰小髃骨，小髃骨之前歧出者曰肩端。"《东医宝鉴》卷八十："髃骨者，肩端之骨也，即肩胛骨头臼之上棱骨也。其臼接臑骨上端，俗称肩头。"

肩髃，《针灸甲乙经》言："在肩端两骨间。"两骨大致为肱骨与肩胛骨。此穴位于肩峰前下方向凹陷处，正当肩尖部，以其所在部位之名而为穴名，故名肩髃。

（7）文献辑要

《针灸甲乙经》卷十：肩中热，指臂痛，肩髃主之。

《铜人腧穴针灸图经》卷五：唐鲁州刺史库狄嵚，风痹，不能挽弓，甄权针肩髃，针进即可射。

《千金翼方》卷二十六：肩髃主偏风半身不遂，热风，头风，刺风，手不上头，捉物不得，挽弓不开，臂冷酸痛，无力。卷二十七：凡颜色焦枯，劳气失精，肩背痛，手不得上头，灸肩髃百壮。

《针灸大成》卷六：主中风手足不随，偏风，风痪，风痿，风病，半身不遂，热风肩中热，头不可回顾，肩臂疼痛，臂无力，手不能向头，挛急，风热瘾疹，颜色枯焦，劳气泄精，伤寒热不已，四肢热，诸瘿气。

16. 巨骨

（1）异名：无。

（2）穴源：首见于《素问·气府论》。

（3）定位：在肩上部，当锁骨肩峰端与肩胛冈之间凹陷处。

（4）穴性：手阳明、阳跷脉之会。

（5）主治：肩臂挛痛不遂，瘰疬，瘿气。

（6）释名：巨者，大也。任脉经巨阙穴已述。骨者，骨骼也。《管子·四时》："风生木与骨。"《战国策·燕策》："马已死，买其骨五百金。"《韩非子·安危》："以刀刺骨。"《素问·脉要精微论》："骨者，髓之府。"说见任脉经曲骨穴。

巨骨一穴首载于《素问·气府论》，言："巨骨穴各一。"《针灸甲乙经》言："在肩端上行两叉骨间陷者中。"巨骨，顾名思义为巨大的骨骼，作为骨骼名，即锁骨之谓。此穴在肩关节上部，锁骨肩峰端与肩胛冈之间凹陷处，以骨名作穴名，故称巨骨。

（7）文献辑要

《针灸甲乙经》卷十：肩背痹不举，血瘀肩中，不能动摇，巨骨主之。

《铜人腧穴针灸图经》卷三：治背髀痛，胸中有瘀血，肩臂不得屈伸而痛。

《针灸大成》卷六：主惊痫，破心吐血，臂膊痛，胸中有瘀血，肩臂不得屈伸。

17. 天鼎

（1）异名：天顶（《针灸大全》）。

（2）穴源：首见于《针灸甲乙经》。

（3）定位：在颈外侧部，胸锁乳突肌后缘，当结喉旁，扶突与缺盆连线中点。

（4）穴性：属手阳明经。

（5）主治：暴喑气哽，咽喉肿痛，梅核气，瘰疬，瘿气。

（6）释名：天者，上也，至高无上之义。任脉经天突穴、太阴肺经天府穴已述。鼎，古代烹煮用的器物，一般是三足两耳。《说文·鼎部》："三足两耳，和五味之宝器也。昔禹收九牧之金，铸鼎荆山之下，入山林川泽，螭魅蝄蜽，莫能逢之，以协承天休。"《周礼·天官》："王日一举鼎，十有二物，皆有俎。"《史记·封禅书》："黄帝铸鼎于荆山，后世因名其处为鼎湖。"古时将鼎视为立国的重器，是政权的象征，喻鼎之重要与尊贵。

天鼎，《针灸甲乙经》言："在缺盆上，直扶突，气舍后一寸半。"人腰以上为天，头颈之位高，在颈项之穴，每以天名之，天窗、天容、天牖等皆属此类。此穴在颈，当胸锁乳突肌之后，斜方肌之前，其肌形如三足，上承头面如鼎状，以受天地之气，故名天鼎。

又：以其人之颈后正中大椎处有一突起，形似一足，本穴之处两面各有颈肌突起，形成三足之势。再以头圆在上象天，因名天鼎，此为天鼎之另一说。

又：穴在颈缺盆上，因喻缺盆处两巨骨内侧端与喉头突起部似三足鼎立，而人之两耳亦恰似其形，穴居天位，故名天鼎，此为天鼎之又一说。

（7）文献辑要

《针灸甲乙经》卷十二：暴喑气哽，喉痹咽痛不得息，食饮不下，天鼎主之。

《针灸大成》卷六：主暴喑气哽，喉痹嗌肿，不得息，饮食不下，喉中鸣。

18. 扶突

（1）异名：水穴（《外台秘要》）。

（2）穴源：首见于《灵枢·本输》。

（3）定位：在颈外侧部，结喉旁，当胸锁乳突肌前、后缘之间。

（4）穴性：属手阳明经。《灵枢·根结》：手阳明根于商阳，入于扶突。

（5）主治：咳嗽，气喘，咽喉肿痛，暴喑，瘰疬，瘿气。

（6）释名：扶，有搀扶、辅助、扶持之义。《说文·手部》："左也。"《说文解字段注》："手相助也。"《广韵》："扶，助也。"《论语·季氏》："危而不持，颠而不扶，则将焉用彼相矣？"《左传·宣公二年》："遂扶以下。"《战国策·宋策》："若扶梁伐赵。"《礼记·投壶》："筹，室中五扶，堂上七扶，庭中九扶。"注："铺四指曰扶。"突，有穿通之义，或谓灶突。任脉经天突穴中已述。

扶突，《灵枢·寒热病》言："婴筋之后。"《针灸甲乙经》言："在人迎后一寸五分。"此穴在结喉旁，胸锁乳突肌前、后缘之间，深部有颈动脉升支，以手抚之，突突应手，有如水泉涌突之状，因名扶突。又：同身寸中有一扶法，言"铺四指为扶"，即为同身 3 寸。此穴位于喉结突起旁开一扶，又为胸锁乳突肌之突起处，故名之扶突。

（7）文献辑要

《灵枢·寒热病》：暴喑气哽，取扶突与舌本出血。

《针灸甲乙经》卷九：咳逆上气，咽喉鸣喝，喘息，扶突主之。

《铜人腧穴针灸图经》卷四：治咳多唾，上气，咽引喘息，喉中如鸡鸣。

《针灸聚英》卷一上：主咳嗽多唾，上气，咽引喘息，喉中如水鸡声，暴喑气哽。

19. 禾髎

（1）异名：頄（《外台秘要》），长频（《针灸资生经》）。

（2）穴源：首见于《针灸甲乙经》。

（3）定位：在上唇部，鼻孔外缘直下，平水沟穴。

（4）穴性：属手阳明经。

（5）主治：鼻塞，鼽衄，口歪，口噤。

（6）释名：禾，庄稼之义，引申为粮食义。《说文·禾部》："嘉谷也。二月始生，八月而孰，得时之中，故谓之禾。"《春秋·庄公二十八年》："大无麦禾。"疏："麦熟于夏，禾成在秋。"《康熙字典·禾部》："凡谷皆曰禾。"《诗经·豳风》："九月筑场圃，十月纳禾稼。"《广雅·释草》："粢黍稻其采谓之禾。盖凡谷皆以成实为费，禾象穗成，故为嘉谷之通名。谷未秀曰苗，已秀曰禾。"髎，同窌，骨间空隙。督脉经素髎穴、本经肘髎穴已述。

禾髎，《针灸甲乙经》言："在直鼻孔下，侠水沟旁五分，手阳明脉气所发。"此穴位于鼻下，口唇之上，言其间髭出如禾。又因穴在口旁骨隙中，谷物从口入胃，犹啮禾之髎，故名禾髎，又名口禾髎。

（7）文献辑要

《针灸甲乙经》卷十二：鼻窒口僻，清涕出不可止，鼽衄有痈，禾窌主之。

《针灸聚英》卷一上：主尸厥及口不开，鼻疮息肉，鼻塞。不闻香臭，鼽衄。

20. 迎香

(1) 异名：冲阳（《针灸甲乙经》）。

(2) 穴源：首见于《素问·气府论》。

(3) 定位：在鼻翼外缘中点旁，当鼻唇沟中。

(4) 穴性：手足阳明之会。

(5) 主治：鼻塞，鼽衄，口歪，胆道蛔虫症。

(6) 释名：迎者，遇、逢等之义。《说文·辵部》："逢也。"《淮南子·览冥训》："不将不迎。"注："将，送也。迎，接也。不随物而往，不先物而动也。"《史记·五帝本纪》："获宝鼎，迎日推策。"《诗经·大雅》："文定厥祥，亲迎于渭。"《墨子·非儒下》："哀公迎孔子。"香者，味也。《说文·香部》："芳也。从黍从甘。"《尚书·君臣》："至治馨香，感于神明。"《诗经·周颂》："有飶其香，有椒其馨。"《礼记·月令》："中央土，其臭香。"《康熙字典·香部》："草木之香，如沉香，栈香，蜜香，檀香，具载。"

迎香，《针灸甲乙经》言："在禾髎上，鼻下孔旁，手、足阳明之会。"此穴在鼻旁，言鼻从此迎香而入。又《灵枢·脉度》："肺气通于鼻，肺和则鼻能知香臭矣。"肺开窍于鼻，与大肠相表里。鼻塞得通，则为香为臭自可迎而知之矣，故名迎香。《玉龙歌》谓："不闻香臭从何治，迎香两穴可堪攻。"言迎香有宣肺通窍之功，治鼻病及嗅觉不敏效显。

《古法新解会元针灸学》：迎香者，迎者应遇，香者芳香之味。香气近鼻无知觉，刺之即知。又因足阳明宗气所和，开窍于口，脾味香，故名迎香。

(7) 文献辑要

《针灸甲乙经》卷八：鼻鼽不利，窒洞气塞，喎僻多涕，鼽衄有痈，迎香主之。

《铜人腧穴针灸图经》卷三：治鼻有瘜肉，不闻香臭，衄血，偏风口喎，面痒浮肿，风动叶叶，状如虫行，或痒肿痛。

《针灸大成》卷六：主鼻塞不闻香臭，偏风，口喎，面痒浮肿，风动叶落，状如虫行，唇肿痛，喘息不利，鼻喎，多涕，鼽衄骨疮，鼻有息肉。

第五章　足阳明胃经

一、经脉

1. 循行　胃足阳明之脉，起于鼻之交頞中，旁纳太阳之脉，下循鼻外，入上齿中，还出挟口，环唇，下交承浆，却循颐后下廉，出大迎，循颊车，上耳前，过客主人，循发际，至额颅。

其支者，从大迎前下人迎，循喉咙，入缺盆，下膈，属胃络脾。

其直者，从缺盆下乳内廉，下侠脐，入气街中。

其支者，起于胃口，下循腹里，下至气街中而合，以下髀关，抵伏兔，下膝膑中，下循胫外廉，下足跗，入中指内间。

其支者，下廉三寸而别，下入中指外间。

其支者，别跗上，入大指间，出其端（《灵枢·经脉》）。

2. 病候　是动则病洒洒振寒，善呻数欠，颜黑，病至则恶人与火，闻木声则惕然而惊，心欲动，独闭户塞牖而处，甚则欲上高而歌，弃衣而走，贲向腹胀，是为骭厥。

是主血所生病者，狂疟，温淫汗出，鼽衄，口喎唇胗，颈肿喉痹，大腹水肿，膝膑肿痛，循膺、乳、气冲、股、伏兔、骭外廉、足跗上皆痛，中指不用。

气盛，则身以前皆热，其有余于胃，则消谷善饥，溺色黄。气不足，则身以前皆寒栗，胃中寒则胀满。

二、腧穴

足阳明胃经经穴分布在头面部、颈部、胸腹部、下肢的前外侧面。起于承泣，止于厉兑，左右各 45 穴。

1. 承泣

（1）异名：目下（《素问·气府论》），面窌、鼷穴（《针灸甲乙经》），溪穴（《外台秘要》）。

（2）穴源：首见于《针灸甲乙经》。

（3）定位：在面部，瞳孔直下，当眼球与眶下缘之间。

（4）穴性：属足阳明经。《针灸甲乙经》：阳跷脉、任脉、足阳明经之会。《外台秘要》：跷脉、任脉、足阳明经之会。《针灸逢源》：足阳明、阳跷脉之会。

（5）主治：目赤肿痛，流泪，夜盲，眼睑瞤动，口眼歪斜。

（6）释名：承者，接受、承继等义。《诗经·小雅》："如松柏之茂，无不尔或承。"《后汉书·张衡传》："外有八龙，首衔铜丸，下有蟾蜍，张口承之。"《庄子·大宗师》："若不足而不承。"说见任脉经承浆穴。泣者，哭泣之义，在此指代眼泪。《说文·水部》："无声出涕曰泣。"徐铉注："泣，哭之细也。"《尔雅·释言》："泣，泪也。"《礼记·檀弓》："泣血三年。"《战国策·赵策》："持其踵为之泣。"杜甫《石壕吏》："如闻泣幽咽。"《六书故》："呱呱而泣。诗：其泣喤喤，泣非无声也。大约悲者泣而哀者哭，哭泣之声有细大之差焉。"泣又与涩通，血凝不消也。《素问·举痛论》："寒气客于背俞之脉，则血脉泣。"《齐民要术》谓马目下的旋毛为承泣。

承泣，《针灸甲乙经》言："在目下七分，直目瞳子。阳跷、任脉、足阳明之会。"此穴在目下，喻泣时泪下，本穴首先承接，故名承泣。其目下、面窌、鼷穴、溪穴等诸多别称，各从其所在部位特征、功效专长等而言，不难区分。

（7）文献辑要

《针灸甲乙经》卷十二：目不明，泪出，目眩瞀，瞳子痒，远视䀮䀮，昏夜无见，目瞤动，与项口参相引，㖞僻口不能言，刺承泣。

《千金翼方》卷二十七：视眼㖞不正，口㖞，目瞤，面动叶叶然，眼赤痛，目䀮䀮，冷热泪，目睑赤，皆针承泣。

《针灸大成》卷六：主目冷泪出，上观，瞳子痒，远视䀮䀮，昏夜无见，目瞤动与项口相引，口眼㖞斜，口不能言，面叶叶牵动，眼赤痛，耳鸣耳聋。

2. 四白

（1）异名：无。

（2）穴源：首见于《针灸甲乙经》。

（3）定位：在面部，瞳孔直下，当眶下孔凹陷处。

（4）穴性：属足阳明经。

（5）主治：目赤痛痒，目翳，眼睑瞤动，口眼歪斜，头痛眩晕。

（6）释名：四，数词，在此有四方、四野之义。《说文·四部》："阴数也。象四分之形。"《玉篇》："阴数，次三也。"《正韵》："倍二为四。"《易·系辞》："天一地二，天三地四……五位相得而各有合。"又："两仪生四象，四象生八卦。"《诗经·墉风》："良马四之。"白，素色之谓，为西方肺所主。此说在太阴肺经侠白穴中已述。在此之"白"，引为光明、洁白之义，与"暗"相对，隐喻目之功能。《庄子·人间世》："虚室生白，吉祥止止。"释文崔云："白者，日光所照也。"李贺《致酒行》："雄鸡一声天下白。"

四白，《针灸甲乙经》言："在目下一寸，向頄骨颧空，足阳明脉气所发。"穴居目下，目能视万物，该穴主目疾，可使目明四方而光明四射，故名四白。又言：此穴在承泣下约四分，各主目疾，因名四白。又：本穴在目下 1 寸，为上下左右四面，平白无饰、广明显见之处，故名四白。又：睛之上下左右皆露白，《易》所谓多白眼也，故名四白。

《古法新解会元针灸学》：四白者，四是面之四方易见之处，白者目下明白也，又与目之白轮相近，肝之开窍于目，至期门化期，由足阳明直通目中，化光色白，故名四白。

四白有面鼽、骨空等别称，皆因其穴下有眶下孔之凹陷，犹如骨之空隙，象形而已。惜笔者未查见出处。

（7）文献辑要

《针灸甲乙经》卷十二：目痛，口僻，泪目不明。

《外台秘要》卷三十九：主目痛，口僻，泪出，目不明。

《铜人腧穴针灸图经》卷三：治头痛，目眩，眼生白翳，微风目眴动不息。

《针灸大成》卷六：主头痛，目眩，目赤痛，僻泪不明，目痒，目肤翳，口眼㖞僻不能言。

3. 巨髎

（1）异名：无。

（2）穴源：首见于《针灸甲乙经》。

（3）定位：在面部，瞳孔直下，平鼻翼下缘处，当鼻唇沟外侧。

（4）穴性：手足阳明与阳跷之会。《针灸甲乙经》：跷脉、足阳明经之会。《针灸大成》：手足阳明、阳跷脉之会。

（5）主治：口眼歪斜，眼睑眴动，鼻衄，齿痛，唇颊肿。

（6）释名：巨者，大也。此说在任脉经巨阙穴、阳明大肠经巨骨穴中已述。髎者，骨空也。说见督脉经素髎穴、阳明大肠经肘髎和禾髎等穴。

巨髎，《针灸甲乙经》言："在侠鼻孔旁八分，直瞳子。跷脉、足阳明之会。"此穴在上颌与颧骨交接处的巨大缝隙处，骨空最为寥阔，故名之巨髎。

（7）文献辑要

《千金要方》卷六：青盲无所见，远视晄晄，目中淫肤，白幕覆瞳子，巨窌主之。卷三十：巨窌，主面恶风寒、颊肿痛。

《外台秘要》卷三十九：主面目恶风寒，颊肿痈痛，招摇视瞻，瘈疭口僻。

《针灸聚英》卷一上：主瘈疭，唇颊肿痛，口㖞僻，目障无见，青盲所见，远视晄晄，淫肤白膜，翳覆瞳子，面风鼻颊肿痈痛，招摇视瞻，脚气膝肿。

4. 地仓

（1）异名：会维（《针灸甲乙经》），胃维（《外台秘要》）。

（2）穴源：首见于《针灸甲乙经》。

（3）定位：在面部，口角外侧，上直对瞳孔。

（4）穴性：手足阳明、阳跷之会。《针灸甲乙经》：跷脉、手足阳明经之会。《奇经》：手足阳明、任脉、阳跷脉之会。《针灸聚英》：手足阳明、任、跷脉之会。《针灸大成》：手足阳明、阳跷脉之会。

（5）主治：口歪，流涎，眼睑瞤动。

（6）释名：地者，地气之谓，与天相对。《说文·土部》："元气初分，轻清阳为天，重浊阴为地。万物所陈列也。"《释名·释地》："地，底也。其体底下，载万物也。亦言谛也，五土所生莫不信谛也。《易》谓之坤。坤，顺也，上顺乾也。"《白虎通》："地者，易也。言养万物怀任交易变化也。"《易·说卦传》："坤为地。"《素问·五运行大论》篇："地为人之下，太虚之中者也。"又，"地者，所以载生成之形类也。"《周礼·地官》："土训掌地道图，以诏地事，地道慝，以辨地物，而原其生，以诏地求。"《博物志》："地以名山为辅佐，石为之骨，川为之脉，草木为之毛，土为之肉。"仓者，粮仓之谓，引申为物之所藏处。《说文·仓部》："谷藏也。仓黄取而藏之，故谓之仓。"《诗经·小雅》："乃求千斯仓。"《礼记·月令》："季秋，命冢宰举五谷之要藏，帝籍之收于神仓。"《国策注》："圆曰囷，方曰仓。"贾谊《论积贮疏》："仓廪实而知礼节。"

地仓，《针灸甲乙经》言："挟口旁四分，如近下是。"穴居口旁，口为脾所主，脾气通于口。脾属土，土者，地之体，《管子·水地》谓："万物之本源，诸生之根菀也。"脾又为仓廪之官，《素问·六节藏象论》有言："地食人以五味……五味入口"，地以五味食人，以养五脏，必以口纳之。诸说合之，故名之地仓。

（7）文献辑要

《针灸甲乙经》卷十：足缓不收，痿不能行，不能言语，手足痿躄不能行。

《针灸聚英》卷一上：主偏风口㖞，目不得闭，脚肿，失音不语，饮水不收，水浆漏落，眼睑动不止，瞳子痒，远视䀮䀮，昏夜无见。病左治右，病右治左，宜频针灸，以取尽风气。口眼㖞斜者，以正为度。

5. 大迎

（1）异名：髓孔（《针灸甲乙经》）。

（2）穴源：首见于《灵枢·寒热病》。

（3）定位：在下颌角前方，咬肌附着部前缘，当面动脉搏动处。

（4）穴性：属足阳明经。《针灸甲乙经》：足太阳脉气所发。《类经图翼》：手足阳明经之会。

（5）主治：口歪，口噤，颊肿，齿痛。

（6）释名：大者，巨也，与小相对。《列子·汤问》："此不为远者小而近者大乎？"此说在督脉经大椎穴中已述。迎者，逢也，遇也。《齐书·陈显达传》："申司明志节坚明，分见迎合。"说见阳明大肠经迎香穴。

大迎，《灵枢·寒热病》言："臂阳明，有入頄遍齿者，名曰大迎。"《针灸甲乙经》言："在曲颔前一寸三分骨陷者中，动脉。"此穴位于面颊部。因手阳明大肠经，上入颧骨下方，遍络于齿根，而足阳明胃经下行的一支，即由此大迎穴的前面，向下经过人迎，两经交会迎合。又本穴正当下颌角前方的大迎骨处，故名大迎。正如马云台所言："大迎出足阳明穴，而手阳明则入而交之也。"

大迎之别称髓孔，盖因髓由骨生。此穴位于大迎骨上，咬肌附着部前缘，按之有凹，似骨间空隙，动脉应手，血气颇旺，故名。

（7）文献辑要

《灵枢·寒热病》：下齿龋，取之臂。恶寒补之，不恶寒泻之。

《针灸甲乙经》卷八：寒热颈瘰疬，大迎主之。卷十一：癫疾互引口㖞，喘悸者，大迎主之。卷十二：厥口僻，失欠，下牙痛，颊肿恶寒，口不收，舌不能言，不得嚼，大迎主之。

《铜人腧穴针灸图经》卷三：治寒热颈痛瘰疬，口㖞，齿龋痛，数欠气，风痉，口噤，牙疼，颊颔肿，恶寒，舌强不能言……今附风痫面浮肿，目不得闭，唇吻瞤动不止，当针之，顿愈。

《针灸聚英》卷一上：主风痉口喑痓，口噤不开，唇吻瞤动，颊肿，牙疼，寒热，颈痛瞤疬，舌强，舌缓不收，不能言，目痛不得闭。

6. 颊车

(1) 异名：鬼床（《千金要方》），曲牙、机关（《针灸大成》）。

(2) 穴源：首见于《灵枢·经脉》。

(3) 定位：在面颊部，下颌角前上方约1横指（中指），当咀嚼时咬肌隆起，按之凹陷处。

(4) 穴性：属足阳明经。

(5) 主治：口歪，齿痛，颊肿，口噤不语。

(6) 释名：颊，面颊之谓。《说文·页部》："面旁也。"《说文解字段注》："面者，颜前也。颜前者，两眉间两目间以下至颊间也，其旁曰颊。"又，"凡言颊车者，今俗谓牙床骨，牙所载也，与单言颊不同。"《释名·释形体》："颊，夹也，两旁称也。亦取夹敛食物也。"颊，古时又通辅。《说文·车部》："人颊车也。"《博雅》："辅谓之颊。"《左传·僖公五年》："辅车相依，唇亡齿寒。"杜预注："辅，颊辅；车，牙车。"《诗经·小雅》："其车既载，乃弃尔辅。"《易·咸卦》："咸其辅颊舌。"疏："辅颊舌者，言语之具。"车者，载物工具之谓。《说文·车部》："舆轮之总名，夏后时奚仲所造。象形。"《谯周古史考》："黄帝作车，引重致远。少昊时加牛，禹时奚仲为车正，加马。"《论语疏》："大车，牛车，平地载任之车也。"《史记·秦始皇本纪》："车同轨，书同文。"《释名·释形体》："辅车其骨强，所以辅持口也；或曰牙车，牙所载也，或曰颌；颌，含也，口含物之车也。或曰颊车，亦所以载物也。"

颊车，《灵枢·经脉》言："出大迎，循颊车，上耳前。"此指颊车骨，即今之所谓下颌骨、下牙床骨之类。《素问·气府论》言："耳下牙车之后各一（笔者注：指颊车穴）。"《针灸甲乙经》言："在耳下曲颊端陷者中，开口有孔。"此穴位于下颌骨上，骨穴同名，故名之颊车。《东医宝鉴》谓："总载诸齿，能咀食物，故名颊车。"又此穴位于颊之机轴转动处，故又有机关之别称。《采艾编》谓："言齿颊转关开合，此上下牙之运纽也。"

（7）文献辑要

《针灸甲乙经》卷十二：颊肿，口急，颊车痛，不可以嚼。

《铜人腧穴针灸图经》卷三：治牙关不开，口噤不语失喑，牙车疼痛，颔颊肿，颈强不得回顾。

《针灸聚英》卷一上：主中风，牙关不开，口噤不语，失喑，牙关痛，颔颊肿，牙不可嚼物，颈强不得回顾，口眼㖞。

7. 下关

（1）异名：无。

（2）穴源：首见于《灵枢·本输》。

（3）定位：在面部耳前方，当颧弓与下颌切迹所形成的凹陷中。

（4）穴性：足阳明、足少阳之会。

（5）主治：耳聋，耳鸣，聤耳，齿痛，口噤，口眼歪斜。

（6）释名：下者，方位之谓，与上相对。说见任脉经下脘穴、阳明大肠经下廉穴等。关，原意为"以木横持门户也"，引申为关闭、关键、机关等义。《后汉书·张衡传》："施关设机。"说见任脉经关元穴。

下关，《灵枢·本输》言："刺上关者，呿不能欠。刺下关者，欠不能呿。"《针灸甲乙经》言："在客主人下，耳前动脉下空下廉，合口有孔，张口即闭。足阳明少阳之会。"关为开阖之枢机，沈彤《释骨》有言"耳前曰关"。此穴位于耳前，当颧弓下缘，下颌骨髁状突之前方，为口启闭开合之关键处，故名下关。《古法新解会元针灸学》云："下关者，因牙关上下两处，上关即客主人，下者下片部也。牙关是开阖之机关，属下，故名下关。"

本穴之上有上关，两者互为对峙。

（7）文献辑要

《针灸甲乙经》卷十二：失欠，下齿龋，下牙痛，颔肿，下关主之。

《外台秘要》卷三十九：主失欠，下齿龋下牙痛，颔肿，耳聋鸣，痓，口僻，耳中有干厎，聤耳，有脓不可灸之。

《铜人腧穴针灸图经》卷三：疗聤耳有脓汁出，偏风，口目㖞，牙车脱臼。

《针灸聚英》卷一上：主失欠，牙车脱臼，目眩，齿痛，偏风口眼㖞斜，耳鸣，耳聋，耳痛脓汁出。

8. 头维

（1）异名：颡大（《灵枢·根结》马莳注）。

（2）穴源：首见于《针灸甲乙经》。

（3）定位：在头侧部，当额角发际上 0.5 寸，头正中线旁 4.5 寸。

（4）穴性：属足阳明经。《针灸甲乙经》足少阳、阳维之会。《铜人腧穴针灸图经》：足少阳、阳明脉之交会。

（5）主治：头痛，目眩，口痛，流泪，眼睑瞤动。

（6）释名：头者，首也，人体部位名。《说文·页部》："首也。"《礼记·玉藻》："头容直。"《释名·释形体》："头，独也，于体高而独也。"《春秋·元命苞》："头者，神所居。"《东医宝鉴》卷八十："头者，人之首也。凡物独出之首，皆名曰头。"维者，维系、连接、护持之谓。《说文·糸部》："车盖维也。"《说文解字段注》："凡相系者曰维。"《广雅》："系也。"《公羊传·昭公二十四年》："且夫牛马维娄。"注："系马曰维，系牛曰娄。"《诗经·小雅》："四方是维，天子是庳。"《周礼·夏官》："以维邦国。"注："维，犹连结。"《淮南子·天文训》："天柱折，地维绝。"《管子·禁藏》："法令为维纲。"维，又有隅角之义。《广雅》："维，隅也。"《淮南子·天文》："东北为报德之维也。"

头维，《针灸甲乙经》言："在额角发际，侠本神两旁各一寸五分。足少阳、阳维之会。"足阳明胃经脉气行于人身之胸腹部，维络于前，故有

"二阳"之称。《素问·阴阳类论》篇："三阳为经，二阳为维，一阳为游部，此知五脏终始。""所谓二阳者，阳明也。"头维一穴，从其部位来说，穴居额角，为头之隅角，有言："四角为维"，故名头维。从其功能来说，头维一穴乃足阳明脉气所发，又为足阳明、少阳、阳维之会，"头为诸阳之会"，头维可维系诸阳之脉，维护诸脉之气，从而发挥清头明目之功，故名之头维。

头维有颡大之异名。颡者，额也；大者，巨也，言其血气之多也。体用相合，故名颡大。

（7）文献辑要

《针灸甲乙经》卷八：寒热，头痛如破，目痛如脱，喘逆，烦满，呕吐，流汗难言，头维主之。

《铜人腧穴针灸图经》卷三：治头偏痛，目视物不明，今附治微风眼睑瞤动不止，风泪出。

《扁鹊神应针灸玉龙经》：是穴在额角，疼痛泻，眩晕补，灸二七壮愈。

9. 人迎

（1）异名：天五会（《针灸甲乙经》），五会（《铜人腧穴针灸图经》）。

（2）穴源：首见于《灵枢·本输》。

（3）定位：在颈部，喉结旁，当胸锁乳突肌的前缘，颈总动脉搏动处。

（4）穴性：足阳明、足少阳之会。《古法新解会元针灸学》：五脏之气宗合候此，以荣脉养经筋。

（5）主治：咽喉肿痛，气喘，瘰疬，瘿气，头痛，眩晕。

（6）释名：人，《说文·人部》："天地之性最贵者也。"《说文解字段注》："禽兽草木皆天地所生，而不得为天地之心，惟人为天地之心，故天地之生此为极贵。天地之心谓之人，能与天地合德。果实之心亦谓之人，能复生草木而成果实。皆至微而具全体也。"《释名·释形体》："人，仁也，仁生物也。"《礼记·礼运》："人者，天地之德，阴阳之交，鬼神之会，五行之秀气也……故人者，天地之心也，五行之端也。食味，别声，被色，而生者也。"《列子·黄帝》："有七尺之骸，手足之异，戴发含齿，倚而趣者，谓之人。"《素问·宝命全神论》："天覆地载，万物悉备，莫贵于人。"迎者，接受、迎合之谓。《淮南子·诠言》："圣人无思虑，无设储，来者弗迎，去者弗将。人虽东西南北，独立中央。"此说本经大迎穴已述。

人迎，《灵枢·本输》言："任脉侧之动脉，足阳明也，名曰人迎。"《灵枢·寒热病》言："颈侧之动脉人迎。人迎，足阳明也，在婴筋之前。"《针灸甲乙经》言："在颈大脉动应手，侠结喉，以候五脏气。足阳明脉气所发。"此穴在结喉旁的动脉搏动处，以头、颈、身而言，颈处中位，故为人。此处有动脉应手，乃人迎脉也。人迎脉，胃脉也。人得天地之气而成，水谷之气而生。胃为水谷之海，阳明多气多血，人迎位高可以迎受天气，经穴属胃可以迎受地气，五脏六腑既可迎受其气，使"气凝为人"。诸说合之，故名人迎。正如杨上善所言："结喉两厢，足阳明脉，迎受五脏六腑之气，以养于人，故曰人迎。"

人迎一穴有天五会、五会之别称，五会者，乃天窗、天牖、天鼎、天容、天突之会也，因其居高位，故名天五会。

（7）文献辑要

《灵枢·寒热病》：阳逆头痛，胸满不得息，取之人迎。

《外台秘要》卷三十九：主阳逆霍乱，阳逆头痛，胸满不得息，胸满呼吸喘喝，穷窘不得息。

《铜人腧穴针灸图经》卷三：治吐逆霍乱，胸满喘呼不得息。

《针灸聚英》卷一上：主吐逆霍乱，胸中满，喘呼不得息，咽喉痈肿，瘰疬。

10. 水突

（1）异名：水门、水天（《针灸甲乙经》）。

（2）穴源：首见于《针灸甲乙经》。

（3）定位：在颈部，胸锁乳突肌的前缘，当人迎与气舍连线的中点。

（4）穴性：属足阳明经。

（5）主治：咽喉肿痛，咳嗽，气喘。

（6）释名：水者，液也，津也，人体阴液之谓。此说任脉经水分穴中已述。突者，出也，有穿通之义，又有灶突之谓，说见任脉经天突穴、阳明大肠经扶突穴。

水突，《针灸甲乙经》言："在颈大筋前，直人迎下，气舍上。足阳明脉气所发。"此穴在颈部，穴居胸锁乳突肌的前缘，结喉突起之旁，其上为人迎，其下为气舍，气舍之血气由此而冲撞突起向上，汇聚人迎脉，气水（血）同源，故名水突。又：水突挟天突之旁，此处掌水津之出入，尤其是下咽饮食时，本穴血气向上冲动，故名水突。天突主吞吐天气，故名之天；水突主通达地气，故名之水。

（7）文献辑要

《针灸甲乙经》卷九：咳逆，上气，咽喉痛肿，呼吸短气，喘息不通，水突主之。

《针方》卷五：治咳逆上气，咽喉痛肿，呼吸短气，喘不得息，噎食翻胃。

11. 气舍

（1）异名：无。

（2）穴源：首见于《针灸甲乙经》。

（3）定位：在颈部，当锁骨内侧端的上缘，胸锁乳突肌的胸骨头与锁骨头之间。

（4）穴性：属足阳明经。

（5）主治：咽喉肿病，气喘，呃逆，瘿瘤，瘰疬，颈项强。

（6）释名：气之义，任脉经气海穴中已述。气乃构成宇宙万物的最基本物质。《易纬·乾凿度》谓，"夫有形者生于无形，故有太易，有太初，有太始，有太素。太易者，未见气也；太初者，气之始也；太始者，形之始也；太素者，质之始也。气形质具而未相离，故曰浑论。"人也为气聚而成。《庄子·知北游》曰："人之生，气之聚也，聚则为生，散则为死。"《论衡·论死》篇："气之生人，犹水之为冰也。水凝为冰，气凝为人。"舍者，宅舍、居所之谓，引为停留等义。《说文·亼部》："市居曰舍。从亼中，象屋也。"《释名·释宫室》："舍，于中舍息也。"《礼记·曲礼》："将适舍，求毋固。"《诗经·小雅》："尔之安行，亦不遑舍。"《庄子·山木》："夫子出于山，舍于故人之家。"《素问·离合真邪论》："夫邪去，络入于经也，舍于血脉之中。"

气舍，《针灸甲乙经》言："在颈，直人迎下，侠天突陷者中。足阳明脉气所发。"此穴在颈之下部，穴居胸锁乳突肌的胸骨头与锁骨头之间凹陷中，在天突之两旁，似为天突血气之外舍。足阳明胃之血气至此，有所停留，谓蓄势待发也，以备上冲水突、人迎之需，故名气舍，言血气之留舍也。故本穴所治多以气结、留聚见长。

（7）文献辑要

《针灸甲乙经》卷十：肩肿不得顾，气舍主之。

《针灸大成》卷六：主咳逆上气，颈项强不得回顾，喉痹哽噎，咽肿不消，瘿瘤。

12. 缺盆

（1）异名：天盖（《针灸甲乙经》）。

（2）穴源：首见于《素问·气府论》。

（3）定位：在锁骨上窝中央，距前正中线 4 寸。

（4）穴性：属足阳明经。

（5）主治：咳嗽，气喘，咽喉肿痛，缺盆中痛，瘰疬。

（6）释名：缺者，缺损、不全之谓。说见太阴肺经列缺穴。盆者，器物也，装盛东西的用具，引为中央凹入像盆状的东西。《说文·皿部》："盎也。"《广韵》："瓦器。"《礼记·礼器》："盛于盆。"《史记·廉颇蔺相如列传》："窃闻秦王善为秦声，请奉盆缻秦王，以相娱乐。"注："盛酒瓦器，秦人鼓之以节歌也。"

缺盆，古作骨名。《康熙字典·皿部》："人乳房上骨名。"《史记·仓公传》："疽发乳上，入缺盆。"缺盆即指颈下巨骨，亦名上横骨，即今之所谓锁骨。缺盆作为腧穴名，《素问·气府论》言："缺盆外骨空各一。"《针灸甲乙经》言："在肩上横骨陷者中。"此穴位于锁骨上窝中央，以其形缺陷如盆，故名缺盆。《采艾编》谓："缺盆，言骨似破缺之盆，名之此位。"缺盆之名，既有骨穴同名之义，又蕴象形之意。《金针梅花诗钞》缺盆条："肩下有窝如盆缺，横骨中央缺盆穴。"可谓朗朗上口。

（7）文献辑要

《灵枢·五邪》：邪在肺，则病皮肤痛，寒热，上气喘，汗出，咳动肩背，取之膺中外腧，背三节五脏之旁，以手疾按之，快然乃刺之，取之缺盆中以越之。

《针灸甲乙经》卷八：肩痛引项，寒热，缺盆主之……寒热瘰疬，胸中满，有大气，缺盆中满痛者死，外溃不死，肩痛引项，（臂）不举，缺盆中痛，汗不出，喉痹，咳嗽血，缺盆主之。

《针灸聚英》卷一上：主息奔，胸满喘急，水肿，瘰疬，喉痹汗出，寒热，缺盆中肿，外溃则生。胸中热满，伤寒胸中热不已。

13. 气户

（1）异名：无。

（2）穴源：首见于《针灸甲乙经》。

（3）定位：在胸部，当锁骨中点下缘，距前正中线 4 寸。

（4）穴性：属足阳明经。

（5）主治：咳嗽，气喘，呃逆，胸胁支满，胸痛。

（6）释名：气者，经气之谓。此说任脉经气海及本经之气舍等穴中已述。户者，门户之谓，又有聚集之义。说见督脉经脑户穴。

气户，《针灸甲乙经》言："在巨骨下，俞府两旁各二寸陷者中。足阳明脉气所发。"此穴在胸部，位居肺之高位，平云门、俞府等穴，清气上升，浊气下降，太阴肺经血气于云门成蒸腾之势，少阴肾经血气于俞府成会聚之所，阳明胃经血气于气户成出入之门户，各承本经气血与胸中之气。本穴为阳明胃经脉气所发，开之血气则行，阖之血气则藏，故名之为气户。《针灸甲乙经》有言："口鼻者，气之门户也。"鼻为肺窍，口为胃窍，气户治症尤关乎于气，多用于证治咳逆上气、喘不得卧、食不知味等疾，取之宣肺理气之功，气息出入由此而得利。

《古法新解会元针灸学》："因手阳明主气，足阳明气血俱多，气户者交经气出入之户，降逆振肝之俞，又系肺之上部，肺主气，手阳明为肺之府，气逆过气户，即冲巨骨，故有气在肩背刺疼，此穴实与五脏之气相通，故名气户。"

（7）文献辑要

《针灸甲乙经》卷九：胸胁榰满，喘满上气，呼吸肩息，不知食味，气户主之。

《针灸大成》卷六：主咳逆，上气，胸背痛，咳不得息，不知味，胸胁支满，喘急。

14. 库房

（1）异名：无。

（2）穴源：首见于《针灸甲乙经》。

（3）定位：在胸部，当第 1 肋间隙，距前正中线 4 寸。

（4）穴性：属足阳明经。

（5）主治：咳嗽，气喘，咳唾脓血，胸胁胀痛。

（6）释名：库者，库舍、仓库之谓。《说文·广部》："兵车藏也。"库之本意乃储藏兵器的场所，后泛指储藏物品的场所。故《说文解字段注》言："凡贮物舍皆曰库。"《释名·释宫室》："库，舍也。物所在之舍也，故齐鲁谓库曰舍。"《左传·哀公十六年》："焚库无聚，将何以守矣。"《礼记·月令》："审五库之量。"《蔡邕·章句》："一曰车库，二曰兵库，三曰祭库，四曰乐库，五曰宴库。"房者，房屋、房室之谓。《说文·户部》："室在旁也。"《说文解字段注》："凡堂之内，中为正室，左右为房，所谓东房、西房也。"《释名·释宫室》："房，旁也，在堂两旁也。"《六书故》："房，室旁夹室也。"《礼记·月令》："十月日在房。"《左传·宣公十七年》："郊子登，妇人笑于房。"《庄子·知北游》："无门无房，四达之皇皇也。"

库房，《针灸甲乙经》言："在气户下一寸六分陷者中。足阳明脉气所发。"库房穴居胸膺，胸腔似库，内藏心肺。又本穴在气户之后，喻穴居深处入库，犹如肺气之仓库，故名库房。《古法新解会元针灸学》则云："库房者，库是血津液之储库，房者近乳房也，妇人生子无经血，其原阴冲至膻中化气，而津液注库房，过屋翳，走膺窗，而通乳汁，故名库房也。"

从库房治症而言，多关肺脏，如胸胁胀满、咳逆上气之类，犹其名也。

（7）文献辑要

《针灸甲乙经》卷九：胸胁楛满，咳逆上气呼吸，多唾浊沫脓血，库房主之。

《针灸聚英》卷一上：主胸胁满，咳逆上气，呼吸不至息，唾脓血浊沫。

《循经考穴编》：主胸胁胀满，咳逆上气，及肺寒喘嗽痰唾，若伤寒结胸，呕吐脓血，宜单泻之。

15. 屋翳

（1）异名：无。

（2）穴源：首见于《针灸甲乙经》。

（3）定位：在胸部，当第2肋间隙，距前正中线4寸。

（4）穴性：属足阳明经。

（5）主治：咳嗽，气喘，咳唾脓血，胸胁胀痛，乳痈。

（6）释名：屋者，屋室、房屋之谓，引申为家、家庭等义。《说文·尸部》："居也。从尸。尸，所主也。一曰尸，象屋形。从至。至，所至止。"《说文解字段注》："屋者，室之覆也。引申之凡覆于上者皆曰屋。"《释名·释宫室》："屋，奥也，其中温奥也。"《玉篇》："居也，舍也。"《诗经·秦风》："在其板屋。"翳，原意为用羽毛做的华盖，引为遮蔽、障蔽、隐藏等义。《说文·羽部》："华盖也。"《说文解字段注》："翳之言蔽也。引申为凡蔽之称，在上在旁皆曰翳。"《广雅》："翳，障也。"《广韵》："隐也，蔽也。"《国语·周语》："是去其藏，而翳其人也。"《庄子·山水》："一蝉方得美荫而忘其身，螳螂执翳而搏之。"司马注："执翳，执草以自翳也。"

屋翳，《针灸甲乙经》言："在库房下一寸六分。"由此穴字面意，覆于上者为屋，隐蔽其形为翳。穴居胸中，当覆蔽胸部之处，犹如肺之屋翳，情同屋盖于府上，故名。《古法新解会元针灸学》则云："屋翳者，因乳房隆起如屋，翳者如屋之顶盖，名屋翳。"详察屋翳一穴，其上有库房之"房"，其下有膺窗之"窗"，穴居其中，犹屋檐之遮翳，又为一说。

（7）文献辑要

《千金要方》卷三十：皮痛不可近衣。

《外台秘要》卷三十九：主胸胁支满，咳逆上气，呼吸多唾浊沫脓血，身体重，皮肤痛不可近衣，淫泺，瘰疬不仁。

《循经考穴编》：主气逆噎塞，乳中疼痛，及痰沫脓血，淫泺瘰疬。

16. 膺窗

（1）异名：膺中（《千金要方》）。

（2）穴源：首见于《素问·气府论》。

（3）定位：在胸部，当第3肋间隙，距前正中线4寸。

（4）穴性：属足阳明经。

（5）主治：咳嗽，气喘，胸胁胀痛，乳痈。

（6）释名：膺者，胸部之谓。《说文·肉部》："胸也。"《释名·释形体》："膺，壅也，气所壅塞也。"《楚辞·惜诵》："背膺拌合以交痛兮。"《楚辞·悲回风》："编愁苦以为膺。"袁枚《祭妹文》："旧事填膺，思之凄梗。"窗者，窗户之谓，在此作"孔"解。《说文·囱部》："在墙曰牖，在屋曰窗。窗，或从穴。"《说文解字段注》："在墙曰牖，片部曰：牖，穿壁以木为交窗也。在屋曰窗，屋在上者也。"《释名·释宫室》："窗，聪也，于内窥外为聪明也。"《周礼·冬官考工记》："四旁两夹窗。"注："窗助户为明。亦作牕。"《论衡·别通》："凿窗启牖，以助户明也。"《乐府诗集·木兰诗》："当窗理云鬓，对镜帖花黄。"

膺窗，《素问·气府论》言："膺中骨间各一。"《针灸甲乙经》言："膺窗，在屋翳下一寸六分。"此穴位居胸前乳上。《东医宝鉴》卷八十"周身名位骨度"："胸者，缺盆下腹之上，有骨之处也；膺者，胸前两旁高处也。一名曰臆，胸骨肉也，俗名胸膛。"本穴为阳明胃经脉气所发，喻为胸膺所通气之窗棂，所治能通胸中壅塞之气，以达宽胸畅膺之功，犹窗开室明也，故名膺窗。言其位，言其形，言其治，体用相合，象形而会意也。《古法新解会元针灸学》则云："膺窗者，膺是肩臂连胸之膺，窗是孔，窗窍也。足三阴由胸走手之经孔，又系妇人通乳之孔窍，故名膺窗。"

（7）文献辑要

《针灸甲乙经》卷十二：寒热，短气，卧不安，膺窗主之。

《铜人腧穴针灸图经》卷四：治胸满，短气，唇肿，乳痈，寒热，卧不安。

《针灸聚英》卷一上：主胸满，短气，不得卧，肠鸣注泄，乳痈寒热。

17. 乳中

（1）异名：当乳（《针灸资生经》）。

（2）穴源：首见于《针灸甲乙经》。

（3）定位：在胸部，当第4肋间隙，乳头中央，距前正中线4寸。

（4）穴性：属足阳明经。《针灸聚英》：丹溪曰：乳房阳明胃所经，乳头厥阴肝所属。

（5）主治：本穴一般不针不灸，只作胸腹部腧穴的定位标志。

（6）释名：乳者，乳房、乳汁之谓，用作动词作哺乳解，在此作乳房解。《说文·乚部》："人及鸟生子曰乳，兽曰产。从孚从乚。乚者，玄鸟也。"《白虎通》："文王四乳，是谓至仁。"《魏书·王琚传》："常饮牛乳，色如处子。"中者，方位之谓，中间、中央之义。说见任脉经中脘、太阴肺经中府等穴。

乳中，穴居乳头中央，故名。此穴一般不针不灸，仅作为取穴之标志。

（7）文献辑要

《千金要方》卷五：小儿暴痫，灸两乳头，女儿灸乳下二分。

《外台秘要》卷二十八：《肘后备急方》夏月热暍死，凡中暍死，不可使得冷，得冷便死，疗之方，灸两乳头各七壮。

18. 乳根

（1）异名：薜息（《千金要方》）。

（2）穴源：首见于《针灸甲乙经》。

（3）定位：在胸部，当乳头直下，乳房根部，当第5肋间隙，距前正中线4寸。

（4）穴性：属足阳明经。

（5）主治：咳嗽，气喘，呃逆，胸痛，乳痈，乳汁少。

（6）释名：乳，指乳房，乳中一穴已述。根，原意为植物之根茎，引为事物的本源、根由、开始等义。《说文·木部》："木株也。"《左传·隐公六年》："农夫之去草，绝其本根，勿使能殖。"《论衡·超奇》："有根株于下，有荣叶于上。"《广韵》："根，柢也。"《管子·地形》篇："地者，万物之本原，诸生之根菀。"《广雅·释诂一》："根，始也。"《淮南子·原道》："万物有所生，而独知守其根。"

乳根，《针灸甲乙经》言："在乳下一寸六分陷者中。足阳明脉气所发。"本穴位于乳房下缘，因其部位而得名，所治多与乳疾相关。《古法新解会元针灸学》言："乳根者，乳房下之根结也，故名乳根。"

（7）文献辑要

《针灸甲乙经》卷十一：胸下满痛，膺肿，乳根主之。卷十二：乳痈，凄索寒热，痛不可按，乳根主之。

《针灸聚英》卷四：但向乳根二肋间，又治妇人生产难。

《针灸大成》卷六：主胸下满闷，胸痛膈气，不下食，噎病，臂痛肿，乳痛，乳痈，凄惨寒痛，不可按抑，咳逆，霍乱转筋，四厥。

19. 不容

（1）异名：无。

（2）穴源：首见于《针灸甲乙经》。

（3）定位：在上腹部，当脐中上 6 寸，距前正中线 2 寸。

（4）穴性：属足阳明经。

（5）主治：呕吐，胃病，食欲不振，腹胀。

（6）释名：不者，非也，否定之义。《说文·不部》："鸟飞上翔不下来也。"古通"否"。《说文·口部》："不也。从口从不。"徐锴曰："不可之意见于言，故从口。"《说文解字段注》："不者，事之不然也。否者，说事之不然也。故音义皆同。"《正韵》："不然也，不可也，未也。"《荀子·劝学》篇："锲而不舍，金石可镂。"容者，受盛、容纳之谓。《说文·宀部》："盛也。"徐铉曰："屋与谷，皆所以盛受也。"《易·师卦》："君子以容民畜众。"《尚书·君陈》："必有忍，其乃有济；有容，德乃大。"《荀子·解蔽》："故曰心容。"

不容，《针灸甲乙经》言："不容，在幽门旁各一寸五分，去任脉二寸，直两肋端相去四寸。足阳明脉气所发。"此穴位于上腹，与巨阙、幽门相平，居上脘之上，胃为水谷之海，虚而能容，水谷饮食至此已再无容盛、受纳之可能，故名不容。又：有言此穴治症多为不容之疾，即呕吐、反胃、腹满、胀塞等，能使之容，故名。此说亦通。

（7）文献辑要

《针灸甲乙经》卷十一：呕血，肩息，胁下痛，口干，心痛与背相引，不可咳，咳则引肾痛，不容主之。

《铜人腧穴针灸图经》卷四：治腹满，痃癖，不嗜食，腹虚鸣，呕吐，胸背相引痛，喘咳，口干，痰癖，胁下痛，重肋疝瘕。

《针灸大成》卷六：主腹满疼癖，吐血，肩胁痛，口干，心痛，胸背相引痛，喘咳，不嗜食，腹虚鸣，呕吐，痰癖，疝瘕。

20. 承满

（1）异名：无。

（2）穴源：首见于《针灸甲乙经》。

（3）定位：在上腹部，当脐中上 5 寸，距前正中线 2 寸。

（4）穴性：属足阳明经。

（5）主治：胃痛，吐血，食欲不振，腹胀。

（6）释名：承者，承接、受收之谓。说见本经承泣穴。满者，满溢、饱满之谓。《说文·水部》：“盈溢也。”《尚书·大禹谟》：“克勤于邦，克俭于家，不自满假。”孔传：“满，谓盈实。”《史记正义》：“满以器喻，故为盈实。”《管子·霸言》：“地大而不为，命曰土满；人众而不理，命曰人满；兵威而不止，命曰武满。”《庄子·列御寇》：“无几何而往，则户外之屦满矣。”《素问·大奇论》：“肝满肾满肺满皆实，即为肿。”

承满，《针灸甲乙经》言：“承满，在不容下一寸。足阳明脉气所发。”此穴位居上腹，与中脘相平，其上不容一穴，水谷不能容受，本穴则相承而满，犹言承者已满也，故名承满。

又：上腹本可承受饱满，但过满又将不能承担。承满者，有承担消除胀满之责也，以其穴主治“胁下坚满”等症，故名，此说亦通。

《古法新解会元针灸学》：“承满者，胃食而气至肠部后而气复于胃，食即下，承满是承胃气之满，推陈而至新，故名承满。”

（7）文献辑要

《针灸甲乙经》卷九：肠鸣相逐，不可倾倒，承满主之。

《千金要方》卷十八：肠中雷鸣相逐，痢下，灸承满五十壮。

《铜人腧穴针灸图经》卷四：治肠鸣腹胀，上喘，气逆，食饮不下，肩息唾血。

21. 梁门

（1）异名：无。

（2）穴源：首见于《针灸甲乙经》。

（3）定位：在上腹部，当脐中上 4 寸，距前正中线 2 寸。

（4）穴性：属足阳明经。

（5）主治：胃痛，呕吐，食欲不振，腹胀，泄泻。

（6）释名：梁，通"樑"，原意是水上之桥，盖因其横跨水域也，今多指建筑物的横梁，喻重要、关键之义。《说文·木部》："水桥也。从木从水。"《说文解字段注》："水桥也。梁之字用木跨水，则今之桥也。"《诗经·大雅》："造桥为梁，不显其光。"《释名·释宫室》："梁，强梁也。"《韩非子·外储说右下》："兹郑子引辇上高梁而不能支。"《淮南子·主术训》："故贤主之用人也，犹巧工之制木也，大者以为舟航、柱梁，小者以为楫、楔。"门者，门户、通道之谓，说见任脉经石门、督脉经命门和哑门、太阴肺经云门等穴。

梁门，古地名，战国时为赵（后属燕）之汾门，即梁门，今在河北省徐水县。五代周置梁门口寨。梁改东京城西墙北门梁门为乾象门，俗仍称梁门，今在河南省开封市。

梁门作为腧穴名，见于《针灸甲乙经》，言："在承满下一寸，足阳明脉气所发。"此穴位于中腹部，与中脘平齐，内景属胃，系胃之津梁关要，其气由阳明胃经所发，为胃气出入之重要门户。梁，又通"粱"，多言膏粱厚味，《素问·通评虚实论》言："肥贵人高粱之疾也。"指代一切食物。胃容水谷，借喻此穴为水谷入胃之门道。诸说相合，故名梁门。又，横木为梁，蕴横亘之义。心下脐上藏有形如梁木之硬块，中医谓之伏梁。《难经·五十七难》有言："心之积曰伏梁，起于脐下，大如臂，上至心下。"《素问·腹中论》以少腹盛、上下左右皆有根为伏梁，《素问·奇病论》以髀股腑皆肿、环脐而痛为伏梁。本穴为治疗这些病症的效穴，以其能破横亘之梁，从而开通彻之门，故名本穴为梁门，言其治症也，此说亦通。

（7）文献辑要

《针灸甲乙经》卷九：腹中积气结痛，梁门主之。

《铜人腧穴针灸图经》卷四：治胁下积气，食饮不思，大肠滑泄，谷不化。

22. 关门

（1）异名：关明（《千金翼方》）。

（2）穴源：首见于《针灸甲乙经》。

（3）定位：在上腹部，当脐中上 3 寸，距前正中线 2 寸。

（4）穴性：属足阳明经。

（5）主治：腹胀，腹痛，肠鸣泄泻，水肿。

（6）释名：关者，要也，有关隘、关要、闭藏等含义。此说任脉经关元、督脉经腰阳关、本经下关等穴已述。门者，门户、通道之谓，言其出入通达也。说见任脉经石门、本经梁门等穴。

关门，《针灸甲乙经》言："关门，在梁门下，太乙上，足阳明脉中间穴外延。足阳明脉气所发。"穴居中腹，平于建里，为胃之底、胃之关。《素问·五藏别论》有言："水谷入口，则胃实而肠虚；食下，则肠实而胃虚。"下之口，胃之幽门也。《难经·四十四难》："太仓（胃）下口为幽门。"关门，犹如胃之关卡，水谷入肠之要塞，胃实胃虚、肠虚肠实全赖此穴处关闭与开启，故名关门。又，本穴前承梁门，下接太乙，交通开阖，有关出纳。关门一穴调理胃气功效显著，纳食不香、脘腹胀满、泛酸呕吐等胃气不降诸症，启开其门则诸症得缓；完谷不化、大肠滑泄等胃肠之气下陷诸病，闭合其门则诸病得解。言其治效，亦名关门，此为关门又一说。

（7）文献辑要

《针灸甲乙经》卷九：腹胀善满，积气，关门主之。卷十一：身肿，关门主之。

《铜人腧穴针灸图经》卷四：治遗溺，善满，积气，肠鸣，卒痛，泄痢，不欲食，腹中气游走，夹脐急，痎疟振寒。

23. 太乙

（1）异名：太一（《千金要方》）。

（2）穴源：首见于《针灸甲乙经》。

（3）定位：在上腹部，当脐中上2寸，距前正中线2寸。

（4）穴性：属足阳明经。

（5）主治：胃病，心烦，癫狂。

（6）释名：太者，其意同大而更甚之。说见太阴肺经太渊穴。乙者，本义为植物屈曲生长的样子。《说文·乙部》："草木冤曲而出也。象形。"《白虎通》："乙者，物蕃屈有节欲出。"《史记·律书》："其于十母为甲乙。甲者，为万物剖符甲而出也；乙者，言万物生轧轧也。"乙，又作终止解。《康熙字典·乙部》："凡读书，以笔志其止处曰乙。"《史记·东方朔传》："朔初上书，人主从上方读之，止辄乙其处，读三月乃尽。"乙，也可作鱼肠解。《尔雅·释鱼》："鱼肠谓之乙。"《礼记·内则》："鱼去乙。"注："鱼餧必自肠始，形屈如乙字。一说鱼腮骨，在目旁，如篆文乙，食之鲠不可出，去之乃食。"以上，乙之义皆同其字形，喻物之形曲也。乙又为十天干之第二位。

太乙又称太一、泰一，本是哲学概念，后发展成星名、神名。道家所称的"道"，"建之以常无有，主之以太一"。太乙星，在紫微宫间阖门中。《星经》称："太乙星在天一南半度，天帝神，主十六神。"《易纬·乾凿度》："太乙取其数以行九宫。"郑玄注："太乙，北辰神名也。"

太乙作为腧穴名，首见于《针灸甲乙经》，谓其"在关门下一寸，足阳明脉气所发"。穴居中腹，与中脘平齐，内景应小肠，小肠多曲，其状如"乙"。太者，大也，长也，多也。一言小肠之长度长，一言小肠之长回曲多，故名之太乙。从太乙之星象意言，太乙为北辰神名。穴居腹，腹为坤，坤居正北，应古星象太乙，故名太乙。又：太乙乃北极之称，北极居中不动，而斗运于外，斗以七星而附着一星，因喻太乙居腹中，通脾胃以养先天之意。乙指一言，宇宙万物赖一以生，脾胃为后天之本，人皆赖脾胃而生，故名本穴为太乙。《河

《图》以中宫为太乙，亦合此意。

（7）文献辑要

《针灸甲乙经》卷十一：狂癫疾，吐舌，太乙及滑肉门主之。

《针灸聚英》卷一上：主治心烦，癫狂，吐舌。

24. 滑肉门

（1）异名：滑肉（《千金翼方》）。

（2）穴源：首见于《针灸甲乙经》。

（3）定位：在上腹部，当脐中上1寸，距前正中线2寸。

（4）穴性：属足阳明经。

（5）主治：胃痛，呕吐，癫狂。

（6）释名：滑者，柔泽、滑利之谓。《说文·水部》："利也。"《周礼·天官》："调以滑甘。"疏："滑者，通利往来。所以调和五味。"引申为水流貌。《康熙字典·水部》："与汩同。滑滑，水流貌。"《焦氏易林》："涌泉滑滑。"肉者，肌肉等之谓。《说文·肉部》："胾肉。象形。"《说文解字段注》："生民之初，食鸟兽之肉，故肉字最古。而制人体之字，用肉为偏旁，是亦假借也。人曰肌，鸟兽曰肉，此其分别也。"《释名·释形体》："肉，柔也。"《管子·水地篇》："五藏已具，而后生肉。"《孟子·梁惠王上》："七十者可食肉矣。"《战国策·赵策》："人主之子也，骨肉之亲也。"门者，出入之道、门户之谓。任脉经石门、督脉经命门、本经关门等穴已述。

滑肉门，《针灸甲乙经》言："在太乙下一寸，足阳明脉气所发。"穴居腹中，内应腹膜油脂，外应松皮软肉，由此而下，乃腹之束带滑软处。本穴深部为小肠，小肠承接由胃腐熟而成的糜状水谷，从此门滑行而入，分清泌浊，浊者下行，清者入脾，散精成肉，故名滑肉门。此穴乃足阳明脉气所发，治症多与脾胃有关，以成脾胃主肉生肌之功。

（7）文献辑要

《针灸甲乙经》卷十一：狂癫疾，吐舌，太乙及滑肉门主之。

《铜人腧穴针灸图经》卷四：主癫疾，呕逆，吐舌。

《针灸聚英》卷一上：主癫狂，呕逆，吐血，重舌，舌强。

25. 天枢

（1）异名：长溪、谷门（《针灸甲乙经》），循际、长谷（《千金要方》），大肠募（《肘后备急方》）。

（2）穴源：首见于《灵枢·骨度》。

（3）定位：在腹中部，平脐中，距脐中2寸。

（4）穴性：大肠之募穴。

（5）主治：腹胀肠鸣，绕脐痛，便秘，泄泻，痢疾，月经不调。

（6）释名：天者，上也，高也。《释名·释天》："天，显也，在上高显也。"又，"天，垣也，垣然高而远也。"《礼记·礼运》："天秉阳，垂日星。地秉阴，窍于山川。"荀子曰："天无实形，地之上至虚者皆天也。"邵子曰："自然之外别无天。"《白虎通》："天者身也，天之为言镇也，居高理下，为人镇也。"《程子遗书》："天之苍苍，岂是天之形。视下亦复如是。"可参阅任脉经天突一穴。枢者，枢纽、关键之谓。《康熙字典·木部》："制动之主曰枢机。"《史记·范雎传》："今夫韩魏，中国之处，而天下之枢也。"此说见督脉经悬枢一穴。

天枢，《针灸甲乙经》言："去肓俞一寸五分，侠脐两旁各二寸陷者中。足阳明脉气所发。"《素问·至真要大论》："身半以上，天之分也，天气主之；身半以下，地之分也，地气主之。半，所谓天枢也。"《素问·六微旨大论》："天枢之上，天气主之；天枢之下，地气主之。"王冰注："天枢当脐之两旁也。所谓身半矣，伸臂指天，则天枢正当身之半也。"此穴位于腹部，正居人身之中点，天地二气之间，为人身上下、天地、阴阳之气枢转交合之处，故名天枢。

又，天枢为星名，名北斗一，北斗七星之首，主持天际各星运行之律。穴居腹，腹为坤，坤居正北，穴应星象，故名天枢，此理亦通。

本穴为大肠之募，又为足阳明脉气所发之处，故其治症多以胃肠之疾为主，有调中和胃，理气健脾作用，为消化系统病症常用要穴之一。

(7) 文献辑要

《针灸甲乙经》卷七：疟振寒，热甚狂言，天枢主之。卷八：脐疝绕脐而痛，时上冲心，天枢主之……气疝哕呕，面肿，奔豚，天枢主之……大肠胀者，天枢主之。卷十二：女子胞中痛，月水不以时休止，天枢主之。

《针灸大成》卷六：主奔豚，泄泻，肠疝，赤白痢，水痢不止，食不下，水肿，腹胀，肠鸣，上气冲胸，不能久立，久积冷气，绕脐切痛，时上冲心，烦满呕吐，霍乱，冬月感寒泄利，疟寒热狂言，伤寒饮水过多，腹胀气喘，妇人女子癥瘕，血结成块，漏下赤白，月事不时。

《东医宝鉴》卷八十五：主治内伤脾胃，赤白痢疾，脾泻及脐腹臌胀癥瘕等证。

26. 外陵

(1) 异名：无。

(2) 穴源：首见于《针灸甲乙经》。

(3) 定位：在下腹部，当脐中下 1 寸，距前正中线 2 寸。

(4) 穴性：属足阳明经。

(5) 主治：腹痛，疝气，痛经。

(6) 释名：外者，方位之谓，与内、里等相对。又旁者为外。在此为腹外之义，指体表。《说文·夕部》："远也。卜尚平旦，今夕卜，于事外矣。"《康熙·夕部》："内之对，表也。"《礼记·曲礼》："凡卜筮日旬之外曰远。"《庄子·齐物论》："六合之外，圣人存而不论。"《列子·仲尼》篇："远在八荒之外。"陵者，地势高低之谓。《说文·阜部》："陵，大阜也。"《尔雅·释地》："大阜曰陵。"《诗经·小雅》："如山如阜，如冈如陵。"《左传·僖公三十二年》："殽有二陵焉。"《孙子·军争》："故用兵之法，高陵勿向。"陵又可引申为陵冢之义。《玉篇》："冢也。"《国语·齐语》："陵为之终。"注："以为葬也。"陵，在此指肌肉突起之处。

外陵，《针灸甲乙经》言："在天枢下，大巨上，足阳明脉气所发。"穴居下腹，为天枢下，地气所主。此处有腹直肌，自上而下，形如大阜，正是内虚外实、内柔外刚之象，故名外陵。外陵者，腹壁丰满隆起，有如地面之丘陵，相对于腹中之空匮而言也。

（7）文献辑要

《针灸甲乙经》卷九：腹中尽痛，外陵主之。

《铜人腧穴针灸图经》卷四：治腹中痛，心如悬，引脐腹痛。

《针方》卷五：治腹胀如鼓，胀满不得息，心痛引脐。

《针灸大成》卷六：主腹痛，心下如悬，下引脐痛。

27. 大巨

（1）异名：腋门（《针灸甲乙经》），掖门（《外台秘要》），液门（《医心方》）。

（2）穴源：首见于《针灸甲乙经》。

（3）定位：在下腹部，当脐中下2寸，距前正中线2寸。

（4）穴性：属足阳明经。

（5）主治：小腹胀满，小便不利，疝气，遗精，早泄。

（6）释名：大者，巨也，与小相对。说见督脉经大椎穴。此处喻饱满充实之意。《孟子·尽心》："充实而有光辉谓之大。"巨者，同钜，大也，富也，说见任脉经巨阙穴。

大巨，《针灸甲乙经》言："在长溪下二寸，足阳明脉气所发。"穴居下腹，此处腹壁丰满光泽，大而广，用力隆起时为最高处。穴下为肠膜，内景应大小肠及膀胱，膀胱乃巨阳之脉。两说相合，故名大巨。《古法新解会元针灸学》云："大巨者，是肠系之旁，在肠曲上，大空阔之处，直行通经，空长如巨，故名大巨。"

（7）文献辑要

《外台秘要》卷三十九：主腹满痛，善烦，癫疝，偏枯，四肢不用，善惊。

《铜人腧穴针灸图经》卷四：治少腹胀满，烦渴，癞疝，偏枯，四肢不举。

《针灸聚英》卷一上：主小腹胀满，烦渴，小便难，癞疝，偏枯四肢不收，惊悸不眠。

28. 水道

（1）异名：无。

（2）穴源：首见于《针灸甲乙经》。

（3）定位：在下腹部，当脐中下 3 寸，距前正中线 2 寸。

（4）穴性：属足阳明经。

（5）主治：小腹胀满，小便不利，痛经，不孕，疝气。

（6）释名：水者，液也，此指人身之水液、水津。水为地之阴气，五行之一。《千金要方》谓："天地五行，水德最灵，可以荡涤滓秽，可以浸润三焦。含灵受气，非水不生；万物禀形，非水不育。大则包裹天地，细则随气方圆。"说见任脉经水分一穴。道者，行道、通道之谓，引申为事物的规律、本质等。说见督脉经神道一穴。

水道，《针灸甲乙经》言："在大巨下一寸，足阳明脉气所发。"穴居下腹，与关元平齐，此处为三焦之下焦所在，内景应大肠、膀胱、肾。《素问·灵兰秘典论》："大肠者，传导之官，变化出焉。"变化者，谓将水谷之糟粕化为粪便而排出体外，其中水液重新吸收为人所用。又言："膀胱者，州都之官，津液藏焉，气化则能出矣。"气化有道，水道即为其道。《素问·宣明五气》篇有言："膀胱不利为癃，不约为遗尿。"膀胱之病变，水道均能主治。又言："三焦者，决渎之官，水道出焉。"《灵枢·营卫生会》言："上焦如雾，中焦如沤，下焦如渎。"言三焦虽为人体水液代谢的同行之道，但主要是下焦功能的体现。肾为人体水液代谢的主要脏器，肾主水，正如《素问·逆调论》所言："肾者水脏，主津液。"又言关元为小肠之募，小肠主"分清泌浊"，有通调小便之功。水道一穴，位居诸多与人体水液代谢有关的脏腑之中，为水液通行之道，尤为膀胱出水之道，主导水液在人身中的上达下行，功在治水，故名水道。

腧穴中以"水"命名的主要有水分、水道、水突等,各有其位,各有其治,但均与人身之水液代谢有关,可互参。

(7)文献辑要

《针灸甲乙经》卷十二:小腹胀满痛引阴中,月水至则腰脊痛,胞中瘕,子门有寒,引髌髀,水道主之。

《铜人腧穴针灸图经》卷四:治少腹满引阴中痛,腰背强急,膀胱有寒,三焦结热,小便不利。

《针灸聚英》卷一上:主肩背酸痛,三焦膀胱肾中热气,妇人小腹胀满痛引阴中,月水至则腰背痛,胞中瘕,子门寒,大小便不通。

《针灸大成》卷六:主腰背强急,膀胱有寒,三焦结热,妇人小腹胀满,痛引阴中,胞中瘕,子门寒,大小便不通。

29. 归来

(1)异名:溪穴(《针灸甲乙经》)。

(2)穴源:首见于《针灸甲乙经》。

(3)定位:在下腹部,当脐中下4寸,距前正中线2寸。

(4)穴性:属足阳明胃经。

(5)主治:腹痛,疝气,月经不调,白带,阴挺。

(6)释名:归者,回返、归回等之谓。《说文·止部》:"女嫁也。"《说文解字段注》:"妇人谓嫁归,此非妇人假归名,乃凡还家者假妇嫁之名也。"《诗经·周南》:"桃之夭夭,灼灼其华。之子于归,宜其室家。"《左传·庄公二十八年》:"凡诸侯之女归宁曰来,出曰来归。"《广雅》:"归,返也。"《论语·先进》:"冠者五六人,童子六七人,浴乎沂,风乎舞雩,咏而归。"《乐府诗集·木兰诗》:"归来见天子,天子坐明堂。"《史记·高祖本纪》:"大风起兮云飞扬,威加海内兮归故乡。"来者,返回、回来等之谓。《说文·来部》:"周所受瑞麦来麰,一来二缝,象芒束之形。天所来也,故为行来之来。"《说文解字段注》:"武王渡孟津,白鱼跃入王舟,出涘以燎。后五日,火流为乌,五至,以谷俱来，此谓遗我来牟。《书》说以谷俱来，云谷纪后稷之德。"《礼记·曲礼》："礼尚往来。往而不来，非礼也。来而不往，亦非礼也。"《诗经·邶风》："莫往莫来，悠悠我思。"《论语·微子》："往者不可谏，来者犹可追。"

归与来，同为会还、回来之义，还者曰归，返者曰来。归来作为腧穴名见于《针灸甲乙经》，言："在水道下一寸。"穴居下腹，与中极、大赫平齐。归来者，言气之归元、返本也。凡养生吐纳者，当吸气时，腹气上升，与中气交会于气海处；呼气时，腹气下降，名曰气息归根。本穴为腹气下降时之根，能使不归之气归元，返回本位，故名归来。

又：此穴主治阴丸上缩、入腹引痛、子宫脱垂等症。《针灸甲乙经》将奔豚、卵上入、痛引茎、女子阴中寒等疾，以归来主之。《铜人腧穴针灸图经》用此穴"治少腹奔豚，开缩茎中痛"。取本穴有散寒理气、复归原处之功。归来者，使不归之气、移位之丸返回本位也，故名归来。

（7）文献辑要

《针灸甲乙经》卷八：奔豚，卵上入，痛引茎，归来主之。卷十二：女子阴中寒，归来主之。

《针灸聚英》卷一上：主奔豚，卵上入腹，引茎中痛，妇人血脏积冷。

《针灸大成》卷三：小肠气痛，归来主之。卷六：主小腹奔豚，卵上入腹，引茎中痛，七疝，妇人血脏积冷。

30. 气冲

（1）异名：气街（《灵枢·气海论》）。

（2）穴源：首见于《素问·骨空论》。

（3）定位：在下腹部，当脐中下 5 寸，距前正中线 2 寸。

（4）穴性：属足阳明胃经。《针灸聚英》：冲脉所起。《循经考穴编》：冲脉所起，胃之支络、直络皆会于此。

（5）主治：肠鸣，腹痛，疝气，月经不调，不孕，阳痿，阴肿。

（6）释名：气者，气血之谓，为人身重要的物质组成部分，与血相对。气属阳，血属阴，一阳一阴，构成人体内在的物质世界。说见任脉经气海穴。冲，古时与"沖"通，意为向上涌流。《说文·水部》："涌摇也。"《说文解字段注》："涌，上涌也。摇，旁摇也。"《老子·道德经》："大盈若冲。"冲又为"衝"，交通要道之义，引为关键、要冲等。《前汉书·郦食其传》："夫陈留，天下之冲，四通五达之郊也。"《左传·昭公元年》："及冲，以戈击之。"注："要道。"冲，又有动、车等义。《博雅》："动也。"《广韵》："当也，向也，突也。"《诗经·大雅》："以尔钩援，与尔临冲，以伐崇墉。"疏："兵书有作临车、冲车之法。"

气冲，《灵枢·海论》有言："胃者水谷之海，其输上在气街（冲），下至三里。"《针灸甲乙经》言："气冲，在归来下，鼠鼷上一寸，动脉应手。足阳明脉气所发。"穴居下腹之底，曲骨、横骨旁。此处即《黄帝内经》所称"气街"之处。《灵枢·卫气》："胸气有街，腹气有街，头气有街，胫气有街。""气在腹者，止之背腧，与冲脉于脐左右之动脉者。"《灵枢·动输》："四街者，气之径路也。"本穴在鼠鼷部（腹股沟）的股动脉搏动处，属"四街"之一，为气血运行的重要通道，又为腹气出入之冲要。同时，冲脉也出于此处。《灵枢·动输》言："冲脉者，十二经之海也，与少阴之大络，起于肾下，出于气街……"由此种种，名之谓气冲。盖因言此穴为气血所聚的要冲，与冲脉并起，胃经脉气由此上输（冲）也。

（7）文献辑要

《针灸甲乙经》卷九：腹中有大热不安，腹有大气如相俠，暴腹胀满，癃，淫泺，气冲主之……腰背控睾，小腹及股，卒俯不得仰，刺气街……阴疝、痿、茎中痛，两丸骞痛不可仰卧，刺气街主之。

《针灸大成》卷六：主腹满不得卧，癫疝，大肠中热，身热腹痛，大气石水，阳痿茎痛，两丸骞痛，小腹奔豚，腹有逆气上攻心，腹胀满，上抢心，痛不得息，腰痛不得俯仰，淫泺，伤寒胃中热，妇人无子，小腹痛，月水不利，妊娠子上冲心，生难，胞衣不出。

31. 髀关

（1）异名：无。

（2）穴源：首见于《灵枢·经脉》。

（3）定位：在大腿前面，当髂前上棘与髌底外侧端的连线上，屈髋时，平会阴，居缝匠肌外侧凹陷处。

（4）穴性：属足阳明经。

（5）主治：腰痛膝冷，痿痹，腹痛。

（6）释名：髀者，人身部位之谓，又指骨骼。《说文·骨部》："股也。"《说文解字段注》："股外曰髀，髀上曰髋。"《释名·释形体》："髀，卑也，在下称也。"《淮南子·人间训》："家富良马，其子好骑，堕而折其髀。"《东医宝鉴》卷八十："髀者，膝上之大骨也。上端如杵，接于髀枢，下端如锤，接于胻骨也。"关者，要也，机关、关键之谓。《后汉书·张衡传》："施关施机。"说见任脉经关元穴。

髀关，《灵枢·经脉》有"以下髀关，抵伏兔，下膝膑中……"之言，概述阳明胃经之循行。作为腧穴，《针灸甲乙经》言"在膝上伏兔后交分中"，即伏兔穴后，缝匠肌与阔筋膜张肌之间。此处为髀骨之上端，乃髀骨转动、机关之处。穴居于此，言其位也，故名髀关，喻阳明胃经经气由此入髀，犹如进入髀界之关隘之处。

（7）文献辑要

《针灸甲乙经》卷十：膝寒痹不仁，不可屈伸，髀关主之。

《铜人腧穴针灸图经》卷五：主膝寒不仁，痿厥，股内筋络急。

《针灸聚英》卷一上：主腰痛，足麻木，膝寒不仁，痿痹，股内筋络急不能屈伸，小腹引喉痛。

《类经图翼》卷六：主治腰痛，膝寒，足麻木不仁，黄疸，痿痹，股内筋络急，小腹引喉痛。

32. 伏兔

（1）异名：外沟（《针灸大全》），外丘（《宝鉴》）。

(2)穴源：首见于《灵枢·经脉》。

(3)定位：在大腿前面，当髂前上棘与髌底外侧端的连线上，髌底上6寸。

(4)穴性：属足阳明经。

(5)主治：腰痛膝冷，下肢麻痹，疝气，脚气。

(6)释名：伏者，附伏、伏趴之谓，引申为伏藏、潜藏等义。《说文·人部》："司也。从人从犬。"《说文解字段注》："司者，臣司事于外者也。司，今之伺字，凡有所司者必专守之。伏伺即服事也，引申之为俯伏。又引申之为隐伏。"《释名·释姿容》："伏，覆也，偃安也。"《礼记·曲礼上》："寝毋伏。"《左传·僖公二十八年》："楚子伏已而盬其脑。"《史记·项羽本纪》："府中皆滔伏，莫敢起。"《左传·庄公十年》："夫大国，难测也，惧有伏焉。"《史记·屈原贾生列传》："入武关，秦伏兵绝其后。"兔者，动物名之谓。

伏兔，《灵枢·经脉》言：胃经"以下髀关，抵伏兔，下膝膑中。"《针灸甲乙经》言："在膝上六寸起肉间，足阳明脉气所发。"《针灸大成》谓："膝上六寸起肉处，正跪坐而取之，以左右各三指按捺，上有肉起如兔之状。"《东医宝鉴》卷八十："伏兔者，髀骨前膝之上，起肉似俯兔，故曰伏兔。"穴居股直肌之上，因其形而名伏兔。《古法新解会元针灸学》言："伏兔者，伏是潜伏，大腿肉肥如兔，跪时肉起如兔之潜而不伏也，故名伏兔。"

伏兔，又为古代车构件的一部分，指车厢底板下面扣住横轴的两个部件，称为车輹或车樸，因其形如兔伏，亦称伏兔。

(7)文献辑要

《针灸甲乙经》卷八：寒疝下至腹腠，膝腰痛如清水，大腹诸疝，按之至膝上，伏兔主之。

《千金要方》卷十四：狂邪鬼语，灸伏兔百壮。

《铜人腧穴针灸图经》卷五：治风劳，气逆，膝冷不得温。

《针灸大成》卷六：主膝冷不得温，风劳痹逆，狂邪，手挛缩，身瘾疹，腹胀少气，头重脚气，妇人下部诸疾。

33. 阴市

(1) 异名：阴鼎（《针灸甲乙经》）。

(2) 穴源：首见于《针灸甲乙经》。

(3) 定位：在大腿前面，当髂前上棘与髌底外侧端的连线上，髌底上3寸。

(4) 穴性：属足阳明经。

(5) 主治：腿膝痿痹，屈伸不利、疝气，腹胀腹痛。

(6) 释名：阴者，阳之对也。阴阳乃天地之道，亦为医学之道。针灸学中言阴阳者，多指经脉而言。说见任脉经会阴、阴交等穴。在此，阴主要指人体的部位，即下肢的前部。《灵枢·经水》："故天为阳，地为阴，腰以上为天，腰以下为地。"《灵枢·百病始生》谓："风雨则伤上，清湿则伤下。"市者，市集、集市之谓，喻为会聚、聚集等义。《说文·门部》："买卖所之也。市有垣，从门，从一。一，古文及，象物相及也。"《风俗通》："市，恃也。养赡老小，恃以不匮也。"《古史考》："神农作市。"《易·系辞》："日中为市，致天下之民，聚天下之货，交易而退，各得其所。"《周礼·地官》："大市，日昃而市，百旅为主。朝市，朝时而市，商贾为主。夕市，夕时而市，贩夫贩妇为主。"注："市，杂聚之处。"《管子·乘马》："市者，货之准也。"

阴市，《针灸甲乙经》言："在膝上三寸，伏兔下，若拜而取之。足阳明脉气所发。"此穴属足阳明胃经，胃为水谷所归，乃水谷之海，五味皆入如市杂，故有"胃为之市"之说。市者，言其聚也。穴居膝内辅骨后，大筋下，小筋上，内属阴，穴为阴气所聚之处，治腰膝如注水、寒疝、痿痹、风湿、阴湿等诸阴寒疾患，犹治诸阴病之市集也，故名阴市。

又有：阴市之"市"，乃"巿"之误。"巿"音 fu，第二声（阳平），指上古遮蔽阴部的短裳。《说文·巿部》："韠也。上古衣蔽前而已，巿以象之。天子朱巿，诸侯赤巿，大夫葱衡。从巾，象连带之形。"《释名·释衣服》："韠，蔽也，所以蔽膝前也，妇人蔽膝亦如之。齐人谓之巨巾。田家妇女出自田野，以覆其头，故因以为名也。又曰跪襜，跪时襜襜然张也。"阴市者，阴市也，遮蔽阴部之义。今皆以阴市为"阴市"，传抄讹误，由来已久矣。此为一说。

阴市有阴鼎之别称，言其治也。揣本穴性能，属阳经，为阳为热，富于火力，故能消散阴翳，故别称阴鼎。

（7）文献辑要

《针灸甲乙经》卷八：寒疝痛，腹胀满，痿厥，少气，阴市主之。

《扁鹊神应针灸玉龙经》：膝腿无力身立难，原因风湿致伤残，倘知二市穴能灸，步履悠然渐自安。

《针灸大成》卷六：主腰脚如冷水，膝寒，痿痹不仁，不得屈伸，卒寒疝，力痿少气，小腹痛，胀满，脚气，脚以下伏兔上寒，消渴。

《东医宝鉴》卷八十五：阴市主刺痿不仁，腰膝寒如注水浸，兼刺两足拘挛痹，寒疝少腹痛难禁。

34. 梁丘

（1）异名：跨骨（《针灸大成》）。

（2）穴源：首见于《针灸甲乙经》。

（3）定位：屈膝，大腿前面，当髂前上棘与髌底外侧端的连线上，髌底上2寸。

（4）穴性：足阳明经之郄穴。

（5）主治：膝肿痛，下肢不遂，胃痛，乳痈，血尿。

（6）释名：梁者，横梁、房梁之谓，所谓"横木为梁"。《乐府诗集·十五从军征》："兔从狗窦入，雉从梁上飞。"又喻为栋梁、支柱等义，说见本经之梁门穴。丘者，土丘、丘陵等之谓，《说文·丘部》："土之高也，非人所为也。从北，从一。一，地也。人居在丘南，故从北。"《周礼·春官》："凡乐，冬日至，于地上之圜丘而奏之。夏日至，于泽中之方丘而奏之。"疏："土之高者曰丘。因高以事天，故于地上。因下以事地，故于泽中。"《康熙字典·一部》："前高后下曰旄丘。"《列子·汤问》："以君之力，曾不能损魁父之丘，如太行、王屋何?"《释名·释丘》:"丘一成曰顿丘,一顿而成,无上下大小之杀也。"

梁丘,《针灸甲乙经》言"在膝上二寸"。穴居股直肌与股外侧肌之间,此处骨亘如梁,肌肉隆起犹如山丘,穴在髌上,故名梁丘。此穴为胃之郄,故治症多与胃腑之急症、痛症有关。

梁丘又为古地名。春秋鲁地,在今山东曲阜东南。《春秋·庄公三十二年》:"宋公、齐侯遇于梁丘。"即梁丘之地。

(7) 文献辑要

《针灸甲乙经》卷九:大惊,乳痛,梁丘主之。卷十:胫苕苕痹,膝不能屈伸,不可以行,梁丘主之。

《针灸聚英》卷一上:主膝脚腰痛,冷痹不仁,难跪,不可屈伸,足寒,大惊,乳肿痛。

《循经考穴》编:主腰股胻脚痛,冷痹不仁,如鹤膝风红肿,单泻之。屈伸不得,先补后泻。

35. 犊鼻

(1) 异名:外膝眼(《千金要方》),膝眼(《东医宝鉴》)。

(2) 穴源:首见于《针灸甲乙经》。

(3) 定位:屈膝,在膝部,髌骨与髌韧带外侧凹陷中。

(4) 穴性:属足阳明经。《针灸甲乙经》:足阳明脉气所发。

(5) 主治:膝痛,下肢麻痹,屈伸不利,脚气。

(6) 释名:犊者,牛犊之谓,指小牛。《说文·牛部》:"牛子也。"《尔雅·释畜》:"其子,犊。"《礼记·月令》:"牺牲驹犊,举书其数。"《礼记·礼器》:"天子适诸侯,诸侯膳以犊。"鼻者,器官名之谓,主气通天。《说文·鼻部》:"引气自畀也。"《释名·释形体》:"鼻,嘒也。出气嘒嘒也。"《管子·水地》篇:"脾发为鼻。"《老子》:"天食人以五气,从鼻入;地食人以五味,从口入。"《白虎通》:"鼻出入气,高而有窍。""鼻者,肺之使。"

犊鼻,《灵枢·本输》言:"刺犊鼻者,屈不能伸。"《针灸甲乙经》言:

"犊鼻，在膝下，上侠解大筋中。足阳明脉气所发。"《易》曰"坤为牛"，坤道属土，脾为阴土，胃为阳土，本穴属胃经，故以"犊"名之。穴居髌骨与髌韧带外侧凹陷中，以其形似牛鼻而名之，故称犊鼻。正如《东医宝鉴》所言："此处陷中两旁有空，状如牛鼻。"

（7）文献辑要

《灵枢·杂病》：膝中痛，取犊鼻，以员利针，发而间之。

《针灸甲乙经》卷十一：犊鼻肿，可刺，其上坚勿攻，攻之者死。

《千金要方》卷三十：主膝不仁，难跪。

《针灸大成》卷六：主膝中痛不仁，难跪起，脚气，膝髌肿溃者不可治，不溃者可治。若犊鼻坚硬，勿便攻，先洗熨，微刺之愈。

36. 足三里

（1）异名：三里、下陵（《灵枢·本输》），鬼邪（《千金要方》），下三里（《针灸集成》）。

（2）穴源：首见于《灵枢·本输》。

（3）定位：在小腿前外侧，当犊鼻下3寸，距胫骨前缘一横指。

（4）穴性：足阳明经之合穴；胃之下合穴；四总穴之一。

（5）主治：胃痛，呕吐，噎膈，腹胀，泄泻，痢疾，便秘，乳痈，肠痈，下肢痹痛，水肿，癫狂，脚气，虚劳羸瘦。

（6）释名：足者，人之组织及部位之谓，俗称脚，在此通指下肢。《说文·足部》："人之足也。在下，从止口。"徐锴曰："口象股胫之形。"《释名·释形体》："足，续也，言续胫也。"《易·说卦》："震为足。"疏："足能动用，故为足也。"《韩非子·外储说左上》："手足胼胝，面目黧黑。""郑人有欲买履者，先自度其足，而置之其坐。"《荀子·劝学》："假舆马者，非利足也，而致千里。"三者，数之谓。里者，首言方位，与外、表等相对。又有邑、居等义。在此言"寸"，同身寸之指代。三里，即三寸。《素问·针解》篇："所谓三里者，下膝三寸也。"此说见阳明大肠经手三里穴。

足三里，《灵枢·本输》言："入于下陵。下陵，膝下三寸，胻骨外三里也。为合。"杨上善注之谓："人膝如陵。陵下三寸，一寸为一里也。"《针灸甲乙经》言："在膝下三寸外廉。足阳明脉气所入也，为合。"此穴为足阳明经之合穴，胃之下合穴，又为四总穴之一，穴居胫骨外侧，足膝下三寸，故名之足三里，以区别于手三里。

（7）文献辑要

《灵枢·邪气藏府病形》：胃病者，腹䐜胀，胃脘当心而痛，上支两胁，膈咽不通，食饮不下，取之三里也。

《灵枢·四时气》：善呕，呕有苦，长太息，心中憺憺，恐人将捕之，邪在胆，逆在胃。胆液泄则口苦，故曰呕胆。取三里以下胃气逆。

《灵枢·五邪》：邪在脾胃，则病肌肉痛，阳气有余，阴气不足，则热中善饥；阳气不足，阴气有余，则寒中肠鸣腹痛；阴阳俱有余，若俱不足，则有寒有热，皆调于三里。

《针灸甲乙经》卷七：阳厥凄凄而寒，少腹坚，头痛，胫股腹痛，消中，小便不利，善呕，三里主之……狂歌，妄言，怒，恶人与火，骂詈，三里主之……痉，中有寒，取三里。痉身反折口噤，喉痹不能言，三里主之。卷十一：霍乱，遗矢气，三里主之……阴气不足，热中消谷善饥，腹热，身烦，狂言，三里主之……胸中瘀血，胸胁榰满，膈痛不能久立，膝痿寒，三里主之。

《针灸大成》卷六：主胃中寒，心腹胀满，肠鸣，脏气虚惫，真气不足，腹痛食不下，大便不通，心闷不已，卒心痛，腹有逆气上攻，腰痛不得俯仰，小肠气，水气蛊毒，鬼击，痃癖，四肢满，膝胻酸痛，目不明，产妇血晕。

《东医宝鉴》卷八十五：足三里治风湿中，诸虚耳聋上牙疼，噎膈臌胀水肿喘，寒湿脚气及痹风。

37. 上巨虚

（1）异名：巨虚上廉、上廉（《灵枢·本输》），巨虚（《太平圣惠方》），足上廉（《圣济总录》）。

（2）穴源：首见于《灵枢·本输》。

（3）定位：在小腿前外侧，当犊鼻下6寸，距胫骨前缘一横指。

（4）穴性：大肠之下合穴。《针灸甲乙经》：足阳明与大肠合。

（5）主治：肠鸣，腹痛，泄泻，便秘，肠痈，下肢痿痹，脚气。

（6）释名：上者，方位之谓，与下相对。《素问·太阴阳明论》篇："伤于风者，上先受之；伤于湿者，下先受之。"此之谓也。说见任脉经上脘、阳明胃经上廉等穴。巨者，大也，广也。此说在任脉经巨阙、本经大巨等穴中已述。虚，古"墟"字，山丘之义。《说文·丘部》："大丘也。昆仑丘谓之昆仑虚。"《说文解字段注》："虚本谓大丘，大则空旷，故引申之为空虚。如鲁，少皞之虚；卫，颛顼之虚……皆本帝都，故谓之虚。又引申之为凡不实之称。邶风：其虚其邪。毛曰：虚，虚也。谓此虚字乃谓空虚，非丘虚也。一字有数义数音。"《诗经·佣风》："升彼虚矣，以望楚矣。"《庄子·天运》："以游逍遥之虚。"虚，有虚空之义，与实相对。《尔雅》："虚，空也。"《周书·文政》："无虚不败。"注："国无人谓之虚。"《商君书·去强》："仓府两虚，国弱。"苏轼《赤壁赋》："盈虚者如彼，而卒莫消长也。"在此指中空、空隙而言。巨虚者，巨大或较大的空隙、间隙之义，乃指下肢胫、腓骨之间形成较大间隙。《素问·针解》篇："巨虚者，跷足箭独陷者。"

上巨虚，《灵枢·本输》言："复下三里三寸，为巨虚上廉。"《针灸甲乙经》言："巨虚上廉，足阳明与大肠合，在三里下三寸。"《太素》言："在三里下三寸，足箭外独陷大虚中，名曰巨虚。"穴居足三里下三寸，此处正是足胫腓骨之间空隙之上际，故名上巨虚，或巨虚上廉。本穴乃大肠之下合穴，故其治症偏于胃与大肠之疾。

巨虚，又为兽名。《广雅·释兽》："巨虚，野兽，驴马之属，善走。"正印小腿之象。

（7）文献辑要

《针灸甲乙经》卷八：风水膝肿，巨虚上廉主之。卷九：胸胁榰满，恶闻人声与木音，巨虚上廉主之……大肠病者，肠中切痛而鸣濯濯，冬日重感于寒，当脐而痛，不能久立，与胃同候，取巨虚上廉……大肠有热，肠鸣，腹痛，侠脐痛，食不化，喘不能久立，巨虚上廉主之。

《针灸大成》卷六：主脏气不足，偏风脚气，腰腿手足不仁，脚胫酸痛屈伸难，不能久立，风水膝肿，骨髓冷痛，大肠冷，食不化，飧泄，劳瘵，夹脐腹两胁痛，肠中切痛，雷鸣，气上冲胸，喘息不能行，不能久立，伤寒胃中热。

38. 条口

（1）异名：无。

（2）穴源：首见于《针灸甲乙经》。

（3）定位：在小腿前外侧，当犊鼻下 8 寸，距胫骨前缘一横指。

（4）穴性：属足阳明经。

（5）主治：脘腹疼痛，下肢痿痹，转筋，跗肿，肩臂痛。

（6）释名：条者，原意为细小分枝，引申为条理等义。《说文·木部》："小枝也。"徐铉曰："自枝而出也。"《诗经·周南》："遵彼汝坟，伐其条枚。"注："枝曰条，干曰枚。"《尚书·禹贡》："厥草惟繇，厥木惟条。"孔颖达疏："言草茂而木长也。"《尚书·盘庚上》："若网在纲，有条而不紊。"口者，器官名之谓，俗称嘴。引申为出入之处。《说文·口部》："人所以言、食也。象形。"《释名·释形体》："口，空也。"《易·颐卦》："自求口食。"《国语·晋语》："且夫口三五之门也。"《春秋·元命苞》："口之为言达也。"《左传·定公四年》："勺饮不入口七日。"《鬼谷子·捭阖》："口者心之门户。"

条口，《针灸甲乙经》言："在下廉上一寸，足阳明脉气所发。"穴居小腿中间区域，胫腓骨之间，与上下巨虚同在一条缝隙中，上巨虚在缝隙上端，下巨虚在缝隙下端，本穴当其正中。足跟着地，足尖向上，是处肌肉凹陷，出现一条口形状，穴当其处，因而名之条口。

（7）文献辑要

《针灸甲乙经》卷十：胫痛，足缓失履，湿痹，足下热，不能久立，条口主之。

《针灸大成》卷六：主足麻木风气，足下热，不能久立，足寒膝痛，胫寒湿痹，脚痛胫肿肿，转筋，足缓不收。

39. 下巨虚

(1) 异名：下廉、巨虚下廉（《灵枢·本输》）。

(2) 穴源：首见于《灵枢·本输》。

(3) 定位：在小腿前外侧，当犊鼻下9寸，距胫骨前缘一横指。

(4) 穴性：小肠之下合穴。《针灸甲乙经》：足阳明与小肠合。《类经图翼》足阳明小肠合，又为冲脉下输。

(5) 主治：小腹痛，泄泻，痢疾，乳痈，下肢痿痹。

(6) 释名：下者，方位之谓，对之于上。此处是相对于上巨虚而言。巨虚，言巨大或较大的间隙，喻胫腓骨之间形成的空隙，本经上巨虚穴中已述。

下巨虚，《灵枢·本输》言："复下上廉三寸，为巨虚下廉也。"《针灸甲乙经》言："在上廉下三寸。"穴居上巨虚下三寸，此处正是足胫腓骨之间空隙之下际，故名下巨虚，或巨虚下廉。《素问·针解》篇："下廉者，陷下者也。"本穴乃小肠之下合穴，故其治症偏于胃与小肠之疾。

(7) 文献辑要

《灵枢·邪气藏府病形》：小肠病者，小腹痛，腰脊控睾而痛，时窘之后，当耳前热。若寒甚，若独肩上热甚及手小指次指之间热，若脉陷者此其候也，手太阳病也，取之巨虚下廉。

《针灸甲乙经》卷八：少腹痛，泄出糜，次指间热，若脉陷寒热身痛，唇渴不干，汗出，毛发焦，脱肉少气，内有热，不欲动摇，泄脓血，腰引少腹痛，暴惊，狂言非常，巨虚下廉主之。卷十：痹，胫重足跗不收，跟痛，巨虚下廉主之。

《针灸大成》卷六：主小肠气不足，面无颜色，偏风腿痿，足不履地，热风冷痹不遂，风湿痹，喉痹，脚气不足，沉重，唇干，涎出不觉，不得汗出，毛发焦，肉脱，伤寒胃中热，不嗜食，泄脓血，胸胁小腹控睾而痛，时窘之后，当耳前热。若寒甚，若独肩上热甚及小指次指间热痛，暴惊狂，言语非常，女子乳痛，足跗不收，跟痛。

40. 丰隆

(1) 异名：无。

(2) 穴源：首见于《灵枢·根结》。

(3) 定位：在小腿前外侧，当外踝尖上8寸，条口外，距胫骨前缘二横指。

(4) 穴性：足阳明经之络穴。

(5) 主治：头痛，眩晕，痰多咳嗽，呕吐，便秘，水肿，癫狂痫，下肢痿痹。

(6) 释名：丰者，盈盛、丰足之谓，喻为大、多、富等义。《说文·生部》："草盛丰丰也。从生，上下达也。"徐铉曰："草之生，上盛者，其下必深根也。"《说文解字段注》："引申为凡丰盛之称。"《易·丰卦疏》："丰者，多大之名，盈足之义。财多德大，故谓之丰。"《国语·楚语上》："彼若谋楚，其亦必有丰败也哉！"《荀子·君道》："上好贪利，则臣下百吏乘是而后丰取刻与。"丰，古字与"豐"通。《说文·丰部》："豆之豐满者也。从豆，象形。"《说文解字段注》："谓豆之大者也。引申之凡大皆曰豐。"《广韵》："茂也，盛也。"隆者，高大、高起等之谓。《说文·生部》："丰大也。从生降声。"徐锴曰："生而不已，益高大也。"《玉篇》："中央高也。"《尔雅·释山》："宛中隆。"疏："山形中央蕴聚而高者名隆。"《战国策·齐策》："虽隆薛之城至于天，犹之无益也。"《后汉书·张衡传》："圆径八尺，合盖隆起。"

丰隆，《灵枢·根结》言："足阳明根于厉兑，溜于冲阳，注于下陵，入于人迎、丰隆也。"《针灸甲乙经》言："丰隆，足阳明络也。在外踝上八寸，下廉外廉陷者中，别走太阴者。"穴居条口之外侧，为足阳明之络穴，足阳明由此别走足太阴脾经。阳明胃经谷气隆盛，为多气多血之经，至此处尤为丰溢。又此处肌肉丰满高大，正丰隆之象也，故名丰隆。

丰隆，又雷神、云神名。张衡《思玄赋》："丰隆轩其震霆兮，列缺晔其照夜。"屈原《离骚》："吾令丰隆乘云兮，求宓妃之所在。"由此，丰隆乃雷和云之义。在穴丰隆为阳明胃经之络穴，联通足太阴、足阳明两经，正有地气丰隆、云雷所生之义。

（7）文献辑要

《灵枢·经脉》：其病气逆则喉痹瘁喑，实则狂癫，虚则足不收，胫枯，取之所别也。

《针灸甲乙经》卷七：厥头痛，面浮肿，烦心，狂见鬼，善笑不休，发于外有所大喜，喉痹不能言，丰隆主之。

《扁鹊神应针灸玉龙经》：治身体倦，腿膝酸痛，四肢不收，心腹气痛，大小便难，寒喘嗽急，喉痹气逆。

《针灸大成》卷六：主厥逆，大小便难，怠惰，腿膝酸，屈伸难，胸痛如刺，腹若刀切痛，风痰头痛，风逆四肢肿，足青身寒湿，喉痹不能言，登高而歌，弃衣而走，见鬼好笑。气逆则喉痹卒喑，实则癫狂，泻之。虚则足不收，胫枯，补之。

41. 解溪

（1）异名：无。

（2）穴源：首见于《灵枢·本输》。

（3）定位：在足背与小腿交界处的横纹中央凹陷处，当拇长伸肌腱与趾长伸肌腱之间。

（4）穴性：足阳明经之经穴。

（5）主治：头痛，眩晕，癫狂，腹胀，便秘，下肢痿痹。

（6）释名：解者，剖开、离散等之谓。《说文·角部》："判也。从刀，判牛角。"《庄子·养生主》："庖丁解牛。"《左传·宣公四年》："宰夫解鼋。"《广雅》："解，散也。"《易·解卦注》："解，难之散也。"《文心雕龙》："百官询事，则有关刺解牒。解者，释也。解释结滞，征事以对也。"《素问·骨空论》：

"解，骨解也。"解，又同懈。《康熙字典·角部》："又与懈同。"《释名·释疾病》："懈，解也，骨节解缓也。"《诗经·大雅》："不解于位。"注："解，急惰也。"《礼记·月令》："民气解惰。"《黄帝内经》将骨与骨相接之处多成为骨解或节解，言骨缝也。《灵枢·九针》："八风伤人，内舍于骨解、腰脊、膝理之间，为深痹也。"又，"解者，人之节解皮肤之间也。"溪者，古通"谿"，山谷之谓。《吕氏春秋·察微》："若高山之与深谿。"注："无水曰谿。"又指山间的水流。《汉书·司马相如传》："振溪通谷，寰户沟渎。"说见阳明大肠经阳溪穴。

解溪，《灵枢·本输》言："行于解溪。解溪，上冲阳一寸半陷者中也。为经。"《针灸甲乙经》言："在冲阳后一寸五分腕上陷者中。足阳明脉之所行也，为经。"穴居足背，上为胻骨（胫骨），下为跗属（距骨），正两骨之分解处。又在两筋间（拇长伸肌腱与趾长伸肌腱间），穴在骨解之中，此处凹似山间小溪，足阳明胃经脉气所行，故名解溪。又言，此处正当系解鞋带之处，故又别称此穴为"鞋带"，俗名也。

（7）文献辑要

《针灸甲乙经》卷七：热病汗不出，善噫，腹胀满，胃热，谵语，解溪主之……疟，瘛疭，惊，股膝重，胻转筋，头眩痛，解溪主之。卷八：风水面浮肿，颜黑，解溪主之。卷十：足大指搏伤，下车挃地通背，指端伤为筋痹，解溪主之……风从头至足，面目赤，口痛，啮舌，解溪主之。

《针灸大成》卷六：主风面浮肿，颜黑，厥气上冲，腹胀，大便下重，瘈惊，膝股胻肿，转筋，目眩，头痛，癫疾，烦心悲泣，霍乱，头风面赤，目赤，眉攒疼不可忍。

《东医宝鉴》卷八十五：解溪主治风水气，面腹脚肿喘嗽频，气逆发噫头风眩，悲切癫狂悸与惊。

42. 冲阳

（1）异名：会原、跗阳（《针灸甲乙经》），会涌（《圣济总录》）。

（2）穴源：首见于《灵枢·本输》。

（3）定位：在足背最高处，当拇长伸肌腱和趾长伸肌腱之间，足背动脉搏动处。

（4）穴性：足阳明经之原穴。

（5）主治：口眼歪斜，面肿，齿痛，癫狂痫，胃病，足痿无力。

（6）释名：冲者，通道、要冲之谓。说见本经冲门穴。阳者，阴之对也。《素问·太阴阳明论》篇："阳者天气也，主外；阴者地气也，主内。"说见督脉经腰阳关、阳明大肠经阳溪等穴。"阳"在此处义，一言其位，足背之处也；一言其状，动脉搏动不息也。

冲阳，《灵枢·本输》：胃"行于阳溪。阳溪，在两筋间陷者中也。为经。"《针灸甲乙经》言："在足跗上五寸骨间动脉，上去陷骨三寸，足阳明脉之所过也。为原。"穴居足背最高处，当拇长伸肌腱和趾长伸肌腱两筋之间，足背动脉搏动处（跗阳脉）。此处为足阳明脉气留止之处，为原，乃血气所过之重要通道，又在太冲之上，其状恒动不息，故名冲阳。言其位高而居脉之冲要处也。《素问·至真要大论》载："冲阳绝，死不治。"足见其重要性。

（7）文献辑要

《素问·刺疟》篇：足阳明经之疟，令人先寒，洒淅洒淅，寒甚久乃热，热去汗出，喜见日光水气，乃快然，刺足阳明跗上。

《针灸甲乙经》卷七：善啮颊齿唇，热病汗不出，口中热，冲阳主之。胃脘痛，时寒热，皆主之。卷八：风水面胕肿，冲阳主之。卷九：腹大不嗜食，冲阳主之。

《铜人腧穴针灸图经》卷五：治偏风口眼㖞斜，肘肿，齿龋痛，发寒热，腹坚、大，不嗜食，振寒，久狂，登高而歌，弃衣而走，足缓履不收。

《针灸大成》卷六：主偏风，口眼㖞，跗肿，齿龋，发寒热，腹坚大不嗜食，伤寒病，振寒而欠，久狂，登高而歌，弃衣而走，足缓履不收，身前痛。

43. 陷谷

（1）异名：无。

（2）穴源：首见于《灵枢·本输》。

（3）定位：在足背，当第 2、3 跖骨结合部前方凹陷处。

（4）穴性：为足阳明经之输穴。

（5）主治：面目浮肿，水肿，肠鸣腹痛，足背肿痛。

（6）释名：陷者，陷下、凹陷等之谓。《说文·阜部》："高下也。一曰陊也。"《说文解字段注》："高下者，高与下有悬绝之势也。高下之形曰陷，故自高入于下亦曰陷，义之引申也。《易》曰：坎，陷也。谓阳陷阴中也。凡深没其中曰陷。"《玉篇》："坠入地也，没也，隤也。"《易·需象》："刚健而不陷。"《国语·鲁语》："上陷而不振。"注："坠也。"谷者，两山之间狭长而有出口的低地。宋濂《送东阳马生序》："当余之从师也，负箧曳屣，行深山巨谷中。"说见阳明大肠经合谷穴。

陷谷，《灵枢·本输》：胃"注于陷谷。陷谷者，上中指内间，上行二寸陷者中也。为俞。"《针灸甲乙经》言："陷谷者，木也。在足大指次指间本节后陷者中，去内庭二寸，足阳明脉之所注也。为俞。"穴居足背，骨节（第 2、3 跖骨结合部）前凹陷处，犹如两山之间凹地，深陷其中，故名陷谷。又其治能举下陷，故名。《古法新解会元针灸学》云："陷谷者，陷是下也。谷者，空洞也。足跗上次指本节后，陷下之骨空处，故名陷骨。"

（7）文献辑要

《针灸甲乙经》卷八：水中留饮，胸胁支满，刺陷谷出血，立已。卷十一：面肿，目痛，刺陷谷出血立已。

《针灸大成》卷六：主面目浮肿及水病善噫，肠鸣腹痛，热病无度，汗不出，振寒疟疾。

《东医宝鉴》卷八十五：陷谷主治水气肿，善噫痛疝腹肠鸣，无汗振寒痰疟病，胃脉得弦泻此平。

44. 内庭

（1）异名：无。

（2）穴源：首见于《灵枢·本输》。

（3）定位：在足背，当第 2、3 跖骨结合部前方凹陷处。

（4）穴性：为足阳明经之荥穴。

（5）主治：齿痛，咽喉肿病，口歪，鼻衄，胃病吐酸，腹胀，泄泻，痢疾，便秘，热病，足背肿痛。

（6）释名：内者，方位之谓，对之于外、表。引为接纳、对内等义。《说文·入部》："入也。从口，自外而入也。"《易·坤卦》："君子敬以直内，义以方外。"《韵会》："房室曰内，天子宫禁曰内。汉制，天子内中曰行，内犹禁中也。"《玉篇》："里也。"《国语·周语》："夫耳内和声，而口出美言。"《史记·项羽本纪》："欲止不内。"贾谊《过秦论》："商君佐之，内立法度，务耕织。"庭者，宫廷、门庭等之谓。《荀子·儒效》："是君子之所以骋志意于坛宇宫庭也。"《玉篇》："庭，堂阶前也。"说见任脉经中庭穴。

内庭，《灵枢·本输》：胃"溜于内庭，内庭，次指外间也，为荥。"《针灸甲乙经》言："内庭者，水也。在足大指次指外间陷者中，足阳明脉之所留也。为荥。"穴居第 2、3 跖骨结合部前方凹陷处，地处隐蔽，犹门内之庭堂也。此穴之下为厉兑，"兑"于《易经》为口，为门，本穴犹在门庭之内也。又本穴为胃经第 2 个腧穴，居于井穴之次，为荥，经气由井发出，渐流于荥、俞，以至入于内脏，此为脉气入内之通行之处。诸说相合，故名之内庭。此穴治症多不在腧穴所在局部，而以头脑腹心者居多，是其功用有关于内也。于体则庭，于用则内，是为内庭，此说亦通。

（7）文献辑要

《针灸甲乙经》卷七：四厥手足闷者，使人久持之，厥热胫痛，腹胀皮痛，善伸数欠，恶人与木音，振寒，嗌中引外痛，热病汗不出，下齿痛，恶寒目急，喘满寒栗，断口噤僻，不嗜食，内庭主之。

《扁鹊神应针灸玉龙经》：治腹胀，久疟，四肢厥逆，牙疼，腿膝足跗红肿。

《针灸大成》卷六：主四肢厥逆，腹胀满，数欠，恶闻人声，振寒，咽中引痛，口㖞，上齿龋，疟不嗜食，脑皮肤痛，鼻衄不止，伤寒手足逆冷，汗不出，赤白痢。

《东医宝鉴》卷八十五：内庭主治痞满坚，左右缪灸腹响宽，兼刺妇人食蛊胀，行经头晕腹疼安。

45. 厉兑

(1) 异名：无。

(2) 穴源：首见于《灵枢·本输》。

(3) 定位：在足第 2 趾末节外侧，距趾甲角 0.1 寸。

(4) 穴性：足阳明经之井穴。

(5) 主治：鼻衄，齿痛，咽喉肿痛，腹胀，热病，多梦，癫狂。

(6) 释名：厉，词义颇多。首先，厉为"砺"的本字，表示与山石有关。《说文·厂部》："旱石也。"《说文解字段注》："旱石者，刚于柔石者也。"《玉篇》："磨石也。"《诗经·大雅》："涉渭为乱，取厉取锻。"《荀子·性恶》："钝金必将待砻厉然后利。"引为磨炼之义。《战国策·秦策》："缀甲厉兵。"《左传·僖公三十三年》："厉兵秣马。"又，作严厉义，指威严不随和。《论语·述而》："子温而厉。"《论语·阳货》："色厉而内荏。"《韩非子·用人》："故明主厉廉耻，招仁义。"又，凶恶。《左传·昭公七年》："今梦黄熊入于寝门，其何厉鬼也？"又，有害，损害。《孟子·滕文公上》："今也滕有仓廪府库，则是厉民而自养也。"又，疾飞。《汉书·息夫躬传》："鹰隼横厉。"注："厉，疾飞也。"《荀子·论礼》："步骤驰骋，厉骛不外。"又，激励，勉励。陈寿《三国志》："亲秉旄钺，以厉三军。"又，衣带垂着之处。《广雅·释器》："厉，带也。"《小尔雅·广服》："带之垂者为厉。"《左传·桓公二年》："盘厉游缨。"注："厉，大带之垂者。"又，风名，大风曰厉。《吕览·有始》："西北曰厉风。"《庄子·齐物论》："厉风济，则万窍为虚。"《千金要方》诸风门有"厉风伤痛""厉风所伤""厉风伤心""厉风入肺"诸说。又，厉通"疠"，瘟疫、传染病之谓。《说文·疒部》："疠，恶疾也。"《释名·释天》："厉，疠也。疾气中人，如磨厉伤物也。"《周礼·疾医》："四时皆有疠疾。"《左传·襄公三十一年》："盗贼公行，而天厉不戒。"《史记·范蔡传》："漆身为厉。"兑者，口之谓。又，"兑"通"锐"，锋利之义。《墨子·备城门》："两铤交之置如平，不如平不利，兑其两末。"《管子·小匡》："为人巧转而兑利。"参阅督脉经兑端穴。

厉兑，《灵枢·本输》言："胃出于厉兑。厉兑者，足大指内次指之端也。为井金。"《针灸甲乙经》言："胃出厉兑。厉兑者，金也。在足大指次指之端，去爪甲角如韭叶，足阳明脉之所出也。为井。"此穴为本经之井穴，脉气所发，居足第2趾末节外侧，去趾甲角如韭叶。足阳明属胃，为戊土，《尔雅·释天》有言"月在戊土曰厉"，胃脉"挟口环唇"，胃体为水谷之海，纳食须以口。厉兑者指穴属戊经，上通于口而言。其治症有口噤、口僻之类，是为佐证。又言：厉为衣带垂着之处，古之衣带垂及足尖，穴当其处，亦为一解。《古法新解会元针灸学》则言："厉兑者，厉者天地间之疠气也。兑者，实现也。由胃之阳得吸脾土之阴，同化而分阴阳，实为疠气充现于络，以御天地时行之疫疠也，故名厉兑。"

（7）文献辑要

《素问·缪刺论》：邪客于足阳明经之经，令人鼽衄，上齿寒。刺足中指次指爪甲上与肉交者，各一痏。左刺右，右刺左。

《针灸甲乙经》卷三：热病汗不出，鼽衄，眩，时仆而浮肿，足胫寒，不得卧，振寒，恶人与木音，喉痹，龋齿，恶风，鼻不利，多善惊，厉兑主之……疟，不嗜食，厉兑主之。

《千金要方》卷三十：厉兑主多卧善惊。

《针灸大成》卷六：主尸厥，口噤气绝，状如中恶，心腹胀满，水肿，热病汗不出，寒疟不嗜食，面肿，足胻寒，喉痹，上齿龋，恶寒鼻不利，多惊好卧，狂欲登高而歌，弃衣而走，黄疸，鼽衄，口㖞，唇胗，颈肿，膝髌肿痛，循胸、乳、气膺、伏兔、胻外廉、足跗上皆痛，消谷善饥，溺黄。

第六章　足太阴脾经

一、经脉

1. 循行　脾足太阴之脉，起于大指之端，循指内侧白肉际，过核骨后，上内踝前廉，上踹内，循胫骨后，交出厥阴之前，上膝股内前廉，入腹，属脾络胃，上膈，挟咽，连舌本，散舌下。

其支者，复从胃别上膈，注心中（《灵枢·经脉》）。

2. 病候　是动则病舌本强、食则呕，胃脘痛，腹胀善噫，得后与气则快然如衰，身体皆重。

是主脾所生病者，舌本痛，体不能动摇，食不下，烦心，心下急痛，溏瘕泄，水闭，黄疸，不能卧，强立，股膝内肿厥，足大指不用（《灵枢·经脉》）。

二、腧穴

足太阴脾经经穴分布在足大趾，内踝、下肢内侧，腹胸部第三侧线。起于隐白，止于大包，左右各 21 穴。

1. 隐白

(1) 异名：鬼垒（《千金要方》），鬼眼（《医灯续焰》）。

(2) 穴源：首见于《灵枢·本输》。

(3) 定位：在足大趾末节内侧，距趾甲角 0.1 寸。

(4) 穴性：足太阴经之井穴。

（5）主治：腹胀，便血，尿血，月经过多，崩漏，癫狂，多梦，惊风。

（6）释名：隐者，隐藏、隐蔽之谓，又有微小、微弱等义，引为精深、微妙等。《说文·阜部》："蔽也。"《说文解字段注》："蔽茀，小儿（貌）也。小则不可见，故隐之训曰蔽。"《玉篇》："匿也。"《论语》："言及之而不言，谓之隐。"《礼记·檀弓》："事亲有隐而无犯。"《国语·鲁语》："刑五而已，无有隐者，隐乃讳也。"《易·乾卦》："龙德而隐者也。"《吕氏春秋·重言》："桓公管仲虽善匿，弗能隐矣。"《左传·文公十八年》："昔帝鸿氏有不才子，掩义隐贼，好行凶德。"《尔雅·释诂》："隐，微也。"注："微谓逃藏也。"《史记·司马相如列传》："《春秋》推见至隐，《易》本隐之以显。"白者，色彩之谓，素色也。《素问·阴阳应象大论》："肺主鼻，其在天为燥，在地为金，在体为皮毛，在脏为肺，在色为白，在音为商。"白为金（肺）所主。说见太阴肺经侠白、阳明胃经四白等穴。

隐白，《灵枢·本输》言："脾出于隐白。隐白者，足大指之端内侧也。为井木。"《针灸甲乙经》言："脾在隐白。隐白者，木也，在足大指端内侧，去爪甲角如韭叶。足太阴脉之所出也，为井。"此穴为足太阴脾经井穴，所出为井，喻脉气尚微、尚弱。太阴属土，土能生金，其脉上走胸部，与太阴肺经之脉相接于中府。隐白者，隐金于土中。金，一为阳明胃经之井穴厉兑（属金），由足阳明之阳，传交足太阴之阴，阳明之脉气隐伏太阴之始。另一为太阴肺经之金，脾之太阴居下，为坤土；肺之太阴居上，为乾金，喻脾母（土）孕育肺子（金）之义，穴居脾脉之根，隐然而生也，故名隐白。

又：本穴居阴经之下，犹潜龙之隐。白，指足大趾内侧趾甲角赤白肉际之处，故名为隐白，此说虽颇为牵强，然亦为一说。

（7）文献辑要

《灵枢·热病》：气满胸中，喘息，取足太阴大指之端，去爪甲如韭叶，寒则留之，热者疾之，气下乃止。

《针灸甲乙经》卷七：气喘，热病衄不止，烦心善悲，腹胀逆息，热气，足胫中寒，不得卧，气满胸中热，暴泄，仰息，足下寒，中闷，呕吐，不欲食饮，隐白主之。

《铜人腧穴针灸图经》卷五：妇人月事过时不止，刺之立愈。

《扁鹊神应针灸玉龙经》：主吐血、衄；肠滑食不化，月经不止，血崩。

《针灸聚英》卷四：梦魇不宁，厉兑相谐于隐白。

《针灸大成》卷六：主腹胀，喘满不得安卧，呕吐食不下，胸中热，暴泄，衄血，尸厥不识人，足寒不能温，妇人月事过时不止，小儿客忤，慢惊风。

2. 大都

（1）异名：无。

（2）穴源：首见于《灵枢·本输》。

（3）定位：在足内侧缘，当足大趾本节（第1跖趾关节）前下方赤白肉际凹陷处。

（4）穴性：足太阴经之荥穴。

（5）主治：腹胀，胃痛，呕吐，泄泻，便秘，热病。

（6）释名：大者，巨、广等之谓，对之于小。《则阳》篇："天地者，形之大；阴阳者，气之大。"说见督脉经大椎、阳明胃经大巨等穴。都者，都会、聚集之谓。《说文·邑部》："有先君之旧宗庙曰都。"《说文解字段注》："大曰都，小曰邑。虽小而有宗庙先君之主曰都，尊其所居而大之也。"《周礼·地官》："四县为都。"《礼记·坊记》："制国不过千乘，都城不过百雉。"《左传·隐公元年》："先王之制，大都不过参国之一。"《释名·释州国》："国都曰都。都者，国君所居，人所都会也。"《广雅·释训》："都，凡也。"《水经注·水文注》："水泽所聚谓之都。"《文选·与吴质书》："顷择其遗文，都为一集。"

大都，《灵枢·本输》言：脾"溜于大都，大都，本节之后下陷者之中也。为荥。"《针灸甲乙经》言："大都者，火也。在足大指本节后陷者中。足太阴脉之所溜也，为荥。"穴居足大趾本节（第1跖趾关节）前下方，一言其本节之大；二言此穴为脾土经气丰富与储积之处，如水之入于池也，故尊之为"大"。杨上善有言"水溢为荥"，其气渐盛，经气在此停聚也。由此聚注而上注于俞（太白），故名之大都。此穴位于足下，承前穴之潜阴，犹阳气下钟，得时而出，挈发其蕴蓄之性能也，其力无限，亦有"大都"之义。

（7）文献辑要

《针灸甲乙经》卷七：热病汗不出且厥，手足清，暴泄，心痛腹胀，心尤痛甚，此胃心痛也，大都主之。卷十：风逆，暴四肢肿，湿则唏然寒，饥则烦心，饱则眩，大都主之。

《针灸大成》卷六：主热病汗不出，不得卧，身重骨疼，伤寒手足逆冷，腹满善呕，烦热闷乱，吐逆目眩，腰痛不可俯仰，绕踝风，胃心痛，腹胀胸满，心蛔痛，小儿客忤。

《东医宝鉴》卷八十五：大都主治温热病，伤寒厥逆呕闷烦，胎产百日内禁灸，千金主灸大便难。

3. 太白

（1）异名：无。

（2）穴源：首见于《灵枢·九针十二原》。

（3）定位：在足内侧缘，当足大趾本节（第1跖骨关节）后下方赤白肉际凹陷处。

（4）穴性：足太阴经之输穴，原穴。

（5）主治：胃痛，腹胀，肠鸣，泄泻，便秘，痔漏，脚气，体重节痛。

（6）释名：太者，言其大而犹胜于大者也。如称身份最高或辈分更高的人为太上皇、太老伯、太夫人等。此说见太阴肺经太渊穴。白者，素色之谓，为肺之色，主于西方。说见太阴肺经侠白、本经隐白等穴。

太白，古为星名，即金星。金星是太阳系中接近太阳的第二颗行星，也是各大行星中离地球最近的一个。我国古代把金星叫作太白星，早晨出现在东方时叫启明，晚上出现在西方时叫长庚。秋天比较明亮，也称太白、明星。《史记·天官志》："察日行以处位太白。"太白又为山名，即终南山，属秦岭山脉。李白《蜀道难》有言："西当太白有鸟道，可以横绝峨眉巅。"又神名。《淮南子·坠形》："西方金也，其神名太白。"

太白作为腧穴名，《灵枢·九针十二原》言："阴中之至阴，脾也，其原出于太白。"《灵枢·本输》言：脾"注于太白。太白，腕骨之下也。为俞。"《针灸甲乙经》言："太白者，土也。在足内侧核骨下陷者中。足太阴脉之所注也，为俞。"太白一穴，属脾经，为坤土，其为脾经之俞、原，脉气所注为俞，所留止为原，穴性属土，此穴乃土中之土，土能生金，西方主金，金色为白，金气至此已明显如星矣，故以星象之名喻之，名曰太白。又，本穴位居高大突起的第一跖骨小头之后缘，且此处皮色亦较白，骨高肉白，故象形比拟而以太白山名之。

（7）文献辑要

《针灸甲乙经》卷七：热病满闷不得卧，太白主之。卷十：胸胁胀，肠鸣切痛，太白主之。身重骨酸不相知，太白主之。

《针灸大成》卷六：主身热烦满，腹胀食不化，呕吐，泄泻脓血，腰痛大便难，气逆，霍乱腹中切痛，肠鸣，膝股胻酸转筋，身重骨痛，胃心痛，腹胀胸满，心痛脉缓。

《东医宝鉴》卷八十五：太白主治痔漏疾，一切腹痛大便难。

4. 公孙

（1）异名：无。

（2）穴源：首见于《灵枢·经脉》。

（3）定位：在足内侧缘，当第一跖骨基底部的前下方。

（4）穴性：足太阴经之络穴；八脉交会穴之一，通于冲脉。

（5）主治：胃痛，呕吐，腹痛，泄泻，痢疾。

（6）释名：公者，平正、无私等之谓。《说文·八部》："平分也。从八从厶，八犹背也。韩非曰：背厶为公。"《尚书·周官》："以公灭私，民其允怀。"《尔雅·释言》："无私也。"《玉篇》："方平也，正也，通也。"《礼记·礼运》："大道之行，天下为公。"《韩非子·五蠹》："背厶谓之公。或说，分其厶以与人为公。"《春秋·元命苞》："公之为言，公正无私也。"公又为旧时对男性的长者或老人的尊称。《方言》六："凡尊老，周晋秦陇谓之公。"《列子·黄帝》："家公执席。"《前汉·郊祀志》："天子为天下父，故曰巨公。"孙者，子孙、后裔之谓。《说文·系部》："子之子曰孙。从子从系。系，续也。"《说文解字段注》："子卑于父，孙更卑焉。故引申之义为孙顺，为孙遁。"《尔雅·释亲》："子之子为孙，孙之子为曾孙。"《列子·汤问》："遂率子孙荷担者三夫。"孙，在《黄帝内经》中引为脉络的细小分支。《素问·气穴论》："愿闻孙络溪谷，亦有所应乎？"《灵枢·脉度》："经脉为里，支而横者为络，络之别者为孙。"

公孙一词，主要有三种释义：一是诸侯之孙。如《仪礼·丧服》："诸侯之子称公子，公子不得祢先君；公子之子称公孙，公孙不得祖诸侯。"二是对贵族官僚子孙的尊称。如《儒林外史》第十回："蘧公孙呈上乃祖的书札，并带了来的礼物。"三是复姓。"公孙"是黄帝的姓，《史记·五帝本纪》载："黄帝者，少典之子，姓公孙，名曰轩辕。"三种释义均蕴有尊贵、高贵之义。

公孙作为腧穴名，《灵枢·经脉》言："足太阴之别，名曰公孙。去本节之后一寸，别走阳明。"《针灸甲乙经》言："在足大指本节后一寸，别走阳明，太阴络也。"穴居足底，从字面上理解：祖与父皆可称公，公亦正直之意；旁系皆可称孙，孙亦曲细之意（为孙络、孙脉）。足太阴之正经如公，别走阳明之别络如孙，正经与络脉在此分行，正为公孙之义也。故杨上善谓："肝木为公，心火为子，脾土为孙。穴在公孙之脉，因名公孙也。"此为一说。

如果从医理上来说，公孙属脾土，其色在黄。黄，《说文·黄部》："黄，地之色也。"《左传·昭公十二年》谓："黄，中之色也。"《礼记·郊特牲》亦云："黄者，中也。"《论衡·验符》："黄为土色，位在中央。"《白虎通》："黄者，中和之色，自然之性，万世不易。黄帝始作制度，得其中和，万世常存，故称黄帝也。"黄帝姓公孙，位居中央，以土母之德而王天下，统辖四方。人体五脏六腑中，脾五行属土，此与黄帝居中央，统有四方，遥相呼应，皆能反映土之"辖四方""为万物之母"的特性。《灵枢·经脉》言：足太阴"其别者，入络肠胃"。脾与胃共居中焦，二者纳运相协，升降相因，燥湿相济，共同完成对饮食物的消化吸收，化生气血津液，输布全身。公孙穴作为脾经络穴，一穴联络脾胃两经，能反映脾胃同为后天之本的生生之功。人体五脏，脾居中央，中央黄色，入通于脾，以土德旺，此别络穴，别于太阴土位，络于阳明燥金之位，土以生金，亦犹以土德旺之后裔，由流溯源，故名公孙，言其为万物生长之本，犹中华始祖之一黄帝也。

（7）文献辑要

《灵枢·经脉》：厥气上逆则霍乱，实则腹中切痛，虚则臌胀，取之所别也。

《针灸甲乙经》卷十一：实则肠中切痛，厥，头面肿起，烦心，狂，多饮；虚则臌胀，腹中气大滞，热痛不嗜卧，霍乱，公孙主之。

《针经指南》：脾冷胃疼，泻公孙而立愈。

《针灸大成》卷六：主寒疟，不嗜食，痫气，好太息，多寒热汗出，病至则喜呕，呕已乃衰。头面肿起，烦心狂言，多饮，胆虚。厥气上逆则霍乱，实则肠中切痛泻之，虚则臌胀补之。

《东医宝鉴》卷七十九：九种心疼病不宁，结胸翻胃食难停，酒食积聚肠鸣见，水食气疾膈脐疼，腹痛胁胀胸膈满，疟疾肠风大便红，胎衣不下血迷心，急刺公孙穴自灵。

5. 商丘

（1）异名：无。

（2）穴源：首见于《灵枢·本输》。

（3）定位：在足内踝前下方凹陷中，当舟骨粗隆与内踝尖连线的中点处。

（4）穴性：足太阴经之经穴。

（5）主治：腹胀，泄泻，便秘，黄疸，足踝痛。

（6）释名：商者，五音之一，为金音，其主在肺，通西方，其色在白。说见太阴肺经少商、阳明大肠经商阳等穴。丘者，土之高者之义，此说在阳明胃经梁丘穴中已述。

商丘，《灵枢·本输》言：脾"行于商丘。商丘，内踝之下陷者之中也。为经。"《针灸甲乙经》言："商丘者，金也。在足内踝下微前陷者中，足太阴脉之所行也。为经。"穴居足内踝前下方凹陷中，当舟骨粗隆与内踝尖之间，此处骨骼隆起，犹如丘陵。又《难经·六十四难》有言"阴经金"，本穴为太阴脾经所行之经穴，穴性属金，金在五音中为"商"。本穴表达为土能生金、金气已聚之意，故名商丘。《古法新解会元针灸学》言："商丘者，商者肺音也，丘者土丘也。土丘有宝土聚而生金之象，肺曜于此，故名商丘。"

商丘又为复姓，见《通志·世族》，历史名人有商丘成、商丘子胥等。又地名。《辞海》载："商始祖契居于商，在今河南商丘市南。汤自此迁亳。周初封微子于此，国号宋，都邑号商丘。"今大致为河南商丘市，在河南东部。

（7）文献辑要

《针灸甲乙经》卷九：厥头痛，面肿起，商丘主之……脾虚令人病寒不乐，好太息，商丘主之……腹满响响然，不便，心下有寒痛，商丘主之……阴股内痛，气逆，狐疝走上下，引少腹痛，不可俯仰，商丘主之……痔，骨蚀，商丘主之。

《针灸大成》卷六：主腹胀，肠中鸣，不便，脾虚令人不乐，身寒善太息，心悲，骨痹，气逆，痔疾，骨疽蚀，魇梦，痫瘈，寒热好呕，阴股内痛，气壅，狐疝走上下，引小腹痛，不可俯仰，脾积痞气，黄疸，舌本强痛，腹胀，寒疟，溏瘕泄水，面黄，善思善味，食不消，体重节痛，怠惰嗜卧，妇人绝子，小儿慢风。

《东医宝鉴》卷八十五：痞疸寒疟商丘主，兼治呕吐泻痢痉。

6. 三阴交

（1）异名：承命、太阴（《千金要方》）。

（2）穴源：首见于《针灸甲乙经》。

（3）定位：在小腿内侧，当足内踝尖上3寸，胫骨内侧缘后方。

（4）穴性：足太阴、少阴、厥阴经之会。

（5）主治：肠鸣腹胀，泄泻，月经不调，带下，阴挺，不孕，滞产，遗精，阳痿，遗尿，疝气，失眠，下肢痿痹，脚气。

（6）释名：三者，数词之谓。说见阳明大肠经手三里、胃经足三里等穴，在此为三寸、三条等含义。阴者，阴阳之谓，对之于阳。说见任脉经阴交、阳明胃经阴市等穴，在此乃阴经之称谓。《灵枢·逆顺肥瘦》："足之三阴，从足走腹。"交者，交会、交合之谓。《易·泰》："天地交而万物通也，上下交而其志同也。"说见任脉经阴交、督脉经龈交等穴。

三阴交，《针灸甲乙经》言："在内踝上三寸，骨下陷者中。足太阴、厥阴、少阴之会。"穴居足内踝上三寸，又为肝脾肾三条阴经交会之处，故名三阴交。《针灸问对》："足之三阴从足走腹，太阴脾经循内踝上直行，厥阴循内踝前，交入太阴之后，少阴肾经循内踝后，交出太阴之前。"

（7）文献辑要

《针灸甲乙经》卷十：足下热痛，不能久坐，湿痹不能行，三阴交主之。

《铜人腧穴针灸图经》：治痃癖，腹中寒，膝股内痛，气逆，小便不利，脾病身重四肢不举，腹胀肠鸣溏泄，食不化，女子漏下不止。

《针灸资生经》：胆虚，灸三阴交各二十壮。

《针经指南》：文伯泻死胎于阴交，应针而陨。

《针灸大成》卷六：主脾胃虚弱，心腹胀满，不思饮食，脾痛身重，四肢不举，腹胀肠鸣，溏泄食不化，痃癖，腹寒，膝内廉痛，小便不利，阴茎痛，足痿不能行，疝气，小便遗，胆虚，食后吐水，梦遗失精，霍乱，手足逆冷，呵欠，颊车蹉开，张口不合，男子阴茎痛，元脏发动，脐下痛不可忍，小儿客忤，妇人临经行房，嬴瘦，癥瘕，漏血不止，月水不止，妊娠胎动横生，产后恶露不行，去血过多，血崩晕，不省人事。如经脉塞闭不通，泻之立通。经脉虚耗不行者，补之，经脉益盛则通。

7. 漏谷

（1）异名：太阴络（《铜人腧穴针灸图经》）。

（2）穴源：首见于《针灸甲乙经》。

（3）定位：在小腿内侧，当内踝尖与阴陵泉的连线上，距内踝尖 6 寸，胫骨内侧缘后方。

（4）穴性：属足太阴经。《针灸甲乙经》：足太阴络。

（5）主治：腹胀，肠鸣，小便不利，遗精，下肢痿痹。

（6）释名：漏者，古代计时器，铜制有孔，可以滴水或漏沙，有刻度标志以计时间。《说文·水部》："以铜受水，刻节，昼夜百刻。"《周礼·夏官》："挈壶氏，掌漏刻之官。"漏，又引为漏下等义。《尔雅·释宫》："西北隅谓之屋漏。"《左传·僖公四年》："齐寺人貂始漏师于多鱼。"疏："言漏泄师之密谋也。"漏，又有孔隙、孔穴、漏洞等义。《淮南子·修务》："禹耳参漏，是谓大通。"中医指某些流出脓血黏液的病，如崩漏、痔漏等。谷者，山间凹地之谓。说见阳明大肠经合谷等穴。谷，又有谷物的意思，古字为"穀"。《说文·禾部》："百谷之总名。"《诗经·豳风》："亟其乘屋，其始播百谷。"《论语·微子》："四体不勤，五谷不分。"

漏谷，《针灸甲乙经》言："漏谷，在内踝上六寸骨下陷者中。足太阴络。"穴居内踝上 6 寸（三阴交上 3 寸），胫骨后缘与比目鱼肌之凹陷中，其形似谷，穴近胫骨漏血孔（滋养孔），故名漏谷。《东医宝鉴》谓："在夹骨隙中"，故喻之为谷。又，血乃水谷所化，脾主运化，变化水谷为阴血，此处为脾之血气聚集之所，喻为漏谷。《针灸甲乙经》称本穴为足太阴络，盖因本穴与足阳明之络丰隆内外相对，疑有络相连，故有此称。《铜人腧穴针灸图经》将本穴别称为太阴络，亦可能出于此意。

（7）文献辑要

《针灸甲乙经》卷九：腹中热，若寒，腹善鸣，强欠，时内痛，心悲，气逆，腹满，漏谷主之；已刺外踝上，气不止，腹胀而气快然引肘胁下，皆主之……少腹胀急，小便不利，厥气上头巅，漏谷主之。

《铜人腧穴针灸图经》卷五：治疝癖冷气，心腹胀满，食饮不为肌肤，湿痹不能久立。

《针灸大成》卷六：主肠鸣，强欠，心悲逆气，腹胀满急，疝癖冷气，食饮不为肌肤，膝痹足不能行。

8. 地机

(1) 异名：脾舍（《针灸甲乙经》），太阴郄（《千金要方》），地箕（《医学入门》）。

(2) 穴源：首见于《针灸甲乙经》。

(3) 定位：在小腿内侧，当内踝尖与阴陵泉的连线上，阴陵泉下3寸。

(4) 穴性：足太阴经之郄穴。

(5) 主治：腹痛，泄泻，小便不利，水肿，月经不调，痛经，遗精。

(6) 释名：地者，天地之谓，对之于天。《乐府诗集·木兰诗》："双兔傍地走，安能辨我是雄雌。"《素问·阴阳应象大论》："积阳为天，积阴为地。""清阳为天，浊阴为地；地气上为云，天气下为雨；雨出地气，云出天气。"说见阳明胃经地仓穴。机（機）者，枢机、机关、机要等之谓。《说文·木部》："主发谓之机。"《尚书·太甲》："若虞机张，往省括于度，则释。"《国语·周语》："耳目，心之枢机也。"《庄子·至乐》："万物皆出于机，皆入于机。"古文中"機"与"机"是两个字，"机"本木名，即榿木树。《说文·木部》："木也。"现在"机"乃是"機"的简化字。

地机，在兵法中作利用"路狭道险"的地形而言，乃喻"天时地利"之"地利"。《吴之兵法·论将》："凡兵有四机：一曰气机，二曰地机，三曰事机，四曰力机。"又："路狭道险，名山大塞，十夫所守，千夫不过，是谓地机。"

地机，作为腧穴名，《针灸甲乙经》言："一名脾舍，足太阴别走上一寸空，在膝下五寸。"地者，在此作下部、下肢而言，喻足太阴脾土。土为地之体，万物生长之源，脾土亦为气血化生之本。经言："腰以上为天，腰以下为地。"说见任脉经天突穴。又谓"身半以上，天之分也，天气主之；身半以下，地之分也，地气主之。半，所谓天枢也"。说见阳明胃经天枢穴。地机于地部之中，为脾土之枢机，贵为脾土之郄，乃脾经之脉气深聚之处，为脾经之要穴。穴居阴陵泉下，可谓险要之地，故名地机。

（7）文献辑要

《针灸甲乙经》卷十一：溏瘕，腹中痛，脏痹，地机主之。

《铜人腧穴针灸图经》卷五：治女子血瘕，按之如汤沃股内至膝，丈夫溏泄，腹胁气胀，水肿腹坚，不嗜食，小便不利。

《针灸大成》卷六：主腰痛不可俯仰，溏泄，腹胁胀，水肿腹坚，不嗜食，小便不利，精不足，女子癥瘕，按之如汤沃股内至膝。

9. 阴陵泉

（1）异名：阴之陵泉（《灵枢·本输》）。

（2）穴源：首见于《灵枢·九针十二原》。

（3）定位：在小腿内侧，胫骨内侧髁下缘与胫骨内侧缘之间的凹陷中。

（4）穴性：足太阴经之合穴。

（5）主治：腹胀，泄泻，水肿，黄疸，小便不利或失禁，膝痛。

（6）释名：阴，在任脉经会阴、阳明胃经阴市等穴中已述。在此阴有两层含义：一为太阴脾经之"阴"，即本穴为阴经之穴；二是指内外部位之阴。《素问·金匮真言论》有言："夫言人之阴阳，则外为阳，内为阴。"本穴位于小腿内侧，故称之为"阴"。陵者，地势高低之谓，如山陵、丘陵等，说见阳明胃经外陵穴。泉者，水聚而出水之处也，谓之泉水。《尔雅·释水》："滥泉正出，正出，涌出也；沃泉县（悬）出，县出，下出也；氿泉穴出，穴出，仄出也。"说见任脉经廉泉穴。

阴陵泉，《灵枢·本输》言：脾"入于阴之陵泉。阴之陵泉，辅骨之下陷者之中也，伸而得之。为合。"《针灸甲乙经》言："阴陵泉者，水也。在膝下内侧辅骨下陷者中，伸足乃得之。足太阴脉之所入也，为合。"穴居小腿内侧，胫骨内侧髁下缘凹陷中，此处骨高如陵，又为太阴脾经合穴，穴性属水，乃阴中之阴，脾经脉血深聚于此，犹阴侧陵下之深泉也，水出于泉，故名阴陵泉。阴者，对之于阳，本穴对之于阳陵泉。

（7）文献辑要

《灵枢·九针十二原》：疾高而内者，取之阴之陵泉。

《针灸甲乙经》卷八：腹中气盛，腹胀逆，不得卧，阴陵泉主之。卷九：腹中气胀，嗌嗌不嗜食，胁下满，阴陵泉主之……肾腰痛不可俯仰，阴陵泉主之。卷十二：溏，不化食，寒热不节，阴陵泉主之……女子疝瘕，按之如以汤沃其股，内至膝，飧泄，妇人阴中痛，少腹坚急痛，阴陵泉主之。

《铜人腧穴针灸图经》卷五：治腹中寒，不嗜食，膈下满，水胀腹坚，喘逆不得卧，腰痛不得俯仰，霍乱，疝瘕，小便不和，气淋，寒热不节。

《东医宝鉴》卷八十五：阴陵泉治胁腹满，刺中下部尽皆松。

10. 血海

（1）异名：百虫窠（《类经图翼》），血郄（《经穴纂要》）。

（2）穴源：首见于《针灸甲乙经》。

（3）定位：屈膝，在大腿内侧，髌底内侧端上 2 寸，当股四头肌内侧头的隆起处。

（4）穴性：属足太阴经。

（5）主治：月经不调，崩漏，经闭，瘾疹，湿疹，丹毒。

（6）释名：血者，阴液之谓，对之于气，为构成人体和维持人体生命活动的基本物质之一，其作用主要体现在阴阳和濡润等方面。《说文·血部》："祭所荐牲血也。从皿，一象血形。"《释名·释形体》："血，濊也，出于肉，流而濊濊也。"濊，《说文·水部》："水多貌。"《关尹子·四符》篇："一为父，故受气于父，气为水。二为母，故受血于母，血为火。"《易·说卦传》："坎为血卦。"疏："取其人之有血，犹地之有水也。"《礼记·中庸》："凡有血气者，莫不尊亲。"《周礼·大宗伯》："以血祭，祭社稷、五祀五岳。"《公羊传·僖公十九年》："叩其鼻，以血社也。"海者，水之总汇之处，百川皆归之。《灵枢·海论》："人有髓海，有血海，有气海，有水谷之海。凡此四者，以应四海也。"说见任脉经气海穴。

血海，《针灸甲乙经》言："在膝膑上内廉白肉际二寸中，足太阴脉气所发。"血乃水谷所化。《灵枢·决气》言："何谓血？岐伯曰：中焦受气，取汁变化而赤，是谓血。"《灵枢·营卫生会》又有言："中焦亦并胃中，出上焦之后，此所受气者，泌糟粕，蒸津液，化其精微，上注于肺脉，乃化而为血，以奉生身，莫贵于此，故独得行于经隧。"脾胃乃生气化血之源，太阴脾为多血少气之经，阳明胃为多气多血之经，两者互为表里。血海一穴，位于膝上内侧，乃脾经血气归聚之海，主治崩经带产，以及男女之血分诸证，犹言治血症之渊海，针灸此穴有引血归脾之效，犹如江河百川入归诸海之意，因名血海。又因穴处有隙，故又有血郄之别称。《类经图翼》称之"百虫窠"，似因本穴以主治湿痒疮毒见长，又可意会为虫乃嗜血之物，百虫居此，嗜阴血也，皆因此处阴血之多聚、隆盛也。

（7）文献辑要

《针灸甲乙经》卷十二：妇人漏下，若血闭不通，逆气胀，血海主之。

《铜人腧穴针灸图经》卷五：治女子漏下，恶血，月事不调，逆气腹胀。

《针灸大成》卷三：热疮臁内年年发，血海寻来可治之。

《类经图翼》：主治女子崩中漏下，月事不调，带下，气逆腹胀，先补后泻，又主肾脏风，两腿疮痒，湿不可当。

《东医宝鉴》卷八十五：血海主治诸血疾，兼治诸疮病自轻。

11. 箕门

（1）异名：无。

（2）穴源：首见于《针灸甲乙经》。

（3）定位：在大腿内侧，当血海与冲门连线上，血海上 6 寸。

（4）穴性：属足太阴经。

（5）主治：小便不利，遗尿，腹股沟肿痛。

（6）释名：箕者，簸箕之谓，指扬米去糠的器具。《说文·箕部》："簸也。"《康熙字典·竹部》："受物有去来。去来，客之象。箕为天口，主出气，是箕有舌，象谗言。"《广韵》："箕，箕帚。"《礼记·曲礼》："凡为长者粪之礼，必加帚于箕上。"张腿而坐称为箕踞，为不端之状，是一种轻慢傲视对方的姿态。《汉书·陈余传》："高祖箕踞骂詈。"《礼记·曲礼》："立毋跛，坐毋箕，寝毋伏。"疏："箕谓舒展两腿，状如箕舌也。"门者，出入之道。《玉篇》："门，人所出入也。"说见任脉经石门、太阴肺经云门等穴。

箕，又为星宿名，指箕宿，二十八宿之一，东方青龙七宿的末一宿，有星四颗。《诗经·小雅》："维南有箕，载翕其舌。"《尔雅正义》："箕，四星，二为踵，二为舌，踵在上，舌在下，踵狭而舌广。"《尔雅·释天》："析木之津，箕斗之闲，汉津也。"疏："天汉在箕斗二星之间，箕在东方木位，斗在北方水位。分析水木，以箕星为隔。隔河须津梁以渡，故此次为析木之津。"

箕门，《针灸甲乙经》言："在鱼腹上越两筋间，动脉应手，太阴内部。足太阴脉气所发。"穴居阴股内血海穴之上六寸，此为股四头肌内侧头与缝匠肌两筋所在，状若鱼腹。取用本穴，必两腿分张，其形似箕，脾脉由此处上行入腹，犹当箕星之门，故名箕门。

（7）文献辑要

《千金要方》卷三十：主阴跳，小便难。

《外台秘要》：治淋遗溺，鼠蹊肿痛，小便难。

12. 冲门

（1）异名：慈宫（《针灸甲乙经》），上慈宫（《针灸聚英》）。

（2）穴源：首见于《针灸甲乙经》。

（3）定位：在腹股沟外侧，距耻骨联合上缘中点3.5寸，当髂外动脉搏动处的外侧。

（4）穴性：属足太阴经。《针灸甲乙经》：足太阴、厥阴之会。《外台秘要》：足太阴、阴维之会。

（5）主治：腹痛，疝气，崩漏，带下。

（6）释名：冲者，冲要、突起等之谓。《楚辞·河伯》："冲风起兮水横波。"《史记·滑稽列传》:"此鸟不飞则已,一飞冲天;不鸣则已,一鸣惊人。"说见阳明胃经气冲、冲阳等穴。门者,出入之道,乃指经气流注开阖之处。说见任脉经石门等穴。

冲门,《针灸甲乙经》言:"上去大横五寸,在府舍下,横骨两端约文中动脉。足太阴、厥阴之会。"穴居下腹,与气冲齐平,同为腹股沟股动脉搏动应手处,为太阴脾经脉气所过之重要关隘。足太阴之脉自箕门穴上行,由此直冲入腹,故名冲门。腧穴中以"冲"为名者,均有经气流注的要冲,所在之处多有动脉应手,以脉气如同水流上冲而形成脉动,言血气突起、上冲、横冲等,喻之气盛血多,此类腧穴有气冲、太冲、冲门、冲阳等。

(7) 文献辑要

《针灸甲乙经》卷九:寒气腹满,瘕,淫泺,身热,腹中积聚疼痛,冲门主之。

《千金要方》卷三十:乳难,子上冲心,阴疝,刺冲门。

《针灸大成》卷六:主腹寒气满,腹中积聚疼,瘕,淫泺,阴疝,妇人难乳,妊娠子冲心,不得息。

13. 府舍

(1) 异名:无。

(2) 穴源:首见于《针灸甲乙经》。

(3) 定位:在下腹部,当脐中下 4.3 寸,冲门上方 0.7 寸,距前正中线 4 寸。

(4) 穴性:足太阴、厥阴、阴维脉之会。

(5) 主治:腹痛,疝气,积聚。

(6) 释名:府者,府藏、府仓之谓,储藏财物之所。《孟子·告子下》:"今之事君者,皆曰我能为君辟土地,充府库。"说见督脉经风府、太阴肺经中府等穴。府,又通"腑"。《周礼·天官·疾医疏》:"六府,胃小肠大肠膀胱胆三焦,以其受盛,故谓之为府。"《素问·脉解》:"所谓上喘而为水者,阴气下而复上，上则邪客于藏府间，故为水也。"舍者，宅舍、居所之谓，引为停留、聚集等义。《前汉书·高祖纪》："高祖适从旁舍来。"说见阳明胃经气舍等穴。

府舍，《针灸甲乙经》言："在腹结下三寸，足太阴、阴维、厥阴之会。此脉上下入腹络胸，结心肺，从胁上至肩，比太阴，三阴阳明支别。"本穴为足太阴、阴维、厥阴三阴之会，三脉从此上下入腹络肝脾，结心肺，穴处犹如内府元气储藏之宅，又如诸脏腑聚集所居之处，亦为太阴脾经脉气聚居之处所，故名之府舍。府舍一穴，上对于太阴肺经之中府穴，中府为胸气之府，府舍为腹气之府，上下贯通，以完成气血升降之机。

（7）文献辑要

《针灸甲乙经》卷八：疝瘕，髀中急痛，循胁，上下抢心，腹痛积聚，府舍主之。卷十一：厥逆霍乱，府舍主之。

《针灸大成》卷六：主疝瘕，痹中急疼，循胁上下抢心，腹满积聚，厥气霍乱。

14. 腹结

（1）异名：腹屈（《针灸甲乙经》），肠结（《千金翼方》），肠窟（《外台秘要》），肠屈（《铜人腧穴针灸图经》），临窟（《西方子明堂灸经》），阳窟（《针灸聚英》）。

（2）穴源：首见于《针灸甲乙经》。

（3）定位：在下腹部，大横下 1.3 寸，距前正中线 4 寸。

（4）穴性：属足太阴经。

（5）主治：腹痛，泄泻，疝气。

（6）释名：腹者，人体部位名，肚腹之谓。《说文·肉部》："厚也。"《说文解字段注》："谓腹之取名，以其厚大。"《说文通训定声》："腹，脐上下两旁也。"《释名·释形体》："腹，复也，富也。肠胃之属，以自裹盛，复于外复之，其中多品，似富者也。"又言："自脐以下曰水腹，小汋所聚也。又曰少腹。少，小也，比于脐以上为小也。"《素问·评热病论》："腹者至阴之所居。"结者，原意为用绳等条状物打成的系结，引申为结聚、凝结、关键等义。《说文·纟部》："缔也。"《礼记·曲礼》："德车结旌。"注："结，谓收敛之也。"疏："结，缠其旌者于竿也。"《前汉书·五行志》："衣有襘，带有结。"《诗经·桧风》："我心蕴结兮。"《易·系辞》："上古结绳而治。"《玉篇》："要也。"《管子·枢言》："先王贵诚信。诚信者，天下之结也。"

腹结，《针灸甲乙经》言："在大横下一寸三分。"位于腹部，大致与气海穴相平。此穴为腹气结聚之处，肠之痛结者可舒，而滑泄者亦可敛也。约当腹部结束衣带之处，临床亦多用于治疗腹痛积聚之疾，以其有行郁破结之效，故名腹结。又，结有"曲"之义。《广雅·释诂》："曲也。"腹乃肠之居所，盘曲之象显矣，故名之腹结。

腹结又诸多别称，其名皆与腧穴所在之部位有关，尤以腹肠之多曲、多隙为说。

（7）文献辑要

《针灸甲乙经》卷十一：绕脐痛，抢心，膝寒，注利，腹结主之。

《铜人腧穴针灸图经》卷四：治绕脐痛，上冲抢心，腹寒泄利，咳逆。

《类经图翼》：主咳逆，绕脐腹痛，中寒泻痢，心痛。

15. 大横

（1）异名：肾气（《纲目》）。

（2）穴源：首见于《针灸甲乙经》。

（3）定位：在腹中部，距脐中 4 寸。

（4）穴性：足太阴、阴维之会。

（5）主治：泄泻，便秘，腹痛。

（6）释名：大者，巨大、广大等之谓，对之于小。说见督脉经大椎、阳明胃经大迎等穴。大，又指代"人"。《诗经·小雅》："既醉既饱，小大稽首。"《世说新语·赏誉》："刘道生日夕在事，大小殊快。"横者，本意是门前的栅栏或横木。《说文·木部》："阑木也。"横，又指地理上的东西向，与"纵"相对。《楚辞·招隐》："不知横之与纵。"注："纬曰横，经曰纵。"《太玄卷·七玄莹》："曰从与横。"注："东西曰横。"《淮南子·览冥训》："纵横间之，举兵而相角。"引为宽阔、广远等义。《礼记·乐记》："钟声铿铿以立号，号以立横，横以立武。"横，又指代脐，道经称脐为横津。《黄庭内景经》："横津三寸灵所居，隐芝翳郁自相扶。"注："脐在胞上，故曰横津。"

大横，《针灸甲乙经》言："在腹哀下三寸，直脐旁，足太阴、阴维之会。"穴居中腹，与脐齐平，若以横为脐言，此穴横居人身之中，在脐旁之大横纹中，故名大横。若以此穴内景言，穴应肠腑，平脐，内有横结肠所过，其处至广而大，穴当其位，故名大横。

（7）文献辑要

《针灸甲乙经》卷十：大风，逆气，多寒，善悲，大横主之。

《千金要方》卷二十：四肢不可举动，多汗洞痢，灸大横随年壮。卷三十：大横主少腹热，欲走，太息。

16. 腹哀

（1）异名：无。

（2）穴源：首见于《针灸甲乙经》。

（3）定位：在上腹部，当脐中上 3 寸，距前正中线 4 寸。

（4）穴性：足太阴、阴维之会。

（5）主治：消化不良，腹痛，便秘，痢疾。

（6）释名：腹者，人体部位名，脘腹之谓。说见本经腹结穴。哀者，悲鸣、哀痛之谓。《说文·口部》："闵也。"《说文解字段注》："闵也。闵，吊者在门也。引申之凡哀皆曰闵。"《广雅·释诂》："哀，痛也。"《周礼·大宗伯》："以凶礼哀邦国之忧。"《礼记·檀弓》："有妇人哭于墓间而哀。"《左传·僖公三十三年》："秦不哀吾之丧而伐吾同姓。"哀，又通"爱"。《管子·侈靡》："国虽弱，令必敬以哀。"《淮南子·说山》："各哀其所生。"《吕氏春秋·报更》："人主胡可以不务哀士？"《释名·释言语》："哀，爱也。爱，乃思念之也。"

腹哀，《针灸甲乙经》言："在日月下一寸五分，足太阴、阴维之会。"穴居腹部，此处肠鸣之声可闻，似哀似恸，故名之腹哀。又《春秋繁露》云："哀气为太阴而当冬。"盖以哀气主阴，阴气为用多闭结，人在哀痛至极时，常言柔肠百结、令人断肠，均是因哀及肠，肠动而腹振，皆哀气之所致也。脾土为太阴之象，由此，必须珍视爱护，庶乎哀痛不生，而哀痛者亦可止也，故名之腹哀。

腹哀有别名肠哀，其理亦如腹哀。又有肠屈别名，言腹内肠管盘曲不直之意。惜笔者未见其出处。

（7）文献辑要

《针灸甲乙经》卷十一：便脓血，寒中，食不化，腹中痛，腹哀主之。

《针灸聚英》卷一上：主寒中食不化，大便脓血。

17. 食窦

（1）异名：命关（《扁鹊心书》）。

（2）穴源：首见于《针灸甲乙经》。

（3）定位：在胸外侧部，当第 5 肋间隙，距前正中线 6 寸。

（4）穴性：属足太阴脾经。

（5）主治：胸胁胀痛，噫气，翻胃，腹胀，水肿。

（6）释名：食，用作名词即饭食之谓，用作动词即吃食之义。《说文·食部》："一米也。"按："六谷之饭曰食。"《周礼·膳夫》："掌王之食饮。"《左传·隐公元年》："小人有母，皆尝小人之食矣。"《战国策·齐策》："孟尝君使人给其食用，无使乏。"《孟子·梁惠王上》："狗彘之畜，无失其时，七十者可以食肉矣。"苏洵《六国论》："吾恐秦人食之不得下咽也。"袁枚《祭妹文》："哭汝既不闻汝言，奠汝又不见汝食。"窦者，洞穴、窦道等之谓。《礼记·礼运》："礼义者，顺人情之大窦也。"《说文·穴部》："空也。"《说文解字段注》："空、孔古今语，凡孔皆谓之窦。古亦借渎为之。"故窦又有水道等义。《左传·襄公二十六年》："齐乌余袭我，高鱼有大雨，自其窦入。"注："雨故水窦开."《韩非子·五蠹》:"泽居苦水者,买庸而决窦."《周礼·冬官考工记》:"宫中之窦,其崇三尺."

食窦,《针灸甲乙经》言:"在天溪下一寸六分陷者中,足太阴脉气所发."穴居胸部,平齐中庭,为上焦.《灵枢·营卫生会》有"上焦如雾"之言,形容上焦具有宣发卫气、布散水谷精微的功能,如自然界之雾露弥漫,是为清气.《素问·六节藏象论》:"饮食入胃,游溢精气,上输于脾,脾气散精,上归于肺."食窦一穴,乃食气(水谷精微之气)上输心肺的通道,故名之食窦.亦如《古法新解会元针灸学》所言:"食窦者,饮食入胃,胃之原气出注于肠,谷精入脾,养肺,使食谷之精气,穿透胸膈,以助肺气,故名食窦."

(7) 文献辑要

《扁鹊心书》:妇人产后,腹胀,水肿,灸命关百壮;黄疸,眼目及遍身皆黄,小便赤色,乃冷物伤脾所致,灸右命关一百壮,忌服凉药;若兼黑疸及房劳伤肾,再灸命门三百壮;翻胃食已即吐,乃饮食失节,脾气损也,灸命关三百壮;老人大便不禁,乃脾肾气衰,灸左命关,关元各二百壮.此穴属脾,又名食窦穴,能接脾脏真气,治三十六种脾病.

《针灸大成》卷六:主胸胁支满,膈间雷鸣,常有水声,膈痛.

《类经图翼》:主咳唾逆气,饮不下.

18. 天溪

(1) 异名:无.

(2) 穴源:首见于《针灸甲乙经》.

(3) 定位:在胸外侧部,当第4肋间隙,距前正中线6寸.

(4) 穴性:属足太阴经.

(5) 主治:胸胁疼痛,咳嗽,乳痛,乳汁少.

(6) 释名:天者,言其高也,至高无上之义,对之于地.《灵枢·阴阳系日月》:"腰以上为天,腰以下为地.故天为阳,地为阴."说见任脉经天突、太阴肺经天府等穴.以天字命名的腧穴多在头部、颈部、胸部这些比较靠上的部位，诸如天容、天窗、天牖、天柱、天池、天溪之类。溪者，溪谷、水溪等之谓。《广雅》："溪，谷也。"说见阳明大肠经阳溪等穴。

天溪，《针灸甲乙经》言："在胸乡下一寸六分陷者中，足太阴脉气所发。"此穴位于胸部，平齐天池、膻中等穴，为天部。《素问·气穴论》："肉之大会为谷，肉之小会为溪。肉分之间，溪谷之会，以行荣卫，以会大气。"本穴在第四肋间，若两山之间溪谷，又连于两肋骨间肌肉，正应肉之小会之说，故名天溪。又，天溪乃在乳旁2寸，主治妇人乳少、乳痈诸疾，乳汁涌出，犹如溪流而出，因名天溪，此说从治症而言，虽为牵强，仍为一说。

（7）文献辑要

《千金要方》卷三十：主喉鸣，暴暗，气哽……主乳肿痈溃。

《外台秘要》：治胸中满痛，乳肿贲膺，咳逆上气，喉中有声。

《医学入门》：主喘气，乳肿，痈溃贲膺。

《针灸大成》卷六：主胸中满痛，贲膺，咳逆上气，喉中作声，妇人乳肿溃痈。

19. 胸乡

（1）异名：无。

（2）穴源：首见于《针灸甲乙经》。

（3）定位：在胸外侧部，当第3肋间隙，距前正中线6寸。

（4）穴性：属足太阴脾经。

（5）主治：胸胁胀痛。

（6）释名：胸者，胸部、胸膺之谓。《说文·肉部》："膺也。本作匈。"《素问·腹中论》："有病胸胁支满者，妨于食。""有病膺肿，头痛，胸满腹胀……"《灵枢·胀论》："夫胸腹，脏腑之郭也。"乡者，原野寥阔处也，引申指处所。《荀子·赋》篇："天地易位，四时易乡。"《释名·释州国》："乡，向也，众所向也。"《尔雅·释宫》："两阶间谓之乡。"《素问·阴阳应象大论》："定其血气，各守其乡。"

胸乡，《针灸甲乙经》言："在周荣下一寸六分陷者中，足太阴脉气所发。"穴居胸部，阳明胃经之膺窗穴旁，两肋之间，正有两阶之象，喻为胸部之户牖，故名胸乡。本穴治症以胸膺疾病为主，亦解之谓治胸疾之乡，故名胸乡。

（7）文献辑要

《针灸甲乙经》卷九：胸胁支满，却引背痛，卧不得转侧，胸乡主之。

《外台秘要》卷三十九：主胸胁支满，却引背痛，卧不得转侧。

20. 周荣

（1）异名：无。

（2）穴源：首见于《针灸甲乙经》。

（3）定位：在胸外侧部，当第2肋间隙，距前正中线6寸。

（4）穴性：属足太阴经。

（5）主治：咳嗽，气逆，胸胁胀满。

（6）释名：周者，周密、周到等之谓。《说文·口部》："密也。"《说文解字段注》："密，山部曰山如堂者，引申训为周致也。"《国语·鲁语》："忠信为周。"《周礼·冬官考工记》："橐之而约则周也。"《左传·昭公四年》："其藏之也周，其用之也徧。"《管子·枢言》篇："先王贵当贵周，周者不出于口，不见于色，一龙一蛇，一日五化之谓周。"注："深密不测，故周也。"《孙子·谋政》："辅周则国必强。"荣，原意指梧桐木，有繁荣、繁华等义。《说文·木部》："桐木也。从木，荥省声。一曰：屋栭之两头起者为荣。"《尔雅·释草》："木谓之华，草谓之荣。不荣而实者谓之秀，荣而不实者谓之英。"《淮南子·时则训》："秋行夏令为华，行春令为荣。"荣，在此作荣养等义。《素问·痹论》："荣者，水谷之精气也。和调于五脏，洒陈于六腑，乃能入于脉也。"

周荣，《针灸甲乙经》言："在中府下一寸六分陷者中，足太阴脉气所发。"本穴为太阴脾经位居最高之腧穴，脾主运化，水谷精微由脾所运。然水谷精微之气必与自然之清气结合，方能发挥其濡养、荣润人身的作用。本穴与肺、胃等经为邻，穴上为中府穴，脾经之脉气上输于肺，入于中府，周流全身，而行荣养之责。所谓密而无隙谓之周，茂盛华美谓之荣，先后天之气交会于此，荣敷周身，包罗内外矣，故名之周荣。又有言："诸湿肿满，皆属于脾。"盖因脾具运化水湿之功。本穴治症主胸胁胀满、饮食不下，乃脾健湿去、胸宽气顺之应，由此脾之统血散精方发挥至极，以致荣气周流全身，以此意名之周荣。

（7）文献辑要

《千金要方》卷三十：治食不下，喜饮。

《外台秘要》卷三十九：胸胁支满，不得俯仰，饮食不下，咳唾陈脓。

《针灸大成》卷六：主胸胁满不得俯仰，食不下，喜饮，咳唾秽脓，咳逆，多涎。

21. 大包

（1）异名：无。

（2）穴源：首见于《灵枢·经脉》。

（3）定位：在侧胸部，腋中线上，当第6肋间隙处。

（4）穴性：脾之大络。

（5）主治：气喘，胸胁病，全身疼痛，四肢无力。

（6）释名：大者，广大、巨大等之谓，对之于小。说见督脉经大椎、阳明胃经大巨等穴。包者，原意指包裹，即将东西包裹起来。又有包罗、包容等义。《说文·包部》："象人裹妊，巳在中，象子未成形也。元气起于子。子，人所生也。"《诗经·召南》："野有死麇，白茅包之。"《礼记·乐记》："倒载干戈，包之以虎皮。"《水经注·河水》："河水分流，包山而过。"沈括《梦溪笔谈》："皆包在诸谷中。"在此，包有总揽义。

大包，《灵枢·经脉》言："脾之大络，名曰大包。出渊腋下三寸，布胸胁。"《针灸甲乙经》言："在渊腋下三寸，脾之大络。布胸胁中，出九肋间，及季胁端，别络诸阴者。"此穴系足太阴脾经之大络，脾胃为后天之本，五行属土，有坤象，无所不包，无所不容。《类经图翼》谓："总统阴阳诸络，由脾灌溉五脏。"脏腑百骸皆受其益，因名大包。杨上善言："脾为中土，四脏之主包裹处也，故曰大包也。"大包者，寓广大包容、通达周布之意也。

（7）文献辑要

《灵枢·经脉》：实则身尽痛，虚则百节尽皆纵，此脉若罗络之血者，皆取之脾之大络脉也。

《针灸甲乙经》卷九：大气不得息，息即胸胁中痛，实则其身尽痛，虚则百节尽纵，大包主之。

《针灸大成》卷六：主胸胁中痛，喘气，实则身尽痛，泻之；虚则百节尽皆纵，补之。

第七章　手少阴心经

一、经脉

1. 循行　心手少阴之脉，起于心中，出属心系，下膈，络小肠。

其支者，从心系上挟咽，系目系。

其直者，复从心系，却上肺，下出腋下，下循臑内后廉，行太阴、心主之后，下肘内，循臂内后廉，抵掌后锐骨之端，入掌内后廉，循小指之内，出其端（《灵枢·经脉》）。

2. 病候　是动则病嗌干心痛，渴而欲饮，是为臂厥。

是主心所生病者，目黄胁痛，臑臂内后廉痛厥，掌中热痛（《灵枢·经脉》）。

二、腧穴

手少阴心经经穴分布在腋下，上肢掌侧面的尺侧缘和小指的桡侧端。起于极泉，止于少冲，左右各9穴。

1. 极泉

（1）异名：无。

（2）穴源：首见于《针灸甲乙经》。

（3）定位：在腋窝顶点，腋动脉搏动处。

（4）穴性：属手少阴经。

（5）主治：心痛，咽干烦渴，胁肋疼痛，瘰疬，肩臂疼痛。

（6）释名：极者，至高、至上等之谓，即最、尽等义。《后汉书·蔡茂传》："茂初在广汉，梦坐大殿，极上有三穗禾，茂跳取之，得其中穗，辄复失之。"《尔雅·释地》："东至于泰远，西至于邠国，南至于濮鈆，北至于祝栗，谓之四极。"《尚书·洪范》："威用六极：一曰凶短折，二曰疾，三曰忧，四曰贫，五曰恶，六曰弱。"《史记·留侯世家》："今以三寸之舌，为帝者师，封万户，位列侯，此布衣之极，于良足矣。"司马迁《报任安书》："是以就极刑而无愠色。"说见任脉经中极等穴。泉者，泉水、泉眼之谓，言有水出焉。《诗经·卫风》："我思肥泉，兹之永叹。"《诗经·小雅》："如彼泉流。"陶渊明《归去来兮辞》："泉涓涓而始流。"《玉篇》："泉，泉水也。今作源。"说见任脉经廉泉、太阴脾经阴陵泉等穴。

极泉，《针灸甲乙经》言："在腋下筋间，动脉入胸中。手少阴脉气所发。"此穴为手少阴心经出腋首穴，位居至高，如君登极。心者，君主之官，居庙堂之高远，为胸部之极深处。少阴于六经为最里，本经之气，承足太阴经循经内行。其支者，复从胃，别上膈，注心中，传交手少阴经。心主血脉，少阴心经之脉气由此透出，"腋下筋间"，即喙肱肌与肱三头肌之间，犹泉水之眼，流注于外，喻如极深之泉中水急流而出，故名极泉。取用本穴时，曲肘，手掌按于后枕，在腋窝中部有动脉搏动处，犹泉中水流涌动也。

（7）文献辑要

《铜人腧穴针灸图经》：治心痛干呕，四肢不收。

《医学入门》：主目黄咽干、心痛胁满、干呕烦渴、四肢不收。

《针灸大成》卷六：主臂肘厥寒，四肢不收，心痛干呕，烦渴，目黄，胁满痛，悲愁不乐。

2. 青灵

（1）异名：青灵泉（《医学入门》）。

（2）穴源：首见于《太平圣惠方》。

（3）定位：在臂内侧，当极泉与少海的连线上，肘横纹上3寸，肱二头肌的内侧沟中。

(4) 穴性：属手少阴经。

(5) 主治：头痛振寒，目黄，胁痛，肩臂疼痛。

(6) 释名：青者，五色之一，为东方之色。《说文·青部》："东方色也。木生火，从生丹，丹青之信言象然。凡青之属皆从青。"《释名·释采帛》："青，生也，万物之生时色也。"《尚书·洪范》："时则有青眚青祥。"《周礼·职金》："掌凡金玉锡石丹青之戒令。"注："青，空青也。"《荀子·劝学》："青取之于蓝，而青于蓝。"青，又为神名、州名、鸟名等。《史记·封禅书》："秦宣公作密畤于渭南，祭青帝。"《尚书·禹贡》："海岱惟青州。"《礼记·曲礼》："前有水，则载青旌。"注："青，青雀，水鸟。"灵者，神灵、灵验等之谓。《诗经·大雅》："神之精明者称灵。"《尚书·泰誓》："惟人万物之灵。"《楚辞·云中君》："灵连蜷兮既留。"说见督脉经灵台穴。

青灵，《太平圣惠方》言："在肘上三寸，伸肘举臂取之。"少阴君火之气，出于极泉，犹易经之震卦一阳居下。震出东方日出之地，东为春阳之起，万物借以发生，春色青青。心者，主血脉及神志，乃生之本，神之变。故《灵枢·邪客》言："心者，五脏六腑之大主也，精神之所舍也。"《素问·灵兰秘典论》："心者，君主之官也，神明出焉。"青灵者，象心神之清净神妙也，喻此穴处有生神之义，治症在神、在痛（青色主痛），颇为灵验，故名青灵。

《医学入门》别称青灵为青灵泉，盖因本穴处于肱二头肌的内侧沟中，犹泉之处也。

(7) 文献辑要

《太平圣惠方》：灸三壮，主肩不举，不能带衣也。

《铜人腧穴针灸图经》卷五：治肩臂不举，不能带衣，头痛振寒，目黄胁痛。

《针灸大成》卷六：主目黄头痛，振寒胁痛，肩臂不举，不能带衣。

《类经图翼》：振寒胁痛，肩臂不举。

3. 少海

（1）异名：曲节（《针灸甲乙经》）。

（2）穴源：首见于《针灸甲乙经》。

（3）定位：屈肘，当肘横纹内侧端与肱骨内上髁连线的中点处。

（4）穴性：手少阴经之合穴。

（5）主治：心痛，肘臂挛痛，瘰疬，头项痛，腋胁痛。

（6）释名：少者，不多、小微等之谓。《说文·小部》："不多也。"《说文解字段注》："不多则小，故古少小互训通用。"《礼记·礼器》："礼有以少为贵者。"《太玄·玄衡》："少，微也。"《易·略例》："夫少者，多之所贵也。"《韩非子·五蠹》："人民少而财有余。"少，亦有"幼"之义，对之于"老"。《玉篇》："幼也。"《增韵》："老之对也。"《礼记·月令》：仲春之月，"是月也，安萌牙，养幼少，存诸孤。"《淮南子·氾论》："武王崩，成王幼少。"海者，百川之汇，言聚集、汇聚等义。督脉经气海、太阴脾经血海等穴已述。

少海，地名。《山海经·东山经》："南望幼海。"晋郭璞注："即少海也。"《韩子·外储说左》："齐景公游少海。"注："少海，即渤海也。"又《淮南子·地形训》："东方曰大渚，曰少海。"高诱注："东方多水，故曰少海。亦泽名也。"

少海作为腧穴名，《针灸甲乙经》言："少海者，水也。一名曲节，在肘内廉节后陷者中，动脉应手。手少阴脉之所入也，为合。"此穴在肘横纹尺侧端陷凹中，为手少阴脉之所入，如水出于井，合入于海，故以少海地名借喻此穴，名之为少海。《针灸甲乙经》别称本穴为曲节者，因其穴居肘关节中，屈曲如关枢也。

（7）文献辑要

《针灸甲乙经》卷七：疟，背膂振寒，项痛引肘腋，腰痛引腹，四肢不举，少海主之。

《铜人腧穴针灸图经》卷五：治寒热、齿龋痛、目眩、发狂、呕吐涎沫、项不得回顾、肘挛、腋胁下痛、四肢不得举。

《扁鹊神应针灸玉龙经》：主头疼，项急，胸满，心烦及肩膊手臂麻木难举。

《针灸大成》卷六：气逆噫哕，瘰疬，心疼，手颤健忘。

《东医宝鉴》八十五：主腋下瘰疬，漏臂与风吹肘臂疼痛也，及癫痫羊鸣。

4. 灵道

（1）异名：无。

（2）穴源：首见于《针灸甲乙经》。

（3）定位：在前臂掌侧，当尺侧腕屈肌腱的桡侧缘，腕横纹上1.5寸。

（4）穴性：手少阴经之经穴。

（5）主治：心痛，心悸，暴喑，肘臂挛痛，手指麻木。

（6）释名：灵者，神灵、灵动等之谓，言变化之至微、至极等。屈原《九歌·湘夫人》："灵之来兮如云。"《说苑·修文》："积仁为灵。"刘禹锡《陋室铭》："水不在深，有龙则灵。"说见本经青灵穴。道者，道路、通道之谓。《山海经·海外北经》："道渴而死。"《史记·陈涉世家》："今天大雨，道不通，度已失期。"又指宇宙的本体及其规律。《荀子·天论》："修道而不贰，则天不能祸。"韩愈《师说》："师者，所以传道受业解惑也。"说见督脉经神道、阳明胃经水道等穴。

灵道，《针灸甲乙经》言："灵道者，金也。在掌后一寸五分，或曰一寸。手少阴脉之所行也，为经。"此穴在神门穴上，为手少阴心经所行之"经"穴。心藏神，神化而为灵。道为万物之所由，灵为一身之主宰，神灵有道，则形有所禀，气有所归矣。心经脉气至此，至灵至动，喻为人身阴阳交会之大道，下及神门，故名灵道。

（7）文献辑要

《千金要方》卷三十：心痛悲恐，相引瘛疭。

《铜人腧穴针灸图经》卷五：肘挛，暴喑不能言。

《针灸聚英》卷四：骨寒髓冷火来烧，灵道妙穴分明记。

《针灸大成》卷六：主心痛，干呕。

5. 通里

(1) 异名：无。

(2) 穴源：首见于《灵枢·经脉》。

(3) 定位：在前臂掌侧，当尺侧腕屈肌腱的桡侧缘，腕横纹上1寸。

(4) 穴性：为手少阴经之络穴。

(5) 主治：心悸，怔忡，暴喑，舌强不语，腕臂痛。

(6) 释名：通者，通达、顺畅、贯通等之谓。《说文·辵部》："达也。"《国语·晋语》："道远难通。"《吕氏春秋·达郁》："血脉欲其通也。"《易·系辞》："往来不穷谓之通。""始作八卦，以通神明之德。"《尔雅》："四时和为通正。"里者，邻里、里面等之谓。作为方位，对之于外。《素问·至真要大论》："里急暴痛。"《素问·刺腰痛》篇："肉里之脉。"说见任脉经建里穴。

通里，《灵枢·经脉》言："手少阴之别，名曰通里。去腕一寸半，别而上行，循经入于心中，系舌本，属目系。"《针灸甲乙经》言："通里，手少阴经，在腕后一寸，别走太阳。"本穴为手少阴之别络，从此别走手太阳小肠经，经气由此通达表里二经，故名通里。本穴由少阴心经、太阳小肠经而通达内府，通于心者，主治心悸、怔忡；"上挟咽，系目系"者，主治暴喑，舌强不语、目痛；别络小肠者，主治不能食、汗闭、崩漏下血等。杨上善有言："里，居处也。此穴乃是手少阴脉气别通为络居处，故曰通里也。"可细加品味。

(7) 文献辑要

《千金要方》卷三十：通里主心下悸，头眩病，热痛先不乐数日。

《外台秘要》：主热病先不乐，数日后热，热则卒心中懊侬，数欠频呻，悲恐，面赤而热，无汗，及癫。臂臑时痛。苦呕，喉痹，少气遗溺。

《针灸大成》卷六：欲言声不出，懊侬及怔忡，实则四肢重，头腮面颊红，虚则不能食，暴喑面无容，毫针微微刺，方信有神功。卷六：妇人经血过多崩中。实则支满膈肿，泻之。虚则不能言，补之。

《东医宝鉴》卷八十五：通里主治温热病，无汗懊侬心悸惊，喉痹苦呕暴喑哑，妇人经漏过多崩。

6. 阴郄

（1）异名：手少阴郄（《针灸甲乙经》），少阴郄（《外台秘要》）。

（2）穴源：首见于《针灸甲乙经》。

（3）定位：在前臂掌侧，当尺侧腕屈肌腱的桡侧缘，腕横纹上 0.5 寸。

（4）穴性：手少阴经之郄穴。

（5）主治：心痛，惊悸，骨蒸盗汗，吐血、衄血，暴喑。

（6）释名：阴者，阴阳之谓，对之于阳。《素问·阴阳应象大论》："阴阳者，天地之道也，万物之纲纪，变化之父母，生杀之本始，神明之府也。"又为部位而言。上为阳，下为阴；外为阳，内为阴，等等。说见任脉经会阴等穴。此处之"阴"，当有两义：一为手少阴之阴，二为位置之阴（内侧、经气深伏）。郄者，空隙、裂缝等之谓，与隙、却同。《正字通》："郄，同隙。"《礼记·曲礼》："诸侯相见于郄地曰会。"注："郄地，谓间隙之地。"《史记·张释之冯唐列传》："虽锢南山，犹有郄。"《康熙字典·邑部》："骨肉之交也。"《庄子·养生主》："批大郄，导大窾。"《素问·刺禁论》："刺郄中大脉，令人仆，脱色。"

阴郄，《针灸甲乙经》言："手少阴郄，在掌后脉中，去腕五分。"此穴位于上臂掌侧，为手少阴脉之郄穴，言其处为少阴脉气所深集、聚会之处，穴居尺侧腕屈肌腱桡侧，犹狭长之罅隙，故名阴郄，或手少阴郄、少阴郄，既言其位，又言其性。

（7）文献辑要

《针灸甲乙经》卷九：凄凄寒嗽，吐血，逆气，惊，心痛，手阴郄主之。

《铜人腧穴针灸图经》卷五：治失喑不能言，洒淅振寒，厥逆心痛，霍乱，胸中满，衄血，惊恐。

《针经》：泻阴郄止盗汗，治小儿骨蒸。

7. 神门

（1）异名：兑冲、中都（《针灸甲乙经》），兑骨（《难经》），锐中（《针灸聚英》）。

（2）穴源：首见于《针灸甲乙经》。

（3）定位：在腕部，腕掌侧横纹尺侧端，尺侧腕屈肌腱的桡侧凹陷处。

（4）穴性：手少阴经之输穴、原穴。

（5）主治：心痛，心烦，惊悸，怔忡，健忘，失眠，痴呆，癫狂痫，腕臂痛，胸胁痛。

（6）释名：神者，神明、精神之谓。中医对"神"有广义和狭义之分。广义者，指人体生命活动的外在总体表现，所谓"得神者昌，失神者亡"。狭义者，指人的精神、意识、思维等活动，所谓"心者，神之舍也""心出神明"，说见督脉经神道穴。门者，门户、门道等之谓，言出入之道也。《灵枢·小针解》："神者，正气也；客者，邪气也。在门者，邪循正气之所出入也。"说见任脉经石门、太阴肺经云门等穴。

神门，《针灸甲乙经》言："在掌后兑骨之端陷者中。手少阴脉之所注也，为俞。"心藏神，主神，神门为少阴心经之俞穴、原穴，为少阴之脉气流注和留止之所，入通于脏，乃心神出入通达之要冲。此穴位于掌后锐骨之端，有门之象，故名之神门。神门治症多在"神"，盖因本穴既能开心气之郁结，又能敛心气之涣散，犹门户之道，开阖自如也。故《玉龙歌》言："神门独治痴呆病，转手骨开得穴真。"

（7）文献辑要

《针灸甲乙经》卷七：心疟，令人烦心甚，欲得见清水，寒多，不甚热，刺手少阴，是谓神门。

《铜人腧穴针灸图经》卷五：治疟，心烦甚，欲得饮冷，恶寒则欲处温中，咽干，不嗜食，心痛数噫，恐悸，少气不足，手臂寒，喘逆，身热，狂悲哭，呕血，上气，遗溺，大小人五痫。

《扁鹊神应针灸玉龙经》：痴呆之症不堪亲，不识尊卑枉骂人，神门独治痴呆病，转手骨开得穴真。

《针灸大成》卷六：主疟心烦，甚欲得冷饮，恶寒则欲处温中。咽干不嗜食，心痛数噫，恐悸，少气不足，手臂寒，面赤喜笑，掌中热而哕，目黄胁痛，喘逆身热，狂悲狂笑，呕血吐血，振寒上气，遗溺失音，心性痴呆，健忘，心积伏梁，大小人五痫。

8. 少府

（1）异名：无。

（2）穴源：首见于《针灸甲乙经》。

（3）定位：在手掌面，第4、5掌骨之间，握拳时，当小指尖处。

（4）穴性：手少阴经之荥穴。

（5）主治：心悸，胸痛，小便不利，遗尿，阴痒痛，小指挛痛，掌中热。

（6）释名：少者，不多义之谓，又作幼小解。说见本经少海穴。府者，府库、府邸等之谓，藏物、藏财之所。此说在督脉经风府、太阴肺经中府等穴已述。

少府，一为官职名。《汉书·百官公卿表》："少府，秦官，掌山海池泽之税，以给共养，有六丞。"《后汉书·百官志》："少府，卿一人，中二千石。"注："掌中服御诸物，衣服宝货珍膳之属。丞一人，比千石。"少府所管事务至为广泛，其收入均为皇帝之私财，专供皇帝享用。

少府一穴，《针灸甲乙经》言："在小指本节后陷者中，直劳宫。手少阴脉之所留也，为荥。"本穴与劳宫为邻，同在掌握之中，犹宫中、府中也。本穴为少阴心经脉气汇聚之处，通达心之内府，宁心安神，喻之于官职，主心之事也，故名少府。

（7）文献辑要

《铜人腧穴针灸图经》卷五：主掌中热，手臂不伸。

《千金要方》卷三十：少府主阴痛，实则挺长寒热，阴暴痛遗尿，偏虚则暴痒气逆，卒疝，小便不利……主数噫悸气不足……主小便不利癃……主嗌中有气如息肉状……主烦满少气，悲恐畏人，掌中热，臂酸，肘腋挛急，胸中痛。手卷不伸。

《针灸聚英》卷四：心胸有病少府泻。

《针灸大成》卷六：痎疟久不愈，振寒，阴挺出，阴痒阴痛，遗尿偏坠，小便不利，太息。

9. 少冲

（1）异名：经始（《针灸甲乙经》）。

（2）穴源：首见于《针灸甲乙经》。

（3）定位：在小指末节桡侧，距指甲角 0.1 寸。

（4）穴性：手少阴经之井穴。

（5）主治：心悸，心痛，胸胁痛，癫狂，热病，昏迷。

（6）释名：少之义，本经少海、少府穴中已述，在此有幼、小等义。少阴心经腧穴中，言"小"者均称之为"少"，少海、少府、少冲之类，颇与经脉名之"少"相合，似有关联。冲者，冲要、突起等之谓。阳明胃经气冲、太阴脾经冲门等穴中已述。

少冲，《针灸甲乙经》言："心出少冲。少冲者，木也。一名经始，在手小指内廉之端，去爪甲角如韭叶。手少阴脉之所出也，为井。"少冲位于小指指甲角内侧端，为心经之所出井穴，喻其脉气较少。穴性属木，心乃少阴君火，木能生火，此处脉气虽小，已蕴生发之气，以井荥输经合之义，脉气突起，冲达于上，为合为海。以其转输之义，少阴心经传输于太阳小肠经，由阴转阳，化阴沉之气为阳春之和，径行手太阳之经路，此穴为心经脉气转输之要冲，亦蕴气血突起、交冲之义，故名本穴为少冲。

《古法新解会元针灸学》则言："少冲者，因肝之母为肾，心之母为肝，肾肝相生而化冲气，合于任脉，而通心脏。肝性酸同木，木生火化养气，赖冲气之根原，而通经筋，合肾真阴所主，而交手小指。心生血入肝以填之，气血实满冲变，经脏交换，故名少冲。《针灸甲乙经》别称少冲为经始者，因本穴为少阴之井，穴之开端之义。"

（7）文献辑要

《铜人腧穴针灸图经》卷五：治热病烦满，上气，心痛，痰冷少气，悲恐善惊，掌中热，胸中痛，口中热，咽中酸，乍寒乍热，手挛不伸，引肘腋痛。

《针灸大成》卷六：主热病烦满，上气，嗌干，渴，目黄，臑臂内后廉痛，胸心痛，痰气，悲惊寒热，肘痛不伸。

《东医宝鉴》卷八十五：少冲主治心胆虚，怔忡癫狂不可遗。

第八章　手太阳小肠经

一、经脉

1. 循行　小肠手太阳之脉，起于小指之端，循手外侧上腕，出踝中，直上循臂骨下廉，出肘内侧两筋之间，上循臑外后廉，出肩解，绕肩胛，交肩上，入缺盆，络心，循咽，下膈，抵胃，属小肠。

其支者，从缺盆循颈，上颊，至目锐眦，却入耳中。

其支者，别颊，上䪼，抵鼻，至目内眦，斜络于颧（《灵枢·经脉》）。

2. 病候　是动则病，嗌痛，颔肿，不可以顾，肩似拔，臑似折。

是主液所生病者，耳聋，目黄，颊肿，颈、颔、肩、臑、肘、臂外后廉痛（《灵枢·经脉》）。

二、腧穴

手太阳小肠经经穴分布在指、掌尺侧，上肢背侧面的尺侧缘，肩胛及面部。起于少泽，止于听宫，左右各19穴。

1. 少泽

（1）异名：小吉（《针灸甲乙经》），小结（《类经图翼》），少吉（《外台秘要》）。

（2）穴源：首见于《灵枢·本输》。

（3）定位：在小指末节尺侧，距指甲角0.1寸。

（4）穴性：手太阳经之井穴。

（5）主治：头痛，目翳，咽喉肿痛，乳痈，乳汁少，昏迷，热病。

（6）释名：少者，不多、幼小之谓。说见少阴心经少海、少冲等穴。泽者，润泽、水泽等之谓。《说文·水部》："光润也。"《荀子·礼论》："顺非而泽。"《素问·经络论》："热多则淖泽。"《素问·玉机真藏论》："色沃不泽。"《国语·周语》："泽，水之钟也。"《风俗通》："水草交厝，名之为泽。泽者，言其润泽万物，以阜民用也。"《释名·释地》："下而有水曰泽，言润泽也。"《左传·宣公十二年》："众散为弱，川壅为泽。"《韩非子·五蠹》："泽居苦水者，买庸而决窦。"

少泽，《灵枢·本输》言："手太阳小肠者，上合手太阳，出于少泽。少泽，小指之端也，为井金。"《针灸甲乙经》言："在手小指之端，去爪甲下一分陷者中。手太阳脉之所出也，为井。"少泽一穴，为太阳小肠经之所出井穴，穴性属金，太阳属水，金能生水，言其泽润也。小肠主受盛和化物，通过分清泌浊的功能完成对水液和精微物质的代谢，故有"小肠主液"之说。液者，阴液之谓，主润泽。《灵枢·决气》言："谷入气满，淖泽注于骨，骨属屈伸，泄泽，补益脑髓，皮肤润泽，是谓液。"又言："液脱者，骨属屈伸不利，色夭，脑髓消，胫痠，耳数鸣。"少者尚小、尚幼，少泽虽为太阳小肠经脉气初发而微小，亦一如太阳小肠经之"泽及万物"，故名少泽。太阳小肠经乃太阳寒水之气，承少阴君火之气，而化为阴柔之水性，本经首穴名之以"泽"，此阴阳互济，相辅相成之义也。

（7）文献辑要

《针灸甲乙经》卷七：振寒，小指不用，寒热汗不出，头痛，喉痹，舌急卷，小指之间热，口中热，烦心心痛，臂内廉及胁痛，聋，咳，瘰疬，口干，头痛不可顾，少泽主之。

《铜人腧穴针灸图经》卷五：治……目生肤翳覆瞳子。

《扁鹊神应针灸玉龙经》：妇人吹乳痛难消，吐血风痰稠似胶，少泽穴内明补泻，应时神效气能调。

《针灸大全》卷一：少泽应除心下寒。

《东医宝鉴》卷八十五：少泽主治衄不止，兼治妇人乳肿疼。

2. 前谷

（1）异名：手太阳（《千金要方》）。

（2）穴源：首见于《灵枢·本输》。

（3）定位：在手掌尺侧，微握拳，当小指本节（第5指掌关节）前的掌指横纹头赤白肉际。

（4）穴性：手太阳经之荥穴。

（5）主治：头痛，目痛，耳鸣，咽喉肿痛，乳少，热病。

（6）释名：前者，前进、先前以及方位之谓，言方位，则对之于"后"。《说文·止部》："不行而进谓之歬（前）。从止在舟上。"《广雅》："前，进也。"《韩非子·外储说右上》："然而驱之不前，却之不止。"《史记·廉颇蔺相如列传》："相如视秦王无意偿赵城，乃前曰……"《增韵》："前，后之对。"《广韵》："先也。"《礼记·檀弓》："我未之前闻也。"注："犹故也。"在此言前后之义，对之于后溪之"后"。谷者，泉出通川为谷，又肉之大会为谷。此意阳明大肠经合谷、太阴脾经漏谷等穴已述。

前谷，《灵枢·本输》言：小肠"溜于前谷。前谷，在手外廉本节前陷者中也。为荥。"《针灸甲乙经》言："前谷者，水也。在手小指外侧，本节前陷者中。手太阳脉之所溜也，为荥。"穴居手小指本节（第5指掌关节）前，所在之处骨肉相会，凹陷如谷，属手太阳小肠之荥穴，穴性属水，故名前谷。

（7）文献辑要

《针灸甲乙经》卷十：肘臂腕中痛，颈肿不可以顾，头项急痛，眩，淫泺，肩胛小指痛，前谷主之……臂不可举，头项痛，咽肿不可咽，前谷主之。

《千金要方》卷三十：主项强急痛不可以顾……主目系急，目上插……主臂腕急，腕外侧痛……主颊肿引耳后……主四肢不举。

《针灸大成》卷六：咳嗽吐衄，妇人产后无乳。

3. 后溪

（1）异名：无。

（2）穴源：首见于《灵枢·本输》。

（3）定位：在手掌尺侧，微握拳，当小指本节（第5指掌关节）后的远侧掌横纹头赤白肉际。

（4）穴性：手太阳经之输穴；八脉交会穴之一，通督脉。

（5）主治：头项强痛，目赤，耳聋，咽喉肿痛，腰背痛，癫狂痫，疟疾，手指及肘臂挛痛。

（6）释名：后者，乃前之对，言方位而已。《尚书·四命》："实赖左右前后有位之士，匡其不及。"说见督脉经后顶穴。在此对之于前谷之"前"。溪者，溪谷、溪水等之谓，又有"肉之小会为溪"之说，说见阳明大肠经阳溪、胃经解溪等穴。

后溪，《灵枢·本输》言：小肠"注于后溪。后溪者，在手外侧本节之后也。为俞。"《针灸甲乙经》言："后溪者，木也。在手小指外侧，本节后陷者中。手太阳脉之所注也，为俞。"穴居小指本节（第5指掌关节）后凹陷中，状如溪谷。握拳时，穴处肉起，犹肉之小会，又如溪谷之曲处，故名之为后溪。

（7）文献辑要

《针灸甲乙经》卷七：振寒寒热，肩臑肘臂痛，头不可顾，烦满身热，恶寒，目赤痛眦烂，生翳膜，暴痛，衄衊，发聋，臂重痛，肘挛，痂疥，胸中引臑，泣出而惊，颈项强，身寒，头不可以顾，后溪主之。

《扁鹊神应针灸玉龙经》：时疫痎疟寻后溪。

《针灸聚英》卷四：后溪专治督脉病，癫狂此穴治还轻。

4. 腕骨

（1）异名：无。

（2）穴源：首见于《灵枢·本输》。

（3）定位：在手掌尺侧，当第5掌骨基底与钩骨之间的凹陷处，赤白肉际。

（4）穴性：手太阳经之原穴。

（5）主治：头项强痛，耳鸣，目翳，黄疸，热病，疟疾，指挛腕痛。

（6）释名：腕者，人体组织及部位之谓，言手腕、腕骨、腕关节之类。《玉篇》："手腕也。"《集韵》："腕，握也。"《释名·释形体》："腕，宛也，言可宛屈也。"《东医宝鉴》卷八十"周身名位骨度"："腕者，臂掌骨接交处，以其宛屈故名也。"《战国策·魏策一》："天下之游士，莫不日夜扼腕，瞋目切齿。"骨者，骨骼之谓。说见阳明大肠经巨骨穴。

腕骨，古时解剖名，与今腕部豌豆骨等相当。《东医宝鉴》卷八十"周身名位骨度"："当外侧之骨，名曰高骨，一名锐骨，亦名踝骨。"腕骨作为腧穴名，《灵枢·本输》言：小肠"过于腕骨。腕骨，在手外侧腕骨之前。为原。"《针灸甲乙经》言："腕骨，在手外侧腕前，起骨下陷者中。手太阳脉之所过也，为原。"穴居手部腕骨部，骨穴同名，故名腕骨，为太阳小肠经之原穴。

（7）文献辑要

《针灸甲乙经》卷十：偏枯，臂腕发痛，肘屈不得伸，又风头痛，涕出，肩臂颈痛，项急，烦满惊，五指掣不可屈伸，战栗，腕骨主之。

《铜人腧穴针灸图经》卷五：目冷泪，生翳。

《针经指南》：因知腕骨祛黄。

《扁鹊神应针灸玉龙经》：脾家之症有多般，致成翻胃吐食难，黄疸亦须寻腕骨，金针必定夺中脘。

《医学入门》：腰连腿疼腕骨升。

5. 阳谷

（1）异名：无。

（2）穴源：首见于《灵枢·本输》。

（3）定位：在手腕尺侧，当尺骨茎突与三角骨之间的凹陷处。

（4）穴性：手太阳经之经穴。

（5）主治：头痛，目眩，耳鸣，耳聋，热病，癫狂痫，腕痛。

（6）释名：阳者，阴之对，含义颇多，可见督脉经至阳、阳明大肠经商阳、胃经冲阳等穴，在此指上肢外侧而言。谷者，山谷、水谷等之谓，又有"肉之大会曰谷"之说。说见阳明大肠经合谷、胃经陷谷、本经前谷等穴。

阳谷，《灵枢·本输》言：小肠"行于阳谷。阳谷，在锐骨之下陷者中也。为经。"《针灸甲乙经》言："阳谷者，火也。在手外侧腕中，兑骨下陷者中。手太阳脉之所行也，为经。"穴居上之外侧，当尺骨茎突与三角骨之间的凹陷处，状似两山谷之间隙，其处不及阳溪、阳池之宽深，故名阳谷，穴性属火，为小肠经所行之"经"穴。

（7）文献辑要

《针灸甲乙经》卷七：热病汗不出，胸痛不可息，颔肿，寒热，耳鸣，聋无所闻，阳谷主之……泄风汗出，腰项急，不可以左右顾及俯仰，肩弛肘废，目痛，痂疥，生疣，瘈疭，头眩目痛，阳谷主之。

《千金要方》卷三十：主自啮唇……主下牙齿痛……主目急痛赤肿……主肘痛时寒……主胁痛不得息……主笑若狂……主吐舌戾颈妄言……主热病振栗鼓颔，腹满，阴痿，色不变……主痔痛，腋下肿。

《针灸大成》卷六：小儿瘈疭，舌强不嗍乳。

6. 养老

（1）异名：无。

（2）穴源：首见于《针灸甲乙经》。

（3）定位：在前臂背面尺侧，腕背横纹上1寸，当尺骨小头近端桡侧凹缘中。

（4）穴性：手太阳经之郄穴。

（5）主治：目视不明，头项强痛，肩、背、肘、臂酸痛。

（6）释名：养者，供养、奉养等之谓。《说文·食部》："供养也。"《玉篇》："育也，畜也，长也。"《易·颐卦》："观颐，观其所养。"《诗经·周颂》："于铄王师，遵养时晦。"《礼记·郊特牲》："凡食养阴气也，凡饮养阳气也。"《荀子·礼论》："父能生之，不能养之。"《韩非子·五蠹》："不食力而养足。"老者，年老、老年之谓。《说文·老部》："考也。七十曰老，从人毛匕，言须发变白也。"《礼记·曲礼》："七十曰老而传。"《公羊传·宣公十一年》："使帅一二耋老而绥焉。"注："六十称耋，七十称老。"《诗经·郑风》："与子偕老。"《国语·吴语》："有父母耆老而无昆弟者以告。"《灵枢·卫气失常》："人年五十以上为老。"

养老，《针灸甲乙经》言："在手踝骨上一空，腕后一寸陷者中。"即前臂背面尺侧，尺骨小头近端桡侧缘，需转腕向胸，凹陷始见，乃小肠太阳经之郄穴。小肠者，主分清泌浊，糟粕者下转于大肠，精微者散之于脏，以奉养全身。《素问·阴阳应象大论》有言："年四十，而阴气自半也，起居衰矣。年五十，体重，耳目不聪明矣。年六十，阴痿，气大衰，九窍不利，下虚上实，涕泣俱出矣。"本穴以其治症多目视不明、耳闭不闻、体虚不温、肩臂疼痛等老年病症，故名之养老，言其充养正气、润泽肌肤等功效也。

（7）文献辑要

《针灸甲乙经》卷十：肩痛欲折，臑如拔，手不能自上下，养老主之。

《铜人腧穴针灸图经》卷五：治肩欲折，臂如拔，手臂痛不能自上下，目视不明。

《扁鹊神应针灸玉龙经》：肩背强急，眼痛。

《类经图翼》：疗腰重痛，不可转侧，起坐艰难，及筋挛，脚痹不可屈伸。

7. 支正

（1）异名：无。

（2）穴源：首见于《灵枢·经脉》。

（3）定位：在前臂背面尺侧，当阳谷与小海的连线上，腕背横纹上5寸。

（4）穴性：手太阳经之络穴。

（5）主治：头痛，目眩，热病，癫狂，项强，肘臂酸痛。

（6）释名：支者，分支、支离等之谓。《说文·支部》："去竹之枝也。从手，持半竹。"徐锴曰："竹叶下垂也。"桂馥注："疑作去枝之竹。"《史记·李斯列传》:"封弟子功臣自为支辅。"《诗经·大雅》:"文王孙子,本支百世。"在此作别离之义,即络脉别离本经而去。正者,不偏斜、平正之谓。《说文·正部》:"是也。从止,一以止。凡正之属皆从正。"徐锴曰:"守一以止也。"《易·乾卦》:"刚健中正。"《论语·乡党》:"席不正不坐。"《公羊传·隐公三年》:"君子大居正。"《吕氏春秋·君守》:"有绳不以正。"注:"正,直也。"《新书·道术》:"方直不曲谓之正。"在此作正经而言,即十二经脉之主体。

支正,《灵枢·经脉》言:"手太阳之别,名曰支正。上腕五寸,内注少阴;其别者,上走肘,络肩髃。"《针灸甲乙经》言:"手太阳络。在肘后(一本作腕后)五寸,别走少阴者。"本穴为手太阳小肠经之络穴,穴居太阳正经之上,由此而别络于手少阴心经之脉,故名支正。正如杨上善所言:"正,正经也。支,络脉也。太阳正经之上,支别此络,走向少阴,故曰支正也。"

(7)文献辑要

《灵枢·经脉》:手太阳之别……实则节弛肘废,虚则生肬,小者如指痂疥,取之所别也。

《千金要方》卷三十:振寒寒热,颈项肿,实则肘挛,头眩痛,狂惕,虚则生疣,小者痂疥,支正主之……主热病先腰胫酸,喜渴数饮食,身热项痛而强,振寒寒热。

《针灸大成》卷六:癫狂,五劳,四肢虚弱,肘臂挛难屈伸,手不握,十指尽痛。

《医宗金鉴》卷八十五:支正穴治七情郁。

8. 小海

(1)异名:无。

(2)穴源:手太阳经之合穴。

(3)定位:在肘内侧,当尺骨鹰嘴与肱骨内上髁之间凹陷处。

(4)穴性:首见于《灵枢·本输》。

(5)主治:肘臂疼痛,癫痫。

（6）释名：小者，大小之谓，对之于"大"。《说文·小部》："物之微也。从八，丨见而分之。"《说文解字段注》："八，别也，象分别之形，故解从八为分之。丨才见而辄分之。会意也。"《玉篇》："细也。"《易·系辞》："其称名也小，其取类也大。"《左传·襄公三十一年》："君子务知大者远者，小人务知小者近者。"《庄子·列御寇》："彼所小言尽人毒也。"注："细巧入人为小言。"《尚书·康诰》："怨不在大，亦不在小。"小，又通"少"。《韩非子·饬令》："朝廷之事，小者不毁。"《诗经·鲁颂》："无小无大。"海者，百川汇聚之所。此说在任脉经气海、太阴脾经血海等穴中已述。

小海，《灵枢·本输》言：小肠"入于小海。小海，在肘内大骨之外，去端半寸，陷者中也，伸臂而得之，为合。"《针灸甲乙经》言："小海者，土也。在肘内大骨外，去肘端五分陷者中，屈肘乃得之。手太阳脉之所入也，为合。"穴居肘内大骨外，去肘端 5 分陷中，屈肘乃得。其穴为小肠经之合穴，小肠为受盛之官，直趋于下，上与胃水谷之海相连。《素问·阴阳应象大论》言："六经为川，肠胃为海"，本穴为小肠经脉气汇合之处，由其所出到所溜，再到所注所行，至此脉血充盈，似江似海，喻为小肠经之海，故名小海。小海之"小"可臆说为小肠之"小"，与少海之"少"取意于少阴"少"同义。

（7）文献辑要

《针灸甲乙经》卷七：风眩头痛，小海主之。

《铜人腧穴针灸图经》卷五：治寒热，齿龈肿，风眩，头项痛，疡肿，振寒，肘腋肿，少腹痛，四肢不举。

《外台秘要》：狂惕，痫，肘疭，背膂振寒，项痛引肘腋，腰痛引少腹中。

《针灸大成》卷六：主颈颔、肩臑、肘臂外后廉痛……耳聋，目黄，颊肿。

9. 肩贞

（1）异名：无。

（2）穴源：首见于《素问·气穴论》。

（3）定位：在肩关节后下方，臂内收时，腋后纹头上 1 寸。

（4）穴性：属手太阳经。

（5）主治：肩臂疼痛，瘰疬，耳鸣。

（6）释名：肩者，人体部位名，即肩部之义。《释名·释形体》："肩，坚也。"《庄子·养生主》："肩之所倚。"说见阳明大肠经肩髃穴。贞者，原意为贞卜、卜问之谓。《说文·卜部》："卜问也。从卜，贝以为赞。"《周礼·春官》："凡国大贞，卜立君，卜大封。""季冬，陈玉，以贞来岁之恶。"郑玄注："问事之正曰贞。"贞，又假借为"正"、为"定"，端方、正直之谓。《易·乾卦》："元亨利贞。"疏："贞，正也。"《尚书·太甲》："一人元良，万邦以贞。"疏："天子有大善，则天下得其正。"《论语·卫灵公》篇："君子贞而不谅。"《礼记·文王世子》："万国以贞。"《释名·释言语》："贞，定也，精定不动惑也。"

肩贞，《素问·气穴论》中言其名，"肩贞二穴"。《针灸甲乙经》中言其位，"肩贞，在肩曲胛下，两骨解间，肩后陷者中。手太阳脉气所发。"穴居肩胛骨外缘，两骨（指肩胛骨与肱骨）分解之间，肩髃穴后下凹陷处，当肩之正处。所谓"正者不正，邪所干也；不定者定，精气复也"，故名肩贞。

（7）文献辑要

《针灸甲乙经》卷八：寒热，项疬适，耳鸣无闻，引缺盆肩中热痛，麻痹不举，肩贞主之。

《针灸大成》卷六：主伤寒寒热。

10. 臑俞

（1）异名：无。

（2）穴源：首见于《针灸甲乙经》。

（3）定位：在肩部，当腋后纹头直上，肩胛冈下缘凹陷中。

（4）穴性：属手太阳经。《针灸甲乙经》：手太阳、阳维跷脉之会。《外台秘要》：手足太阳、阳维、阳跷之会。

（5）主治：肩臂疼痛，瘰疬。

（6）释名：臑者，上臂之谓。《说文·肉部》："臂羊矢也。"徐铉曰："按《史记》，龟前臑骨，带之入山林不迷。盖骨形象羊矢，因名之。"《广韵》："臂节。"《韵会》："肩脚也。"《仪礼·乡射礼》："折脊胁肺臑。"《史记·龟策列传》："取前足臑骨，穿佩之。"《东医宝鉴》卷八十"周身名位骨度"："臑者，肩髃下内侧对腋处，高起软白肉也。"说见阳明大肠经臂臑穴。俞者，本意为挖空树木做船。《说文·舟部》："空中木为舟也。"《说文解字段注》："空中木者，舟之始。"引为孔穴等义，今通输、腧，指为穴位。

臑俞，《针灸甲乙经》言："在肩臑后大骨下胛上廉陷者中，手太阳、阳维、跷脉之会，举臂取之。"穴居肩胛冈下缘凹陷中，正当肩之臑部，故名臑俞。此部与臑有关的腧穴有臑俞、臂臑、臑会，皆为此意，因所处部位而得名。

（7）文献辑要

《针灸甲乙经》卷八：寒热肩肿，引胛中痛，肩臂酸，臑俞主之……寒热，颈疬适肩臂不可举，臂臑、臑俞主之。

《针灸大成》卷六：主臂酸无力，肩痛引胛，寒热，气肿，胫痛。

11. 天宗

（1）异名：无。

（2）穴源：首见于《针灸甲乙经》。

（3）定位：在肩胛部，肩胛冈中点与肩胛骨下角连线上 1/3 与下 2/3 交点凹陷中。

（4）穴性：属手太阳经。

（5）主治：肩胛疼痛，气喘，乳痈。

（6）释名：天者，至高、至上等之谓，对之于地。《素问·阴阳应象大论》："天地者，万物之上下也。"说见任脉经天突、太阴肺经天府等穴。宗者，宗祖、尊崇等之谓。《说文·宀部》："尊祖庙也。"《说文解字段注》："凡尊者谓之宗，尊之则曰宗之。"《白虎通》："宗者何，宗有尊也，为先祖主也，宗人之所尊也。"《周礼·肆师》："凡师甸用牲于社宗。"《左传·昭公二十二年》："寡君闻君有不令之臣为君忧，无宁以为宗羞?"《诗经·大雅》："食之饮之，君之宗之。"

天宗，《针灸甲乙经》言："在秉风后大骨下陷者中，手太阳脉气所发。"即位于背部肩胛冈下凹陷中。《素问·五藏别论》："胃、大肠、小肠、三焦、膀胱，此五者，天气之所生也，其气象天，故泻而不藏。"天宗属太阳小肠经腧穴，脉气为太阳小肠经所发，小肠系天气所生，穴居天位，归其所宗，故名天宗。

又：天宗为星名，又统指天象、天神或帝王之宗室，乃众所瞻仰之处也。《礼记·月令》："孟冬之月，天子乃祈来年于天宗。"《尚书·尧典》中称：日、月、星辰为天宗，岱、河、海为地宗。《淮南子·时则》天宗注："凡属天上神，日月星辰，皆为天宗。"本穴与曲垣、秉风等穴排列如星象，故皆仿取星名以名之，受曲垣、秉风外绕，本穴居中如枢，故称之为天宗。此说亦通。

（7）文献辑要

《针灸甲乙经》卷十：肩重、肘臂痛不可举，天宗主之。

《铜人腧穴针灸图经》卷四：治肩胛痛，臂肘外后廉痛，颊颔肿。

12. 秉风

（1）异名：无。

（2）穴源：首见于《针灸甲乙经》。

（3）定位：在肩胛部，冈上窝中央，天宗直上，举臂有凹陷处。

（4）穴性：属手太阳经。

（5）主治：肩胛疼痛，上肢酸麻。

（6）释名：秉者，秉持、掌握等之谓。《说文·又部》："禾束也。从又持禾。"《礼记·礼运》："天秉阳，垂日星；地秉阴，窍于山川。"《左传·昭公二十七年》："或取一秉秆焉。"《诗经·大雅》："民之秉彝。"《诗经·小雅》："君子秉心。"《尚书·君奭》："秉德明恤。"《管子·小匡》："治国不失其秉。"风者，六气之一，风寒暑湿燥火之谓。《汉书·赵尹韩张两王传》："见事风生，无所回避。"《左传·僖公四年》："君处北海，寡人处南海，唯是风马牛不相及也。"刘邦《大风歌》："大风起兮云飞扬。"袁枚《祭妹文》："风雨晨昏，羁魂有伴，当不孤寂。"说见督脉经风府穴。

秉风，《针灸甲乙经》言："侠肩，在外肩上小骨后，举臂有空。手阳明太阳、手足少阳之会，举臂取之。"《素问·骨空论》言："风者，百病之始也。"《素问·风论》又言："风者，百病之长也。"风为阳邪，易袭阳位，故有"伤于风者，上先受之"之说。本穴位于肩之后部，治症多为本穴主治风痛、风痹、气逆作喘等风气之病，如司风者之掌秉诸风，故名秉风。

（7）文献辑要

《针灸甲乙经》卷十：肩痛不可举……秉风主之。

《循经考穴编》：项强不得回顾，腠理不得致密，风邪易入，咳嗽顽痰。

13. 曲垣

（1）异名：无。

（2）穴源：首见于《针灸甲乙经》。

（3）定位：在肩胛部，冈上窝内侧端，当臑俞与第 2 胸椎棘突连线的中点处。

（4）穴性：属手太阳小肠经。

（5）主治：肩胛疼痛。

（6）释名：曲者，弯曲、不直等之谓。《广雅·释诂》："曲，折也。"《玉篇》："曲，不直也。"《尚书·洪范》："木曰曲直。"《论语·述而》："饭疏食饮水，曲肱而枕之，乐亦在其中矣。"此说见任脉经曲骨穴。垣者，墙垣之谓，指矮墙。《说文·土部》："墙也。"《说文解字段注》："此云垣者，墙也。浑言之，墙下曰垣蔽也。析言之，垣蔽者，墙又为垣之蔽。垣自其大言之，墙自其高言之。"《释名·释宫室》："援也。人所依阻，以为援卫也。"《诗经·大雅》："大师维垣。"《左传·襄公三十一年》："子产使尽坏其馆之垣，而纳车马焉。"又：星有上中下三垣。《史记·天官书》："上垣太微宫垣十星，东垣北上相，名左掖门，西垣北上将，名右掖门。"

曲垣，《针灸甲乙经》言："在肩中央曲甲陷者中，按之动脉应手。"其穴位于冈上窝内侧端，此处弯曲如墙垣一样，"卑曰垣，高曰墙"，此穴较秉风低卑，故名曲垣。从星象而言，肩下天宗、秉风、曲垣等穴列如星象，亦环绕如垣，故以为名。

（7）文献辑要

《针灸甲乙经》卷十：肩胛周痹，曲垣主之。

《铜人腧穴针灸图经》卷四：治肩膊拘急疼闷。

《针灸大成》卷六：主肩痹热痛，气注肩胛，拘急痛闷。

14. 肩外俞

（1）异名：无。

（2）穴源：首见于《针灸甲乙经》。

（3）定位：在背部，当第1胸椎棘突下，旁开3寸。

（4）穴性：属手太阳经。

（5）主治：肩背疼痛，颈项强急。

（6）释名：肩者，肩部之谓。肩部各腧穴均用"肩"命名，言其所在部位而已。肩之义，各有指代，有言肩部骨骼的，有言肩部肌肉的，也有言肩胛骨的，此处即指肩胛骨。外者，方位之谓，对之于里、内、中等，此说在阳明胃经外陵穴中已述。外的方位是一个相对的概念，此处指肩胛骨与脊柱正中之间，距脊柱远为外，近者为中。俞者，通输、腧，腧穴之谓，说见本经臑俞穴。

肩外俞，《针灸甲乙经》言："在肩胛上廉，去脊三寸陷者中。"穴居肩胛骨内侧上部，脊柱骨之外，去脊柱较远，肩中俞之外，故名肩外俞。

（7）文献辑要

《针灸甲乙经》卷十：肩胛中热痛，而寒至肘，肩外俞主之。

《太平圣惠方》：肩中痛，发寒热，引项急强，左右不顾。

《针灸大成》卷六：主肩胛痛，周痹寒至肘。

15. 肩中俞

(1) 异名：无。

(2) 穴源：首见于《针灸甲乙经》。

(3) 定位：在背部，当第 7 颈椎棘突下，旁开 2 寸。

(4) 穴性：属手太阳经。

(5) 主治：咳嗽，气喘，肩背疼痛，目视不明。

(6) 释名：肩与俞之义可参阅肩外俞穴。中者，指代方位，四方之中，或左右之间，对之于左右、上下等，亦有内意，相对而已。

肩中俞，《针灸甲乙经》言："在肩胛内廉，去脊二寸陷者中。"穴居肩胛骨内侧上部，脊柱骨之外，去脊柱较近，肩外俞与脊柱骨之间，故名肩中俞。

(7) 文献辑要

《针灸甲乙经》卷八：寒热疬，目不明，咳上气，唾血，肩中俞主之。

《铜人腧穴针灸图经》卷四：治寒热目视不明。

《针灸大成》卷六：主咳嗽，上气唾血，寒热，目视不明。

《针经节要》卷二：失枕，在肩上横骨间。

16. 天窗

(1) 异名：窗笼（《针灸甲乙经》），窗聋（《外台秘要》），窗龙（《针灸聚英》），天笼（《循经考穴编》）。

(2) 穴源：首见于《针灸甲乙经》。

(3) 定位：在颈外侧部，胸锁乳突肌的后缘，扶突后，与喉结相平。

(4) 穴性：属手太阳小肠经。

(5) 主治：耳鸣，耳聋，咽喉肿痛，颈项强痛，暴喑。

(6) 释名：天者，至高、至上之谓。《释名·释天》："天，显也，在上高显也……天，垣也，垣然高而远也。春曰苍天，阳气始发，色苍苍也。夏曰昊天，其气布散皓皓也。秋曰旻天。旻，闵也，物就枯落，可闵伤也。冬曰上天，其气上腾，与地绝也。"说见任脉经天突、太阴肺经天府等穴。此处指人体上部，尤以头面为主。窗者，窗牖、窗户之谓。《释名·释宫室》："窗，聪也，于内窥外为聪明也。"此说在阳明胃经膺窗穴中已述。在此会意为孔窍、窗口等义。

天窗，《针灸甲乙经》言："一名窗笼，在曲颊下，扶突后，动脉应手陷者中。手太阳脉气所发。"穴居侧颈之外侧部，颈动脉搏动处，内应太阳小肠经脉气，以及头面部气血之多寡，穴系人体天部通气之孔窍，犹人身上部之窗户，故名天窗。穴应其用，治症多以耳目口窍等疾为主。

（7）文献辑要

《针灸甲乙经》卷十一：颊肿痛，天窗主之。卷十二：耳聋无闻，天窗主之。

《铜人腧穴针灸图经》卷四：治耳鸣聋无所闻。

《针灸大成》卷六：主痔瘘，颈痛肩痛引项不得回顾，耳聋，颊肿，喉中痛，暴喑不能言，齿噤，中风。

17. 天容

（1）异名：无。

（2）穴源：首见于《灵枢·本输》。

（3）定位：在颈外侧部，当下颌角的后方，胸锁乳突肌的前缘凹陷中。

（4）穴性：属手太阳经。

（5）主治：耳鸣，耳聋，咽喉肿痛，颈项强痛。

（6）释名：天之义，天窗穴中已述。容者，受纳、容盛等之谓。《说文·宀部》："盛也。"徐铉曰："屋与谷皆所以盛受也。"《尚书·君陈》："必有忍其乃有济，有容德乃大。"《汉书·五行志》："言宽大包容。"《尔雅·释器》："容谓之防。"郭璞注："形如今床头小曲屏风，唱射者所以自防隐也，所以容身防矢也。"容，又作仪容、容貌义。《左传·昭公九年》："物有其容。"《礼记·冠义》："礼义之始，在于正容体。"《玉藻》："君子之容舒迟，见所尊者齐遬，足容重，手容恭，目容端，口容止，声容静，头容直，气容肃，立容德，色容庄。"容，古时与"颂"通。《说文·页部》："貌也。"徐铉曰："此仪容字。歌颂者，美盛德之形容，故通作颂。后人因而乱之，以此为歌颂字。"

天容，《灵枢·本输》言其名，"四次脉，足少阳也，名曰天容。"《针灸甲乙经》则言其位、其治，"在耳曲颊后，手少阳脉气所发。"穴居天窗之上，共在天位，此处广而有容。小肠者，天气主之，此穴容盛太阳小肠经脉气，候人迎之脉，脉气由此而上，入头面之容，故名天容。穴处扶持头容正直与防护头颈之处，正为头容之扶持。

（7）文献辑要

《灵枢·刺节真邪论》：振埃者，阳气大逆，上满于胸中，愤瞋肩息，大气逆上，喘喝坐伏，病恶埃烟，饲不得息……取之天容。

《针灸甲乙经》卷八：疝积胸中痛，不得息，天容主之。卷十一：头项痈肿不能言，天容主之。卷十二：耳聋，嘈嘈无所闻，天容主之。

《千金要方》卷三十：主颈肿项痛不可顾……主咳逆上气，喘息呕沫，齿噤。

18. 颧髎

（1）异名：兑骨（《针灸甲乙经》），兑端（《外台秘要》）。

（2）穴源：首见于《针灸甲乙经》。

（3）定位：在面部，当目外眦直下，颧骨下缘凹陷处。

（4）穴性：手少阳、太阳之会。

（5）主治：口眼歪斜，眼睑瞤动，齿痛，颊肿。

（6）释名：颧者，颧骨之谓。《玉篇》："面颧也。"《广韵》："颊间之骨。"《集韵》："辅骨曰颧。"《素问·刺热》篇："色荣颧骨，热病也。"王冰注："颧骨，谓目下当外眦也。"《东医宝鉴》卷八十"周身名位骨度"："颧者，面两旁之高起大骨也。"《说文解字》颧作"顴"言。《说文·页部》："权也。"《说解字段注》：“权者，今之颧字。”髎者，亦作窌，窟也，骨空之谓，指骨之间隙，深空之貌。说见督脉经素髎、阳明大肠经禾髎等穴。

颧髎，《针灸甲乙经》言：“在面頄骨下廉陷者中，手少阳、太阳之会。”穴居颧骨之下，中有凹陷，似骨空之处，故名颧髎，因骨而获名。

（7）文献辑要

《针灸甲乙经》卷十一：頰肿唇痈，颧髎主之。卷十二：目赤黄，颧髎主之。

《千金要方》卷三十：主口僻痛，恶风寒，不可以嚼。

《针灸聚英》卷四：目眴兮，颧髎，大迎。

19. 听宫

（1）异名：窗笼（《灵枢·卫气》），多所闻（《针灸大成》）。

（2）穴源：首见于《灵枢·刺节真邪》。

（3）定位：在面部，耳屏前，下颌骨髁状突的后方，张口时呈凹陷处。

（4）穴性：手足少阳、手太阳之会。

（5）主治：耳鸣，耳聋，聤耳，齿痛，癫狂痫。

（6）释名：听，繁体写作“聽”。“听”与“聽”《说文解字》分作两字。“听”意为“笑貌”，“聽”即用耳朵接受声音。现代文中“听”的“笑貌”之意已不存，仅作为“聽”的简体字存在。《说文·耳部》：“聆也。”《说文解字段注》：“凡目所及者云视，如视朝、视事是也。凡目不能遍而耳所及者云听，如听天下、听事是也。”《尚书·泰誓》：“天视自我民视，天听自我民听。”《礼记·大学》：“心不在焉，视而不见，听而不闻。”《仪礼·士昏礼》：“命之曰：敬恭听，宗尔父母之言。”《释名·释姿容》：“听，静也。静，然后所闻审也。”《集韵》：“聆也，听受也。中庭曰听事，言受事察讼于是。”宫，宫室之谓。《墨子·号令》：“父母妻子，皆同其宫。”《战国策·齐策》：“君宫中积珍宝，狗马实外厩，美人充下陈，君家所寡有者，以义耳。”此说见任脉经紫宫穴。宫，又为五音之一，为五音之首。《前汉·律历志》：“宫，中也。居中央，畅四方，倡始施生，为四声纲。"《史记·乐书》："宫，土音，声出于脾，合口而通之，其性圆而居中。五声六律十二管，还相为宫也。"注："宫为君主之义，当其为宫，五声皆备。"

听宫，《灵枢·刺节真邪》中言其治，"必于日中，刺其听宫。中其眸子，声闻于耳，此其输也。"《针灸甲乙经》中则言其位，"在耳中，珠子大，明如赤小豆。手足少阳、手太阳之会。"穴居耳前，深居耳轮之内，以宫喻之。又因此穴针刺后能助其恢复听力，以闻五音，故名听宫。耳部腧穴多名之耳、听，如耳门、听宫、听会之类，皆因其所处部位和所主治症与耳相关而已。

《灵枢·卫气》有言："足少阳之本，在窍阴之间，标在窗笼之前。窗笼者，耳也。"故听宫有窗笼之别称。至于听宫之"多所闻"异名，言其治效也。

（7）文献辑要

《灵枢·刺节真邪》：夫发蒙者，耳无所闻，目无所见……刺此者，必于日中，刺其听宫，中其眸子，声闻于耳，此其输也。

《灵枢·厥病》：耳聋无闻，取其中。

《针灸甲乙经》卷十一：癫疾，狂，瘛疭，眩仆，癫疾，喑不能言，羊鸣沫出，听宫主之。

《铜人腧穴针灸图经》卷三：心腹满，臂痛，失声。

第九章　足太阳膀胱经

一、经脉

1. 循行　膀胱足太阳之脉，起于目内眦，上额交巅。

其支者，从巅至耳上角。

其直者，从巅入络脑，还出别下项，循肩髆内，挟脊抵腰中，入循膂，络肾属膀胱。

其支者，从腰中下挟脊，贯臀入腘中。

其支者，从髆内左右别下贯胛，挟脊内，过髀枢，循髀外，从后廉下合腘中。以下贯腨内，出外踝之后，循京骨，至小指外侧（《灵枢·经脉》）。

2. 病候　是动则病冲头痛，目似脱，项如拔，脊痛，腰似折，髀不可以曲，腘如结，腨如裂，是为踝厥。

是主筋所生病者，痔，疟，狂，癫疾，头囟项痛，目黄泪出，鼽衄，项、背、腰、尻、腘、腨、脚皆痛，小指不用（《灵枢·经脉》）。

二、腧穴

足太阳膀胱经经穴分布在眼眶，头，项，背腰部的脊柱两侧，下肢后外侧及小趾末端。起于睛明，止于至阴，左右各 67 穴。

1. 睛明

(1) 异名：目内眦（《素问》），泪孔、内眦外（《针灸甲乙经》），精明（《千金要方》），泪空（《针灸聚英》）。

（2）穴源：首见于《针灸甲乙经》。

（3）定位：在面部，目内眦角稍上方凹陷处。

（4）穴性：属足太阳经。《针灸甲乙经》：手足太阳、足阳明之会。《铜人腧穴针灸图经》：手足太阳少阳、足阳明五脉之会。《奇经八脉考》：足太阳、督脉之会。《针灸大成》：手足太阳、足阳明、阴跷、阳跷五脉之会。

（5）主治：目赤肿痛，流泪，视物不明，目眩，近视，夜盲，色盲。

（6）释名：睛者，目睛、眼睛之谓。《玉篇》："目珠子也。"《淮南子·主术》："虽达视犹不能见其睛。"《灵枢·邪气藏府病形》："其精阳气上走于目而为睛。"《吴志·孙皓传》："归命侯乃恶人横睛逆视。"《释名·释形体》："目，默也，默而内识也。"《东医宝鉴》卷八十："目者，司视之窍也。"明者，光亮、明亮等之谓，同"朙"。《说文·朙部》："照也。从月从囧。"《说文解字段注》："从月者，月以日之光为光也。从囧，取窗牖丽廔闿明之意也。"《易·系辞》："日月相推，而明生焉。"又："县象著明，莫大乎日月。"疏："日月中时，遍照天下，无幽不烛，故云明。"《左传·昭公二十八年》："照临四方曰明。"《荀子·天论》："在天者莫明于日月。"《诗经·齐风》："东方明矣，朝既昌矣。"

睛明，《针灸甲乙经》言："在目内外，手足太阳、足阳明之会。"穴居目内眦上角，主目视不明，即一切眼疾，故名睛明。正如《素问·脉要精微论》王冰注："在明堂左右两目内也，以近于目眦，故曰精（睛）明。"

《古法新解会元针灸学》言："睛明者，诸阳气上行而达目，明者五脏六腑之精华，乘阴跷之升冲而返光，如天气之晴朗，发生日光，地气之阴精，而化月光，日月如天地之双睛。人目有二，亦可谓日月。人之双睛能明者，赖五脏六腑之精华返射，诸阳发光而能明，故名睛明。"

（7）文献辑要

《针灸甲乙经》卷十二：目不明，恶风，目泪出憎寒，目痛目眩，内眦赤痛，目眈眈无所见，眦痒痛，淫肤白翳，睛明主之。

《铜人腧穴针灸图经》卷三：治攀睛，翳膜覆瞳子，目内眦痒痛，小儿雀目疳眼，大人气眼冷泪，视物不明，大眦胬肉侵睛。

《针灸大成》卷六：主目远视不明，恶风泪出，憎寒头痛，目眩，内眦赤痛，眈眈无见，眦痒，淫肤白翳，大眦攀睛胬肉侵睛，雀目，瞳子生障，小儿疳眼，大人气眼冷泪。

2. 攒竹

（1）异名：眉本、眉头（《素问·骨空论》），员在、始光、夜光、明光（《针灸甲乙经》），员柱（《铜人腧穴针灸图经》），光明（《针灸资生经》），始元（《针灸聚英》）。

（2）穴源：首见于《针灸甲乙经》。

（3）定位：在面部，当眉头陷中，眶上切迹处。

（4）穴性：属足太阳经。《针灸甲乙经》：足太阳脉气所发。

（5）主治：头痛，口眼歪斜，目视不明，流泪，目赤肿痛，眼睑瞤动，眉棱骨痛，眼睑下垂。

（6）释名：攒者，聚集、围聚等之谓。《说文解字》作"欑"。《说文·木部》："积竹杖也。从木赞声。一曰穿也。一曰丛木。"《广韵》："攒，聚也。"《韵会》："攒，族聚也。"张衡《西京赋》："攒珍宝之玩好。"竹者，植物之名。《说文·竹部》："冬生草也。象形，下垂者，箁箬也。凡竹之属皆从竹。"《说文解字段注》："冬生草也。云冬生者，谓竹胎生于冬，且枝叶不凋也。云草者，《尔雅》竹在释草，《山海经》有云其草多竹，故谓之冬生草。"《竹谱》："植类之中，有物曰竹。不刚不柔，非草非木。小异空实，大同节目。"竹又为乐器名。《礼记·乐记》："金石丝竹，乐之器也。"《周礼·春官》："丝木匏竹。"注："竹，管箫也。"《释名·释乐器》："竹曰吹。吹，推也，以气推发其声也。"眉犹竹叶，在此故以竹喻之。

攒竹，《针灸甲乙经》言："在眉头陷者中，足太阳脉气所发。"穴居眉头凹陷中，眉形如竹叶，眉头似族聚之竹，故名攒竹。《古法新解会元针灸学》云："攒竹者，诸阳之气攒聚于眉头，如新竹之茂，又如竹字以象其形，故名攒竹。"

攒竹有诸多别称，皆出其位、其治，别无深意。

（7）文献辑要

《针灸甲乙经》卷七：头风痛，鼻鼽衄，眉头痛，善嚏，目如欲脱，汗出寒热，面赤，颊中痛，项椎不可左右顾，目系急，瘛疭，攒竹主之。卷九：痔痛，攒竹主之。

《铜人腧穴针灸图经》卷三：治目晀晀视物不明，眼中赤痛及睑瞤动。

《扁鹊神应针灸玉龙经》：眉间疼痛苦难当，攒竹沿皮刺不妨。

《针灸素难要旨》卷二下：阳气和利，满于心，出于鼻，故为嚏，补足太阳荣眉本。

《针灸大成》卷六：主目晀晀，视物不明，泪出目眩，瞳子痒，目瞢，眼中赤痛及睑瞤动不得卧，颊痛，面痛，尸厥癫邪，神狂鬼魅，风眩，嚏。

3. 眉冲

（1）异名：小竹（《针灸资生经》）。

（2）穴源：首见于《脉经》。

（3）定位：在头部，当攒竹直上入发际0.5寸，神庭与曲差连线之间。

（4）穴性：属足太阳经。

（5）主治：头痛，眩晕，鼻塞，癫痫，目赤肿痛。

（6）释名：眉者，眉毛、眉目之谓。《说文·眉部》："目上毛也。从目，象眉之形，上象额理也。"《春秋·元命苞》："天有摄提，人有两眉，为人表候，阳立于二，故眉长二寸。"注："摄提二星颇曲，人眉似之。"《释名·释形体》："媚也，有妩媚也。"《诗经·豳风》："为此春酒，以介眉寿。"冲者，冲要、突起等之谓，说见阳明胃经气冲、太阴脾经冲门等穴。冲，在此作"直上"之义，蕴突起、冲上等义。

眉冲，《脉经》言："寸口脉紧，若头痛骨肉痛，是伤寒……针眉冲、颞颥，摩治伤寒膏。"穴居攒竹直上入发际处，足太阳之脉，起于目内眦，系经眉头直冲向上至本穴，故名眉冲。

（7）文献辑要

《千金要方》卷三十：寸口脉紧，苦头痛，是伤寒，针眉冲。

《针灸大成》卷六：主五痫，头痛，鼻塞。

4. 曲差

（1）异名：鼻冲（《针灸甲乙经》）。

（2）穴源：首见于《针灸甲乙经》。

（3）定位：在头部，当前发际正中直上 0.5 寸，旁开 1.5 寸，即神庭与头维连线的内 1/3 与中 1/3 交点。

（4）穴性：属足太阳经。《针灸甲乙经》：足太阳脉气所发。

（5）主治：头痛，鼻塞，衄衄，目视不明。

（6）释名：曲者，屈曲、不直等之谓。说见任脉经曲骨、太阳小肠经曲垣等穴。差者，参差、不齐、差错等之谓。《说文·左部》："贰也，差不相值也。"徐锴曰："左于事，是不当值也。"《玉篇》："参差，不齐也。"《韵会》："参差，乱丝貌。参相参为参，两相参为差。"《诗经·周南》："参差荇菜，左右流之。"《风俗通》："舜作箫韶九成，凤凰来仪，其形参差，象凤翼。"《荀子·天论》："乱生其差，治尽其详。"《魏书·张普惠传》："差若毫厘，谬以千里，其此之谓乎？"

曲差，《针灸甲乙经》言："侠神庭两旁各一寸五分，在发际。足太阳脉气所发，正头取之。"穴居前发际内，足太阳经自睛明直行向上，行至眉冲处即横行向外，曲而不齐也。喻太阳膀胱经自睛明、攒竹而上，曲而向外，略有参差，故名曲差。《针灸甲乙经》别称此穴为"鼻冲"，言其治症主鼻塞、头痛也。

（7）文献辑要

《针灸甲乙经》卷七：头痛身热，鼻窒，喘息不利，烦满汗不出，曲差主之。

《铜人腧穴针灸图经》卷三：治心主烦满，汗不出，头顶痛，身体烦热，目视不明。

《针灸大成》卷六：主目不明，衄鼽，鼻塞，鼻疮，心烦满，汗不出，头顶痛，项肿，身体烦热。

5. 五处

（1）异名：巨处（《医学入门》）。

（2）穴源：首见于《针灸甲乙经》。

（3）定位：在头部，当前发际正中直上 1 寸，旁开 1.5 寸。

（4）穴性：属足太阳经。《针灸甲乙经》：足太阳脉气所发。

（5）主治：头痛，目眩，癫痫。

（6）释名：五者，数之名也。《广韵》："五，数也。"《尚书·舜典》："五载一巡守。"苏洵《六国论》："五战于秦。"五，又为五行之谓。《说文·五部》："五行也。从二，阴阳在天地间交午也。"《说文解字段注》："古之圣人知有水火木金土五者，而后造此字也。从二，像天地，阴阳在天地间交午也。"《易·系辞》天："天数五，地数五。"处者，居处、处所、停止等之谓。《说文解字》写作"処"，乃"处"之异体。《说文·几部》："止也，得几而止。"《国语·楚语》："譬之如牛马处暑之既至。"《诗经·召南》："其后也处。"《玉篇》："居也。"《诗经·王风》："何斯违斯，莫或遑处。"《易·系辞上》："君子之道，或出或处。"

五处，《针灸甲乙经》言："在督脉旁，去上星一寸五分，足太阳脉气所发。"穴居前额，为太阳膀胱经脉气所发第五穴，故名五处。此五穴，治症皆大同小异，以目疾、头疾为主，蕴五穴同功之义。《古法新解会元针灸学》：五处者，足太阳经，始于睛明、攒竹、眉冲、曲差，至此五穴，有五处，皆能越曝赤热也，故名五处。

又：穴居前额，犹如诸星所居之处也。前头部在道经中称为天庭（两眉之间也称天庭），穴居其间，正有天上诸星（五星）罗列之象，且在本经序次亦为第五，或因此而得名，此为一说。

（7）文献辑要

《针灸甲乙经》卷七：痉，脊强反折，瘛疭，癫疾，头重，五处主之……寒热取五处。

《铜人腧穴针灸图经》卷三：治目不明，头风目眩，瘛疭，目戴上不识人。

《针灸大成》卷六：主脊强反折，瘛疭癫疾，头风热，目眩，目不明，目上戴不识人。

6. 承光

（1）异名：无。

（2）穴源：首见于《针灸甲乙经》。

（3）定位：在头部，当前发际正中直上2.5寸，旁开1.5寸。

（4）穴性：属足太阳经。《针灸甲乙经》：足太阳脉气所发。

（5）主治：头痛，目眩，鼻塞，热病。

（6）释名：承者，承接、承奉等之谓。说见阳明胃经承泣穴。光者，明也，光明、明亮等之谓。《说文·火部》："明也。从火在人上，光明意也。"《诗经·小雅》："夜未央，庭燎之光。"《左传·庄公二十二年》："光远而自他有耀者也。"《楚辞·九歌》："与日月兮齐光。"《淮南子·本经》："日月淑清而扬光。"《释名·释天》："光，晃也，晃晃然也。亦言广也，所照广远也。"

承光，《针灸甲乙经》言："在五处后二寸，足太阳脉气所发。"此穴承接太阳膀胱经由睛明、攒竹而出的脉气，转输至通天穴，为下承上之义。又因本穴治症主目疾，目生云翳、目视不明之类，使目光明，故名承光。

（7）文献辑要

《针灸甲乙经》卷七：热病汗不出，而苦呕烦心，承光主之。卷十二：青盲，远视不明，承光主之。

《铜人腧穴针灸图经》卷三：治鼻塞不闻香臭，口喎，鼻多清涕，风眩头痛，呕吐，心烦，目生白膜。

7. 通天

（1）异名：天白（《针灸甲乙经》），天白（《外台秘要》），天伯（《铜人腧穴针灸图经》），天目（《普济方》）。

（2）穴源：首见于《针灸甲乙经》。

（3）定位：在头部，当前发际正中直上4寸，旁开1.5寸。

（4）穴性：属足太阳膀胱经。

（5）主治：头痛，眩晕，鼻塞，鼻衄，鼻渊。

（6）释名：通者，通达、贯通等之谓。《礼记·儒行》："上通而不困。"注："谓仕则上达乎君，不困于道德之不足也。"《易·节卦》："不出户庭，知通塞也。"说见少阴心经通里穴。天者，至高无上之谓，一言其位高，一言其尊贵。说见任脉经天突、太阴肺经天府等穴。

通天，《针灸甲乙经》言："在承光后一寸五分，足太阳脉气所发。"穴居承光之后，由此斜行左右，相交于巅顶之上百会穴。穴处为至高之地，喻脉气通于天之意，故名通天。从其治症而言，本穴主鼻病、头疾，《素问·生气通天论》有言："五脏九窍十二节皆通乎天气。"天气通于肺，鼻为肺之窍，此穴主鼻病，《百症赋》言："通天去鼻内无闻之苦。"喻此穴又有通天（通开鼻窍）之功，故名。

（7）文献辑要

《针灸甲乙经》卷七：头项痛重，暂起僵仆，鼻窒鼽衄，喘息不得通，通天主之。

《千金要方》卷三十：瘿气面肿，灸通天五十壮。

《铜人腧穴针灸图经》卷三：治颈项转侧难，鼻塞闷，偏风口㖞，鼻多清涕，衄血，头重。

《针灸聚英》卷四：通天去鼻内无闻之苦。

《针灸大成》卷六：主颈项转侧难，瘿气，鼻衄，鼻疮，鼻塞，鼻多清涕，头旋，尸厥，口㖞，喘息，头重，暂起僵仆，瘿瘤。

8. 络却

（1）异名：强阳、脑盖（《针灸甲乙经》），胳却（《千金要方》），络郄

（《医学入门》）。

（2）穴源：首见于《针灸甲乙经》。

（3）定位：在头部，当前发际正中直上5.5寸，旁开1.5寸。

（4）穴性：属足太阳经。

（5）主治：头晕，目视不明，耳鸣。

（6）释名：络者，包络、联络等之谓。《说文·纟部》："絮也。一曰麻未沤也。"《广雅》："络，缠也。"《山海经·海内经》："有九丘，以水络之。"《灵枢·脉度》："支而横者为络，络之别者为孙。"在此指由经脉分出的细小分支，络脉之意。却者，退而却之之谓。《说文·卩部》："节欲也。"《说文解字段注》："节制而却退之也。"《广韵》："退也。"《庄子·人间世》："吾行却曲。"《战国策·秦策》："战栗而却。"《仪礼·既夕礼》："却下而载之。"《增韵》："止也，不受也。"《孟子·万章下》："却之为不恭。"

络却，《针灸甲乙经》言："在通天后一寸三分，足太阳脉气所发。"足太阳膀胱经在巅顶所直行的经脉，由通天穴后，循络却、玉枕深入，络于脑髓，复还由此退出而下项。此穴正当脉之还、退之处，故名络却。其别称者，言其部位与治症也。

（7）文献辑要

《针灸甲乙经》卷十一：癫疾僵仆，目妄见，恍惚不乐，狂走瘛疭，络却主之。

《铜人腧穴针灸图经》卷三：治青风内障，目无所见，头旋，耳鸣，可灸三壮。

《针灸大成》卷六：主头旋耳鸣，狂走瘛疭，恍惚不乐；腹胀，青盲内障，目无所见。

《类经图翼》：主治头眩口喝，鼻塞，项肿瘿瘤，内障耳鸣。

9. 玉枕

（1）异名：无。

（2）穴源：首见于《针灸甲乙经》。

（3）定位：在后头部，当后发际正中直上2.5寸，旁开1.3寸平枕外隆凸上缘的凹陷处。

（4）穴性：属足太阳经。

（5）主治：头项痛，目痛，鼻塞。

（6）释名：石之美者为玉，言其尊贵也。此说在任脉经玉堂穴中已述。枕者，后枕、枕头、枕骨等之谓。《说文·木部》："卧所荐首者。"《诗经·陈风》："寤寐无为，辗转伏枕。"《战国策·齐策》："三窟已就，君姑高枕为乐矣。"《释名·释床帐》："枕，检也，所以检项也。"《素问·骨空论》："头横骨为枕。"《释骨》："枕骨之两旁高起者，曰玉枕骨。"《东医宝鉴》卷八十"周身名位骨度"："枕骨者，脑后骨之下陇起者是也。"

玉枕，《针灸甲乙经》言："在络却后七分，侠脑户旁一寸三分，起肉枕骨，入发际三寸。足太阳脉气所发。"脑为人体至贵，穴在枕骨坚节之旁，人寝息着枕之处，因名玉枕。一言其位，乃后枕部坚骨处。一言其骨，即枕骨、玉枕骨之谓，骨穴同名。

（7）文献辑要

《针灸甲乙经》卷七：头项痛，恶风，汗不出，凄厥恶寒，呕吐，目系急痛引颊，头重项痛，玉枕主之。卷十：头眩目痛，头半寒，玉枕主之。

《铜人腧穴针灸图经》卷三：治目痛不能视，脑风疼痛不可忍者，可灸三壮。

《医学入门》：主因失枕头重，头半边寒痛、项痛如拔，及风眩，目痛，耳聋，鼻塞，目上插，卒起僵仆，恶见风寒，汗不出。

《针灸大成》卷六：主目痛如脱，不能远视，内连系急，头风痛不可忍，鼻窒不闻。

10. 天柱

（1）异名：无。

（2）穴源：首见于《灵枢·本输》。

（3）定位：在项部大筋（斜方肌）外缘之后发际凹陷中，横平第2颈椎棘突上际，约当后发际正中旁开1.3寸。

（4）穴性：属足太阳经。

（5）主治：头痛，项强，鼻塞，癫狂痫，肩背病，热病。

（6）释名：天乃至高无上之义，对之于地。《素问·阴阳应象大论》："天地者，万物之上下也。"腧穴中以天为名者，均居人身高位、阳位。说见任脉经天突、太阴肺经天府、阳明胃经天枢等穴，在此则指人之头部。柱乃支柱、栋梁等之谓。《汉书·成帝纪》："腐木不可以为柱。"说见督脉经身柱穴。

天柱，《灵枢·本输》言其名，"六次脉，足太阳也，名曰天柱。"《针灸甲乙经》言其位，"在侠项后发际，大筋外廉陷者中。足太阳脉气所发。"人之头位高而有天象，颈项似柱，以楹柱于头。此穴在项后大筋外廉（斜方肌起始部），是处犹如擎天之柱，支持头颅，故名天柱。

《黄帝内经》中曾有柱骨的记载。《灵枢·经脉》："大肠手阳明之脉，起于大指次指之端……上出于柱骨之会上……"《素问·气府论》："手阳明脉气所发者二十二穴……柱骨之会各一。"

关于柱骨之会，历来医家认识不同，主要有以下三说：

一为腧穴名说：王冰注《素问》将柱骨之会解释为天鼎穴，柱骨上陷者是肩井穴，并云："肩井二穴也，在肩上陷解中，缺盆上大骨前。"

二为锁骨说：《太素·身度·骨度》杨上善注："缺盆左右箱上下高骨，名曰柱骨。"《太素·经脉》杨上善注："柱骨，谓缺盆骨。上，极高处也。与诸脉会入缺盆之处，名曰会也。手阳明上至柱骨之上，复出柱骨之下，入缺盆也。"《东医宝鉴》卷八十"周身名位骨度"："挂（与柱同）骨者，膺上缺盆之外，俗名锁子骨也。内接横骨，外接肩解也。"

三为颈椎骨说：沈彤《释骨》："自颅际锐骨而下，骨三节植颈项者，通曰柱骨。"

中医书籍中也曾出现天柱骨之名。《圣济总录》："盖骨之后为天柱骨者一。"《东医宝鉴》卷八十"周身名位骨度"："颈者，头之茎骨，肩骨上际之骨，俗名天柱骨也。"《类经图翼》："天柱骨，肩骨上际，颈骨之根也。"

依各家之言，"柱骨"作为颈后颈椎骨认识并不统一，而言"天柱骨"却无异议，故可将天柱骨认为是颈椎骨的古时称谓。天柱穴位于天柱骨之旁，骨穴同名，共为擎天（头）之柱，解释也属合理。

天柱，除腧穴名外，也有以下含义：①古代神话中的支天之柱。《淮南子·坠形训》："昔者共与颛顼争为帝，怒而触不周之山，天柱折，地维绝。"《神异经·中荒经》："昆仑之山有铜柱焉，其高入天，所谓天柱也，围三千里员周如削。"②星名，属于东方七宿中的角宿。《晋书·天文志上》："三台六星，两两而居，起文昌，列抵太微。一曰天柱，三公之位也。"《星经》卷上："天柱五星在紫微宫内，近东垣，主建教等二十四气也。"③山名。其一：《史记·孝武本纪》："上巡南郡，至江陵而东，登礼潜之天柱山。"裴骃集解引应劭曰："潜县属庐江，南岳霍山也。"霍山，在今安徽。其二：清代顾祖禹《读史方舆纪要·山东七·莱州府》："天柱山，州（平度州）北五十里，绝顶巉岩，耸立如柱。"在今山东平度县北。其三：《读史方舆纪要·浙江二·杭州府》："（大涤山）其右为天柱山，高六百六十丈……为第五十七福地。"在今浙江省余杭县北。其四：《读史方舆纪要·陕西四·凤翔府》："岐山亦曰天柱山。"即陕西岐山的别名。

依天柱的以上含义，同为支柱、尊贵、重要等意，穴喻其意，亦属正解。

（7）文献辑要

《灵枢·寒热病》：暴挛痫眩，足不任身，取天柱。

《灵枢·厥病》：厥头痛，项先痛，腰脊为应，先取天柱，后取足太阳。

《针灸甲乙经》卷十：眩，头痛重，目如脱，项似拔，狂见鬼，目上反，项直不可以顾，暴挛，足不任身，痛欲折，天柱主之。

《铜人腧穴针灸图经》卷三：治足不任身体，肩背痛欲折，目瞑视。今附治颈项筋急，不得回顾，头旋脑痛。

《针灸大成》：头风，鼻不知香臭，脑重如脱，项如拔，项强不可回顾。

《类经图翼》：头眩，脑痛，鼻塞，汗出项强，肩背痛，足不任身，目瞑不欲视。

11. 大杼

(1) 异名：百劳（《针灸大全》）。

(2) 穴源：首见于《灵枢·刺节真邪》。

(3) 定位：在背部，当第 1 胸椎棘突下，旁开 1.5 寸。

(4) 穴性：八会穴之一，为骨会；手足太阳经之会。

(5) 主治：咳嗽，发热，项强，肩背痛。

(6) 释名：大者，大小之谓，对之于小。说见督脉经大椎、阳明胃经大巨等穴。杼者，机杼之谓，指织布用的机梭。《说文·木部》："机之持纬者。"《诗经·小雅》："小东大东，杼柚其空。"《后汉书·列女传》："此织生自蚕茧，成于机杼。"《战国策·秦策二》："其母惧，投杼逾墙而走。"

大杼，《灵枢·刺节真邪》言其名，"取之于其天府、大杼。"《针灸甲乙经》言其位，"在项第一椎下，两旁各一寸五分陷者中。足太阳、手太阳之会。"古时将脊柱骨称之为杼骨。《灵枢·背腧》："背中大腧，在杼骨之端。"杼骨又名膂骨。《灵枢·骨度》："膂骨以下至尾骶二十一节，长三尺。""杼骨之端"即指脊椎骨之始，第一胸椎骨也。脊椎之骨皆大，上椎尤大，有近大椎之第七颈椎椎骨，更大。穴居杼骨之旁，故名之大杼，有骨穴同名之意蕴含其中。由此而有骨会之称，《难经·四十五难》言"骨会大杼"，此之谓也。

(7) 文献辑要

《灵枢·癫狂》：筋癫疾者，身倦挛急大。刺项大经之大杼脉。

《针灸甲乙经》卷七：颈项痛不可以俯仰，头痛，振寒，瘛疭，气实则胁满，侠脊有并气，热，汗不出，腰背痛，大杼主之。

《千金要方》卷三十：大杼主僵仆不能久立，烦满狂急，身不安席。

《铜人腧穴针灸图经》卷四：疗疟，颈项强不可俯仰，头痛振寒，瘛疭，气实胁满，伤寒汗不出，脊强，喉痹，烦满，风劳，劳气咳嗽，胸中郁郁，身热目眩。

《针灸大成》卷六：主膝痛不可屈伸，伤寒汗不出，腰脊痛，胸中郁郁，热甚不已，头风振寒，项强不可俯仰，痎疟，头旋，劳气咳嗽，身热目眩，腹痛，僵仆不能久立，烦满里急，身不安，筋挛癫疾，身蜷急大。

12. 风门

（1）异名：风门热府（《针灸甲乙经》）。

（2）穴源：首见于《素问·水热穴论》。

（3）定位：在背部，当第 2 胸椎棘突下，旁开 1.5 寸。

（4）穴性：足太阳、督脉之会。

（5）主治：伤风，咳嗽，发热头痛，项强，胸背痛。

（6）释名：风者，六气之首，风寒暑湿燥火之谓。常则言气，过则称淫，成人体致病因素。此说在督脉经风府、太阳小肠经秉风等穴中已述。门者，门户、出入之道等之义。说见任脉经石门、阳明胃经梁门等穴。

风门，《针灸甲乙经》言："在第二椎下，两旁各一寸五分。督脉、足太阳之会。"穴居肺俞之上，乃肺气出入之所必由，又风为百病之长，风邪致病，必先受之于上。太阳主表，为一身之藩篱，此穴乃风邪入侵人体之门户。两说相合，故名之风门。腧穴中名之为"风"者，皆与风邪有关，或外风，或内风，风府、风池、风门、翳风等之类。

（7）文献辑要

《针灸甲乙经》卷七：风眩头痛，鼻不利，时嚏，清涕自出，风门主之。

《铜人腧穴针灸图经》：治伤寒颈项强，目瞑多嚏，鼻鼽出清涕；风劳，呕逆上气，胸背痛，喘气卧不安。

《扁鹊神应针灸玉龙经》：腠理不密咳嗽频，鼻流清涕气昏沉，须知喷嚏风门穴，咳嗽宜加艾火深。

《针灸大成》卷六：主发背痈疽，身热，上气喘气，咳逆胸背痛，风劳呕吐，多嚏，鼻鼽出清涕，伤寒头项强，目瞑，胸中热，卧不安。

《类经图翼》：此穴能泻一身热气，常灸之，永无痈疽疮疥等患。

13. 肺俞

（1）异名：无。

（2）穴源：首见于《灵枢·背腧》。

（3）定位：在背部，当第 3 胸椎棘突下，旁开 1.5 寸。

（4）穴性：肺之背俞穴。

（5）主治：咳嗽，气喘，吐血，骨蒸，潮热，盗汗，鼻塞，皮肤瘙痒。

（6）释名：肺，脏器名，五脏之一，五行属金。位在高处，故又称华盖。因其不耐寒热，易被邪侵，又称娇脏。肺的主要功能为主气司呼吸、主宣发和肃降，以及通调水道。《说文·肉部》："金藏也。"《礼记·曲礼》："年谷不登，君膳不祭肺。"《春秋·元命苞》："肺有金之精，制割立断。"《释名·释形体》："肺，勃也，言其气勃郁也。"《玉篇》："肺之言敷也。"《正字通》："肺主藏魄，六叶两耳，凡八叶，附脊第三椎，配胸中与大肠表里，为阳中大阴，通于秋气。"《素问·灵兰秘典论》："肺者，相传之官，治节出焉。"俞，同腧、输，为孔穴、穴位之意。脏与腑各有腧穴输注经气于背腰部，称为背俞穴，又称背腧穴，这些腧穴位于太阳膀胱经第一侧线上，距脊柱正中 1.5 寸。

肺俞，《灵枢·背腧》言："在三焦之间。"《针灸甲乙经》言："在第三椎下，两旁各一寸五分。"穴居背之上位，内应肺脏，是肺之气血转输、输注太阳膀胱经之腧穴，又为治肺疾要穴之一，故名肺俞。

（7）文献辑要

《针灸甲乙经》卷八：肺寒热，呼吸不得卧，上气呕沫，喘，气相追逐，胸满胁膺急，息难，振栗，脉鼓，气膈，胸中有热，支满不嗜食，汗不出，腰脊痛，肺俞主之。

《铜人腧穴针灸图经》卷四：足太阳脉气所发，治上气、呕吐，支满，不嗜食，汗不出，腰背强痛，寒热喘满，虚烦口干，传尸，骨蒸劳，肺痿咳嗽。

《针灸资生经》：哮喘按其肺俞穴疼如锥刺，只专刺肺俞，又令灸而愈。亦有只刺不灸而愈者，此病有浅深也。

《扁鹊神应针灸玉龙经》：伤风不解嗽频频，久不医时劳便成，咳嗽须针肺俞穴，痰多宜向丰隆寻。

《针灸大成》卷六：主瘿气，黄疸，劳瘵，口舌干，劳热上气，腰脊强痛，寒热喘满，虚烦，传尸骨蒸，肺痿咳嗽，肉痛皮痒，呕吐，支满不嗜食，狂走欲自杀，背偻，肺中风，偃卧，胸满短气，瞀闷汗出，百毒病，食后吐水，小儿龟背。

14. 厥阴俞

(1) 异名：阙俞（《千金要方》），厥俞（《针灸大成》）。

(2) 穴源：本穴首见于《千金要方》。

(3) 定位：在背部，当第4胸椎棘突下，旁开1.5寸。

(4) 穴性：心包之背俞穴。

(5) 主治：咳嗽，心痛，胸闷，呕吐。

(6) 释名：厥，本义为石块。《说文·厂部》："厥，发石也。"《山海经·海外北经》："相柳之所，抵厥为泽溪。"《荀子·大略》："和之璧，井里之厥也，玉人琢之，为天子宝。"又指病名，指突然昏倒、手足逆冷等症。《释名·释疾病》："厥逆，气从下厥起，上行入心胁也。"《素问·六节藏象论》："凝于足者为厥。"注："谓足逆冷也。"《素问·厥论》篇："阳气衰于下，则为寒厥，阴气衰于下，则为热厥。"阴，原指背于阳光之处，乃阳之对。说见任脉经阴交、阳明胃经阴市等穴。厥阴者，六经之一。手者，心包经之谓；足者，肝经之谓。厥阴，乃两阴交尽者。《素问·阴阳离合论》王冰注："厥，尽也。"俞，在此为背俞之意，肺俞穴中已述。

心包络，简称心包，亦称"膻中"，是包在心脏外面的包膜，具有保护心脏的作用。心为人身之君主，不得受邪，所以若外邪侵心，则心包络当先受病，故心包有"代心受邪"之功用。如《灵枢·邪客》说："心者，五脏六腑之大主也，精神之所舍也。其脏坚固，邪弗能容也。容之则心伤，心伤则神去，神去则死矣。故诸邪之在于心者，皆在于心之包络。"由此，心包亦为脏之一，六脏六腑，以合十二经脉。《素问·灵兰秘典论》："膻中者，臣使之官，喜乐出焉。"

厥阴俞，即心包络俞也。《千金要方》言："在第四椎，两边各相去一寸五分。""胸中膈气，聚痛好吐，灸厥阴俞随年壮。"穴居背之上位，内应心包络，是厥阴心包络气血转输、输注太阳膀胱经之腧穴，又为治心气不固、四肢厥逆等症的要穴之一，故名厥阴俞。

（7）文献辑要

《素问·长刺节论》篇：病在少腹有积，刺皮腯以下，至少腹而止，刺侠脊两旁四椎间，刺两髂髎季胁肋间，导腹中气热下已。

《千金要方》卷三十：胸中膈气，灸阙阴俞随年壮。

《铜人腧穴针灸图经》卷四：治逆气呕吐，心痛，留结胸中烦闷。

《针灸大成》卷八：烦躁：邪气在里，烦为内不安，躁为外不安。伤寒六七日，脉微，手足厥冷，烦躁。灸厥阴俞。

15. 心俞

（1）异名：无。

（2）穴源：首见于《灵枢·背腧》。

（3）定位：在背部，当第 5 胸椎棘突下，旁开 1.5 寸。

（4）穴性：心之背俞穴。

（5）主治：心痛，惊悸，咳嗽，吐血，失眠，健忘，盗汗，梦遗，癫痫。

（6）释名：心，脏器名，五脏之一，五行属火，居于胸腔，膈膜之上。心的主要功能为主血脉和主神志。《说文·心部》："人心，土藏，在身之中。象形。"徐铉曰："心为大火，然则心属火也。"《荀子·解蔽》："心者，形之君也，而神明之主也。"《礼记·大学疏》："总包万虑谓之心。"《诗经·小雅》："日月阳止，女心伤止。"《素问·灵兰秘典论》："心者，君主之官也，神明出焉。"俞，在此为背俞之意，肺俞等穴中已述。

心俞，《灵枢·背腧》言："在五焦之间。"《针灸甲乙经》言："在第五椎下，两旁各一寸五分。"穴居背之上位，内应心脏，是心之气血转输、输注太阳膀胱经之腧穴，又为治心疾要穴之一，故名心俞。

（7）文献辑要

《针灸甲乙经》卷八：寒热心痛循循然与背相引而痛，胸中悒悒不得息，咳唾血，多涎，烦中善噎，食不下，呕逆，汗不出，如疟状，目眩眩泪出悲伤，心俞主之。

《千金要方》卷三十：治诸风，灸心俞二处各七壮。

《铜人腧穴针灸图经》卷四：治心中风，狂走，发痫，语悲泣，心胸闷乱，烦满汗不出，结积，寒热呕吐，不下食，咳唾血。

《针灸大成》卷六：主偏风半身不遂，心气乱恍惚，心中风，偃卧不得倾侧，汗出唇赤，狂走发痫，语悲泣，心胸闷乱，咳吐血，黄疸，鼻衄，目瞤目昏，呕吐不下食，健忘，小儿心气不足，数岁不语。

16. 督俞

（1）异名：高盖（《针灸资生经》），商盖（《循经考穴编》）。

（2）穴源：首见于《太平圣惠方》。

（3）定位：在背部，当第6胸椎棘突下，旁开1.5寸。

（4）穴性：属足太阳膀胱经。

（5）主治：心痛，胸闷，腹痛，寒热，气喘。

（6）释名：督者，总督、统率之谓。《说文·目部》："察也。一曰目痛也。"《说文解字段注》："督者，以中道察视之，人身督脉在一身之中，衣之中缝亦曰督缝。"《广韵》："率也，劝也。"《周礼·冬官考工记》："督旁之修。"疏："中央为督，所以督率两旁。"《尔雅·释诂》："正也。"《左传·僖公十二年》："谓督不忘。"疏："谓管仲功德正而不忘也。"督在此指督脉。《奇经八脉考》："督者，都也，督脉为阳脉之都纲。"《庄子·养生主》："缘督以为经，可以保身，可以全生，可以养亲，可以尽年。"俞，在此为背俞之意，肺俞等穴中已述。

督脉行于背部正中，贯脊而行，总督一身之阳经，谓之"阳脉之海"。督俞，又名督脉俞。《太平圣惠方》言："在第六椎下，两旁相去同身寸一寸半。"穴居背之中位，通乎脊柱，内应督脉，是督脉之气血转输、输注太阳膀胱经之腧穴，故名督俞。《古法新解会元针灸学》则云："督腧者，督脉之连系也，因心生血注于膈，血合真阳从督腧贯脊而补脑，化白血而升生气，督起诸阳，阳气于足太阳经之所过，通督脉之系，故名督腧。"

（7）文献辑要

《针灸资生经》：督俞，疗腹痛雷鸣。

《太平圣惠方》卷九十九：主理寒热，腹中痛，雷鸣，气逆心痛。

《针灸大成》卷六：主寒热心痛，腹痛，雷鸣气逆。

17. 膈俞

（1）异名：无。

（2）穴源：首见于《灵枢·背腧》。

（3）定位：在背部，当第 7 胸椎棘突下，旁开 1.5 寸。

（4）穴性：八会穴之一，为血会。

（5）主治：呕吐，呃逆，气喘，咳嗽，吐血，潮热，盗汗。

（6）释名：膈者，横膈、格拒等之谓。《玉篇》："胸隔。"《正韵》："胸膈，心脾之间。"《释名·释形体》："膈，塞也，塞上下，使气与谷不相乱也。"《素问·阴阳别论》篇："三阳结谓之膈。"《素问·通评虚实论》篇："膈塞闭绝，上下不通，则暴忧之病也。"《灵枢·四时气》："食饮不下，膈塞不通，邪在胃脘。"《太平圣惠方》："寒温失宜，食饮乖度，或恚怒气逆，思虑伤心致使阴阳不和，胸膈否塞，故名膈气也。"在此指横膈，即横膈膜。俞，在此为背俞之意，肺俞等穴中已述。

膈俞，《灵枢·背腧》言："在七焦之间。"《针灸甲乙经》言："在第七椎下，两旁各一寸五分。"穴居背之中位，内应横膈而为之俞，可以开通胸膈之关格及格拒痞塞，故名膈俞。本穴为血会，凡膈肌、营血有疾，均可取此。

(7) 文献辑要

《针灸甲乙经》卷八：咳而呕，鬲寒，食不下，寒热，皮肉骨痛，少气不得卧，胸满支两胁，鬲上兢兢；胁痛腹膜，胸脘暴痛，上气，肩背寒痛，汗不出，喉痹，腹中痛，积聚，默然嗜卧，怠惰不欲动，身常湿，心痛，膈俞主之。

《针灸资生经》：吐呕逆不得食，今日食，明日吐，灸膈俞百壮。

《针灸大成》卷六：主心痛，周痹，吐食翻胃，骨蒸，四肢怠惰，嗜卧；痃癖，咳逆，呕吐，鬲胃寒痰，食饮不下，热病汗不出，身重常温，不能食，食则心痛，身痛肿胀，胁腹满，自汗，盗汗。

《类经图翼》：诸血病者皆宜灸之。如吐血衄血不止，虚损昏晕，血热妄行，心肺二经呕血，脏毒便血不止。

18. 肝俞

(1) 异名：无。

(2) 穴源：首见于《灵枢·背腧》。

(3) 定位：在背部，当第9胸椎棘突下，旁开1.5寸。

(4) 穴性：肝之背俞穴。

(5) 主治：黄疸，胁痛，吐血，目赤，目眩，雀目，癫狂痫，脊背痛。

(6) 释名：肝，脏器名，五脏之一，五行属木。位于腹部，横膈之下，右胁之内。肝主疏泄，主藏血，为筋之宗。《说文·肉部》："木藏也。"《仪礼·士昏礼》："赞以肝从。"《正字通》："左三叶，右四叶，以胆为府，附脊第九椎为阳中，少阳通于春气。"《释名·释形体》："肝，干也。于五行属木，故其体状有枝干。凡物以大为干。"《素问·灵兰秘典论》："肝者，将军之官，谋虑出焉。"俞，在此为背俞之意，肺俞等穴中已述。

肝俞，《灵枢·背腧》言："在九焦之间。"《针灸甲乙经》言："在第九椎下，两旁各一寸五分。"穴居背之中位，内应肝脏，是肝之气血转输、输注太阳膀胱经之腧穴，又为治肝疾要穴之一，故名肝俞。

（7）文献辑要

《针灸甲乙经》卷八：咳而胁满急，不得息，不得反侧，腋胁下与脐相引，筋急而痛，反折，目上视，眩，目中循循然，眉头痛，惊狂，衄，少腹满，目晾晾，生白翳，咳引胸痛，筋寒热，唾血短气，鼻酸，肝俞主之。

《针灸资生经》：肝俞，主筋寒热痉，筋急手相引。

《针灸大成》卷六：主多怒，黄疸，鼻酸，热病后目暗泪出，目眩，气短咳血，目上视，咳逆，口干，寒疝，筋寒，热痉，筋急相引，转筋入腹将死。

《东医宝鉴》卷八十五：肝俞主灸积聚痛，兼灸气短语声轻。

19. 胆俞

（1）异名：无。

（2）穴源：首见于《素问·奇病论》。

（3）定位：在背部，当第10胸椎棘突下，旁开1.5寸。

（4）穴性：胆之背俞穴。

（5）主治：黄疸，口苦，胁痛，肺痨，潮热。

（6）释名：胆，脏腑名，即胆囊，六腑之一，与肝相表里，又为奇恒之府之一。《说文·肉部》："连肝之府。"《荀子·修身》："勇胆猛戾。"注："有胆气也。"《史记·越王勾践世家》："坐卧即仰胆，饮食亦尝胆也。"《白虎通》："胆者，肝之府也。肝主仁，仁者不忍，故以胆断。是以肝胆二者，必有勇也。"《灵枢·本输》："胆者，中精之腑。"《素问·灵兰秘典论》："胆者，中正之官，决断出焉。"按："形如瓶，长三寸，在肝之短叶间。"俞，在此为背俞之意，肺俞等穴中已述。

胆俞，《灵枢·奇病论》言其名，"此人者数谋虑不决，故胆虚，气上逆而口为之苦，治之以胆募俞。"《针灸甲乙经》言其位，"在第十椎下，两旁各一寸五分。足太阳脉所发，正坐取之。"穴居背之中位，内应胆腑，是胆气转输、输注太阳膀胱经之腧穴，又为治胆疾要穴，故名胆俞。

（7）文献辑要

《针灸甲乙经》卷九：胸满，呕无所出，口苦舌干，饮食不下，胆俞主之。

《千金要方》：主治两胁胀满干呕，惊悸，睡卧不安及酒疸，目睛发黄，面发赤斑。

《铜人腧穴针灸图经》卷四：主治心腹胀满，呕利，食无所出，口苦，舌干，咽中痛，食不下，目黄，胸胁不能转侧；头痛振寒，汗不出，腋下肿。

20. 脾俞

（1）异名：无。

（2）穴源：首见于《灵枢·背腧》。

（3）定位：在背部，当第 11 胸椎棘突下，旁开 1.5 寸。

（4）穴性：脾之背俞穴。

（5）主治：腹胀，黄疸，呕吐，泄泻，痢疾，便血，水肿，背痛。

（6）释名：脾，脏器名，五脏之一，五行属土。位于中焦，主运化、升清和统摄血液，为气血生化之源，"后天之本"。《说文·肉部》："土藏也。"徐铉曰："脾主信藏志，信生于土。"《礼记·月令》："孟春之月，祭先脾。"《春秋·元命苞》："脾者，谓之主。"《白虎通》："脾之为言裨也。"《释名·释形体》："脾，裨也。在胃下，裨助胃气，主化谷也。"《素问·灵兰秘典论》："脾胃者，仓廪之官，五味出焉。"俞，在此为背俞之意，肺俞等穴中已述。

脾俞，《灵枢·背腧》言："在十一焦之间。"《针灸甲乙经》言："在第十一椎下，两旁各一寸五分。"穴居背之中位，内应脾脏，是脾之气血转输、输注太阳膀胱经之腧穴，又为治脾疾要穴之一，故名脾俞。

（7）文献辑要

《针灸甲乙经》卷九：大肠转气，按之如覆杯，热引胃痛，脾气寒，四肢急，烦不嗜食，脾俞主之。

《铜人腧穴针灸图经》卷四：治腹胀引胸背痛，食欲倍多，身渐羸瘦，黄疸，善欠，胁下满，泻利，体重，四肢不收，痃癖积聚，腹痛不嗜食，痰疟寒热。

《东医宝鉴》卷八十五：脾俞主灸伤脾胃，吐泻疟痢疸瘕癥，喘急吐血诸般证，更治婴儿慢脾风。

21. 胃俞

（1）异名：无。

（2）穴源：首见于《脉经》。

（3）定位：在背部，当第 12 胸椎棘突下，旁开 1.5 寸。

（4）穴性：胃之背俞穴。

（5）主治：胸胁痛，胃脘痛，呕吐，腹胀，肠鸣。

（6）释名：胃，脏腑名，即胃腑，六腑之一，与脾互为表里。《说文·肉部》："谷府也。"《礼记·内则》："鸡肝雁肾，鸨奥鹿胃。"《韩非子·喻老》："疾在肠胃。"《白虎通》："胃者，脾之府，谷之委，故脾禀气于胃。"《释名·释形体》："胃，围也，围受食物也。"《灵枢·海论》："胃者，水谷之海。"《素问·平人气象论》："胃者，平人之常气也。"《灵枢·本输》："胃者，五谷之腑。"俞，在此为背俞之意，肺俞等穴中已述。

胃俞，《脉经》言："胃俞在背第十二椎，募在太仓。"《针灸甲乙经》言："在第十二椎下，两旁各一寸五分。"穴居背之中位，内应胃腑，是胃之气血转输、输注太阳膀胱经之腧穴，又为治胃疾要穴之一，故名胃俞。

（7）文献辑要

《针灸甲乙经》卷九：胃中寒胀，食多身体羸瘦，腹中满而鸣，腹䐜，风厥，胸胁榰满，呕吐，脊急痛，筋挛，食不下，胃俞主之。

《针灸资生经》：胃俞，主腹满而鸣。

《针灸大成》卷六：主霍乱，胃寒，腹胀而鸣；翻胃呕吐，不嗜食，多食羸瘦，目不明，腹痛，胸胁支满，脊痛筋挛，小儿羸瘦，不生肌肤。

《东医宝鉴》卷八十五：胃俞主治黄疸病，食毕头目即晕眩，疟疾善饥不能食，艾火多加自可痊。

22. 三焦俞

（1）异名：无。

（2）穴源：首见于《针灸甲乙经》。

（3）定位：在腰部，当第1腰椎棘突下，旁开1.5寸。

（4）穴性：三焦之背俞穴。

（5）主治：肠鸣，腹胀，呕吐，泄泻，痢疾，水肿，腰背强痛。

（6）释名：三焦，上、中、下三焦的合称，为六腑之一。一般认为三焦是分布于胸腹腔的一个大腑，惟三焦最大，无与匹配，故有"孤府"之称。正如张景岳在《类经·藏象类》所说："三焦者，确有一腑，盖脏腑之外，躯壳之内，包罗诸脏，一腔之大腑也。"

因三焦中包罗的脏腑较多，其功能也较为广泛。一言通行元气。《难经·三十八难》："所以腑有六者，谓三焦也，有原气之别使，主持诸气。"《难经·六十六难》："三焦者，原气之别使也，主通行三气，经历五脏六腑。"一言运行水谷。《素问·六节藏象论》："三焦……仓廪之本，营之居也，名曰器，能化糟粕，转味而入出者也。"《难经·三十一难》："三焦者，水谷之道路，气之所终始也。"一言运行水液。《素问·灵兰秘典论》："三焦者，决渎之官，水道出焉。"《灵枢·本输》："三焦者，中渎之腑，水道出焉，属膀胱，是孤之腑也。"

三焦俞，《针灸甲乙经》言："在第十三椎下，两旁各一寸五分。足太阳脉气所发。"穴居背之下、腰之上，内应三焦腑，是三焦之气血转输、输注太阳膀胱经之腧穴，升阳益气、决渎行水，又为治三焦疾患之要穴，故名三焦俞。

（7）文献辑要

《针灸甲乙经》卷九：头痛，食不下，肠鸣胪胀，欲呕时泄，三焦俞主之。

《千金要方》卷三十：治胞转小便不得方，灸三焦俞百壮。

《铜人腧穴针灸图经》卷四：治肠鸣腹胀，水谷不化，腹中痛欲泻注，目眩，头痛，吐逆，饮食不下，肩背拘急，腰脊强，不得俯仰。

《针灸资生经》第三：主伤寒头痛食不下。

《东医宝鉴》卷八十五：三焦俞治胀满疼，积块坚硬痛不宁，更治赤白休息痢，刺灸此穴自然轻。

23. 肾俞

（1）异名：少阴俞（《素问·通评虚实论》），肾念（《灸法残卷图》），高盖（《针灸大成》）。

（2）穴源：首见于《灵枢·背腧》。

（3）定位：在腰部，当第 2 腰椎棘突下，旁开 1.5 寸。

（4）穴性：肾之背俞穴。

（5）主治：遗尿，遗精，阳痿，月经不调，白带，水肿，耳鸣，耳聋，腰痛。

（6）释名：肾，脏器名，五脏之一，五行属水。位于腰部，脊柱两旁，左右各一，故有"腰者，肾之府"之说。肾藏精，主骨生髓，生殖，主水，为"气之根"，"先天之本"。《说文·肉部》："水藏也。"徐铉曰："按肾主智藏精，皆水之为也。"《礼记·月令》："孟冬之月，祭先肾。"《尚书·盘庚》："今予其敷心腹肾肠，历告尔百姓于朕志。"《正字通》："肾当胃下两旁，与脐平直，筋外有脂裹，表白里黑。"《释名·释形体》："肾，引也。肾属水，主引水气，灌注诸脉也。"《素问·灵兰秘典论》："肾者，作强之官，伎巧出焉。"《素问·六节藏象论》："肾者，主蛰封藏之本，精之处也。其华在发，其充在骨。"俞，在此为背俞之意，肺俞等穴中已述。

肾俞，《灵枢·背腧》言："在十四焦之间。"《针灸甲乙经》言："在第十四椎下，两旁各一寸五分。"穴居腰部，内应肾脏，是肾之气血转输、输注太阳膀胱经之腧穴，又为治肾疾要穴之一，故名肾俞。

（7）文献辑要

《针灸甲乙经》卷八：寒热食多，身羸瘦，两胁引痛，心下贲痛，心如悬，下引脐，少腹急痛，热，面黑，目䀮䀮，久喘咳，少气，溺浊赤，肾俞主之。

《千金要方》卷十九：丈夫梦失精，及男子小便浊难，灸肾俞百壮。

《铜人腧穴针灸图经》卷四：治虚劳羸瘦，耳聋肾虚，水脏久冷，心腹䐜胀，两胁满，引少腹急痛，目视䀮䀮，少气，溺血，小便浊，出精，阴中痛，五劳七伤，虚惫，脚膝拘急，足寒如冰，头重身热，振栗，腰中四肢淫泺，洞泄食不化，身重如水。

《扁鹊心书》：肾俞二穴，凡一切大病，于此灸三百壮。盖肾为一身之根蒂，先天之真源，本牢则不死。又治中风失喑，手足不遂，大风癞疾。

《针灸资生经》第三：肾俞，治虚劳羸瘦，耳聋，肾虚水脏久冷。心腹膨胀，齐满引小腹痛。

《针灸大成》卷六：主虚劳羸瘦，耳聋肾虚，水脏久冷，心腹䐜满胀急，两胁满引小腹急痛，胀热，小便淋，目视䀮䀮，少气，溺血，小便浊，出精梦泄，肾中风，踞坐而腰痛，消渴，五劳七伤，虚惫，脚膝拘急，腰寒如冰，头重身热，振栗，食多羸瘦，面黄黑，肠鸣，膝中四肢淫泺，洞泄食不化，身肿如水，女人积冷气成劳，乘经交接羸瘦，寒热往来。

24. 气海俞

（1）异名：无。

（2）穴源：首见于《太平圣惠方》。

（3）定位：在腰部，当第 3 腰椎棘突下，旁开 1.5 寸。

（4）穴性：属足太阳经。

（5）主治：肠鸣腹胀，痔漏，痛经，腰痛。

（6）释名：气者，构成人体的基本物质之一，对之于血。前文诸"气"穴已述，气在此指代人身之真气、原气、正气。《灵枢·刺节真邪》："真气者，所受于天，谷气并而充身者也。"海者，水之大聚之处，百川归之。《淮南子·汜论》："百川异源，皆归于海。"说见任脉经气海穴。俞，在此为背俞之意，肺俞等穴中已述。

气海俞，《太平圣惠方》言："在第十五椎下两旁，同身寸相去一寸半。"

穴居腰部，与任脉之气海穴相对，而为之俞，是与人身原气有直接关系的腧穴，为百气转输处，故名气海俞。《古法新解会元针灸学》言："气海腧者，是化生气之海，男子从腰之肾带直通睾丸而造精球，通任脉归丹田，而化气归气海，通下关元，过尾闾，而归命门。女子即血海，从气海腧之带入腹，绕阴篡，名子宫带，通宫中阴卵，为女子之命门。化血之精，从阳明上冲至乳，会膻中通任脉，和心血归经入血海而化气，再归气海与背腧相对，足太阳脉气之所过，故名气海腧。"

（7）文献辑要

《太平圣惠方》卷九十九：理腰痛，痔痛，泻血，通灸之。

《针灸大成》卷六：主腰痛，痔漏。

25. 大肠俞

（1）异名：无。

（2）穴源：首见于《脉经》。

（3）定位：在腰部，当第 4 腰椎棘突下，旁开 1.5 寸。

（4）穴性：大肠之背俞穴。

（5）主治：腹胀，泄泻，便秘，腰痛。

（6）释名：肠者，肠道之谓。《说文·肉部》："大小肠也。"《诗经·大雅》："自有肺肠，俾民卒狂。"《尚书·盘庚》："今予其敷心腹肾肠，历告尔百姓于朕志。"《释名·释形体》："肠，畅也。通畅胃气，去滓秽也。"《正字通》："大肠长二丈一尺，广四寸，径一寸，当脐右回迭十六曲，盛谷一斗，水七升半。"《白虎通》："大肠小肠，心肺府也。肠为心肺主，心为皮体主，故为两府也。"大肠，脏腑名，六腑之一，位于下腹，与肺互为表里，功在传化糟粕。《灵枢·本输》："大肠者，传道之腑。"《素问·灵兰秘典论》："大肠者，传道之官，变化出焉。"

大肠俞，《脉经》言："在背第十六椎。"《针灸甲乙经》言："在第十六椎下，两旁各一寸五分。"穴居下腰部，内应大肠，是大肠之气血转输、输注太阳膀胱经之腧穴，又为治大肠疾患要穴之一，故名大肠俞。

（7）文献辑要

《千金要方》卷八：治风，腹中雷鸣，肠澼泄利，食不消化，小腹绞痛，腰脊疼强，或大小便难，不能饮食，灸百壮，三日一报。

《铜人腧穴针灸图经》卷四：治腰痛，肠鸣，腹胀，绕脐切痛，大小便不利，洞泄，食不化，脊强不得俯仰。

《针灸资生经》：主肠鸣腹䐜肿暴泄。

《东医宝鉴》卷八十五：大肠俞治腰背疼，大小便难此可通，兼治泄泻痢疾病，先补后泻要分明。

26. 关元俞

（1）异名：无。

（2）穴源：首见于《太平圣惠方》。

（3）定位：在腰部，当第5腰椎棘突下，旁开1.5寸。

（4）穴性：属足太阳经。

（5）主治：腹胀、泄泻，小便频数或不利，遗尿，腰痛。

（6）释名：关者，关键、机关、关联等之谓，元者，本原、根本、元始等之谓，此指元气、原气、正气等。说见任脉经关元穴。俞，即腧、输之谓，在此指背俞也。

关元俞，《太平圣惠方》言："在第十七椎下，两旁相去同身寸一寸半。"穴居下腰部，与任脉经关元穴相对，位处原气关键机要之处，是联络元气之腧穴。凡病之关于元气者，皆可取之。由此，故名关元俞。

《古法新解会元针灸学》："关元腧者，即通脐下三寸关元穴也。关元即膀胱下口，司气化卫气所出之门，小水外出之机关，亦全身重要之关窍，导阴于下，导阳于上，有系于背，足太阳之所过，故名关元腧。"

（7）文献辑要

《千金要方》卷八：治消渴，小便数。

《太平圣惠方》：理风劳，腰痛，泄痢虚胀，小便难，妇人瘕聚诸疾。

《针灸资生经》第三：关元俞、膀胱俞，疗风劳腰痛。

《针灸大成》卷六：妇人瘕聚诸积。

27. 小肠俞

（1）异名：无。

（2）穴源：首见于《脉经》。

（3）定位：在骶部，当骶正中嵴旁 1.5 寸，平第 1 骶后孔。

（4）穴性：小肠之背俞穴。

（5）主治：遗精，遗尿，尿血，白带，小腹胀痛，泄泻，痢疾，疝气，腰腿疼。

（6）释名：小相对于大，小肠相对于大肠。小肠，六腑之一，位于中下腹，与心互为表里，主受盛化物、分清泌浊。《灵枢·肠胃》："小肠后附脊，左环回周叠积，其注于回肠者，外附于脐上，回运环十六曲，大二寸半，径八分分之少半，长三丈二尺。"《素问·平人绝谷》：小肠"受谷二斗四升，水六升三合合之大半。"《素问·灵兰秘典论》："小肠者，受盛之官，化物出焉。"《类经·藏象类》注："小肠居胃之下，受盛胃中水谷而分清浊，水液由此而渗入前，糟粕由此而归于后，脾气化而上升，小肠化而下降，故曰化物出焉。"

小肠俞，《脉经》言："在背第十八椎。"《针灸甲乙经》言："在第十八椎下，两旁各一寸五分。"穴下腰部，内应小肠，是小肠之气血转输、输注太阳膀胱经之腧穴，又为治小肠疾患要穴，故名小肠俞。

（7）文献辑要

《针灸甲乙经》卷九：小腹痛控睾引腰脊，疝痛上冲心，腰脊强，溺黄赤，口干，小肠俞主之。

《铜人腧穴针灸图经》卷四：治小便赤涩淋沥，少腹疞痛，脚肿、短气、不嗜食，大便脓血出，五痔疼痛，妇人带下。

《针灸资生经》第三：膀胱三焦津液少，大小肠寒热，或三焦寒热，灸小肠俞五十壮。

《针灸大成》卷六：主膀胱、三焦津液少，大、小肠寒热，小便赤不利，淋沥遗溺，小腹胀满，绞痛，泄利脓血，五色赤痢下重，肿痛，脚肿，五痔，头痛，虚乏消渴，口干不可忍，妇人带下。

28. 膀胱俞

(1) 异名：无。

(2) 穴源：首见于《脉经》。

(3) 定位：在骶部，当骶正中嵴旁 1.5 寸，平第 2 骶后孔。

(4) 穴性：膀胱之背俞穴。

(5) 主治：小便不利，遗尿，泄泻，便秘，腰脊强痛。

(6) 释名：膀胱，脏腑名，六腑之一，位于下腹，与肾互为表里，主尿液的贮存和排泄。《灵枢·本输》："膀胱者，津液之腑也。"《素问·灵兰秘典论》："膀胱者，州都之官，津液藏焉，气化则能出矣。"《素问·宣明五气》篇："膀胱不利为癃，不约为遗溺。"

膀胱俞，《脉经》言："在第十九椎。"《针灸甲乙经》言："在第十九椎下，两旁各一寸五分。"穴下腰部，内应膀胱，是膀胱之气血转输、输注之腧穴，又为治膀胱疾患要穴，故名膀胱俞。

(7) 文献辑要

《针灸甲乙经》卷九：腰脊痛强引背、少腹，俯仰难，不得仰息，脚痿重，尻不举，溺赤，腰以下至足清不仁，不可以坐起，膀胱俞主之。

《铜人腧穴针灸图经》卷四：癥瘕，脚膝无力。

《针灸资生经》：治小便赤涩，遗尿，阴生疮，少气，胫寒拘急，不得屈伸……疗大小便难，尿赤……治泄利腹痛。

《东医宝鉴》卷八十五：膀胱俞治小便难，少腹胀痛不能安，更治腰脊强直痛，艾火多添疾自痊。

29. 中膂俞

(1) 异名：中膂内俞（《外台秘要》），脊内俞（《铜人腧穴针灸图经》）。

（2）穴源：首见于《针灸甲乙经》。

（3）定位：在骶部，当骶正中嵴旁1.5寸，平第3骶后孔。

（4）穴性：属足太阳经。

（5）主治：泄泻，疝气，腰脊强痛。

（6）释名：中者，方位之称，对之于左右、上下，亦有内、里之意，对之于外、表。说见任脉经中脘、督脉经中枢等穴。膂者，膂肉、膂骨之谓。"膂"乃后起字，本字为"吕"，后起之意在于区别吕姓之吕，以及黄钟大吕之吕。《说文·吕部》："脊骨也，象形。昔太岳为禹心吕之臣，故封吕侯。"《玉篇》："古与吕同。"《国语·周语下》："氏曰有吕。"注："吕之为言膂也。"《急就篇》："尻髋脊膂腰背吕。"颜师古注："吕，脊骨也。"《尚书·君牙》："今命尔予翼，作股肱心膂。"沈彤《释骨》："项大椎之下二十一椎通曰脊骨，曰脊椎，曰膂骨。或以上七节曰背骨，第八节以下乃曰膂骨。"《博雅》："膂，肉也。"《东医宝鉴》卷八十"周身名位骨度"："膂者，夹脊骨两旁肉也。"又："脊骨者，脊膂骨也，俗名脊梁骨。"《灵枢·经脉》："膀胱足太阳之脉……入循膂。"张介宾注："膂：吕同，脊骨曰吕，象形也。又曰夹脊两旁肉也。"中膂，在此可做背脊解。俞者，前文已尽说。

中膂俞，《针灸甲乙经》言："在第二十椎下，两旁各一寸五分，侠脊胂而起。"穴居膂肉之中，或膂骨之旁，蕴骨肉同名，或骨穴同名之意，故名中膂俞，或中膂内俞、脊内俞。

（7）文献辑要

《针灸甲乙经》卷八：腰痛不可以俯仰，中膂内俞主之。

《铜人腧穴针灸图经》卷四：治肠冷、赤白痢，肾虚消渴，汗不出，腰脊不得俯仰，腹胀胁痛。

《针灸资生经》：治肾虚消渴……治肠冷赤白痢。

《针灸大成》卷六：主肾虚消渴，腰脊强不得俯仰，肠冷赤白痢，疝痛，汗不出，腹胀胁痛。

30. 白环俞

(1) 异名：环俞（《圣济总录》），解脊窬（《医心方》）。

(2) 穴源：首见于《针灸甲乙经》。

(3) 定位：在骶部，当骶正中嵴旁 1.5 寸，平第 4 骶后孔。

(4) 穴性：属足太阳经。

(5) 主治：遗尿，疝气，遗精，月经不调，白带，腰部疼痛。

(6) 释名：白者，素色之谓，为肺所主色。白又有洁白、明亮、明白等义。《礼记·曾子问》："当室之白，尊于东房。"注："谓西北隅得户明者也。"《荀子·正名》："说不行，则白道而冥穷。"注："白道，谓明道也。"说见太阴肺经侠白、太阴脾经隐白等穴。环者，玉环、环绕、旋转等之谓。《说文·玉部》："璧也。"《说文解字段注》："环引申为围绕无端之义。"《尔雅·释器》："肉好若一谓之环。"李注："其孔及边肉大小适等。"《玉篇》："玉环。"《礼记·经解》："行步则有环佩之声。"《正韵》："回绕也。"《礼记·杂记》："小敛环经。"疏："环经是周回缠绕之名。"《周礼·冬官考工记》："环涂七轨。"注："故书环或作轘，环涂谓环城之道。"《国语·越语上》："三江环之。"《孟子·公孙丑下》："环而攻之，必有得天时者矣。"《周礼·乐师》："环拜以钟鼓为节。"俞者，腧也，输也，孔穴之谓，上文尽述。

白环俞，《针灸甲乙经》言："在第二十一椎下，两旁各一寸五分。足太阳脉气所发，伏而取之。"依膀胱经的分布而言，有支者"从腰中，下挟脊，贯臀，入腘中"，言其一支脉由腰部挟脊柱外侧直下，贯臀部至此穴后，在回绕至上髎穴，犹环回也，足太阳脉气由此而发，其治症又多主白浊、白带等，故名白环俞。

又：白者为肺所主，肺藏魄。《素问·宣明五气》篇："五脏所藏……肺藏魄。"《灵枢·本神》："并精而出入者谓之魄。""肺藏气，气舍魄。"中医将肛门作为七冲门之一，为魄门。《难经·四十四难》："七冲门何在？……下极为魄门。"丹波元简在《素问注证发微》中言："肺藏魄，肛门上通于大肠，大肠与肺为表里，故亦可称之为魄门。"白环俞位于魄门之旁，脉气通于此，而再环回之下髎穴，主下窍之疾，故名之白环俞。

也有从道家养生的角度来阐述者，认为白环俞之类穴名，出于养生家静坐有得而名之。张紫阳《金华秘文》谓："心下、肾上，脾左、肝右，生门在前，密户在后，其连如环，其白如绵，方圆径寸，包裹一身之精粹，此即玉环也。其处正与脐相对，人之命脉根蒂也。"所谓密户者，养生家藏精处也。所谓精者，有形之精液、诸神志意识，皆是精华，均宜严守密藏也。白环俞（道家称之玉环俞）与脐之气机相通，穴应其处，故名，乃藏精之所。

（7）文献辑要

《千金要方》卷三十：主腰背不便，筋挛痹缩，虚热闭寒。

《铜人腧穴针灸图经》卷四：治腰脊挛急痛，大小便不利……针入八分，得气即先泻讫，多补之。治腰髋疼，脚膝不遂，温疟，腰脊冷疼，不得安卧，劳损，虚风。不宜灸，慎房劳，不得举重物。

《针灸资生经》：治腰脊冷痛，不得久卧。

《针灸大成》卷六：主手足不仁，腰脊痛，疝痛，大小便不利……腰脊不便，筋挛臂缩，虚热闭塞。

31. 上髎

（1）异名：无。

（2）穴源：首见于《素问·骨空论》。

（3）定位：在骶部，当髂后上棘与中线之间，适对第1骶后孔处。

（4）穴性：属足太阳经。《针灸甲乙经》：足太阳、少阳之络。

（5）主治：大小便不利，月经不调，带下，阴挺，遗精，阳痿，腰痛。

（6）释名：上者，高也，方位之谓，对之于下之类。又有向上、尊贵等意。《周礼·疾医》："冬时有嗽上气疾。"《荀子·劝学》："上食埃土，下饮黄泉。"《战国策·秦策》："上客从赵来。"此说前文已尽述。"上"在此言部位，相对于次、中、下，由上而下排列。髎，同窌，地窌之谓，引为骨之间隙，位于骨之空隙处的腧穴多名之"髎"。督脉经素髎、阳明大肠经禾髎、阳明胃经巨髎等穴中已尽述。以下诸"髎"穴皆同。

上髎,《素问·骨空论》言:"腰痛不可以转摇,急引阴卵,刺八髎与痛上,八髎在腰尻分间。"《针灸甲乙经》言:"在第一空腰髁下一寸,侠脊陷者中。足太阳、少阳之络。"穴居第一骶后孔中,为最上,故名上髎。

(7) 文献辑要

《素问·骨空论》篇:腰痛不可以转摇,急引阴卵,刺八髎与痛上。

《针灸甲乙经》卷十二:女子绝子,阴挺出,不禁白沥,上髎主之。

《铜人腧穴针灸图经》卷四:治腰膝冷痛,呕逆,鼻衄,寒热疟。妇人绝嗣,阴挺出不禁。

《针灸大成》卷六:八髎总治腰痛。

32. 次髎

(1) 异名:中空(《针灸大成》)。

(2) 穴源:首见于《素问·骨空论》。

(3) 定位:在骶部,当髂后上棘内下方,适对第2骶后孔处。

(4) 穴性:属足太阳经。

(5) 主治:疝气,月经不调,痛经,带下,小便不利,遗精,腰痛,下肢痿痹。

(6) 释名:次者,顺序、第二等之谓。《说文·欠部》:"不前,不精也。从欠,二声。"徐铉曰:"不前是次于上也,不精是其次也。"《说文解字段注》:"当作从二、从欠,从二故为次。"《周礼·冬官考工记》:"画缋之事,青与白相次也,赤与黑相次也。"《左传·襄公二十四年》:"太上有立德,其次有立功,其次有立言。"《尚书·泰誓中》:"王次于河朔。"

次髎,《针灸甲乙经》言:"在第二空,侠脊陷者中。"穴居第二骶后孔,为上髎之次,故名次髎。

(7) 文献辑要

《针灸甲乙经》卷十二：女子赤白沥，心下积胀，次髎主之。卷九：腰痛快快不可以俯仰，腰以下至足不仁，入脊，腰背寒，次髎主之。

《铜人腧穴针灸图经》卷四：治疝气下坠，腰脊痛，不得转摇，急引阴器痛不可忍，腰以下至足不仁，背膝寒，小便赤淋，心下坚胀。

《针灸大成》卷六：疝气下坠，足清气痛，肠鸣注泻，偏风，妇人赤白带下。

33. 中髎

（1）异名：无。

（2）穴源：首见于《素问·骨空论》。

（3）定位：在骶部，当次髎下内方，适对第3骶后孔处。

（4）穴性：属足太阳经。《素问·刺腰痛》篇王冰注：足太阴、厥阴、少阳三脉左右交结于中。《铜人腧穴针灸图经》：厥阴、少阳所结。

（5）主治：便秘，泄泻，小便不利，月经不调，带下，腰痛。

（6）释名：中者，方位之谓，对之于左右、上下而言。亦有里、内之意，对之于表、外，此说前已尽述。

中髎，《针灸甲乙经》言："在第三空，侠脊陷者中。"穴居第三骶后孔，为上髎、次髎之下，下髎之上，故名中髎。

（7）文献辑要

《针灸甲乙经》卷九：腰痛大便难，飧泄，腰尻中寒，中髎主之。

《铜人腧穴针灸图经》卷四：治丈夫七劳、七伤、六极、腰痛，大便难，腹胀下利，小便淋涩，飧泄，妇人绝子，带下，月事不调。

《针灸大成》卷三：腰痛中空穴最奇。

34. 下髎

（1）异名：无。

（2）穴源：首见于《素问·骨空论》。

（3）定位：在骶部，当中髎下内方，适对第4骶后孔处。

（4）穴性：属足太阳经。《素问·刺腰痛》篇王冰注：足太阴、厥阴、少阳三脉左右交结于中。《铜人腧穴针灸图经》：厥阴、少阳所结。

（5）主治：腹痛，便秘，小便不利，带下，腰痛。

（6）释名：下者，方位之在下也，对之于上、中等，别无深意。

下髎，《针灸甲乙经》言："在第四空，侠脊陷者中。"穴居第四骶后孔，八髎之最下，故名下髎。

上、次、中、下髎诸穴，左右共八穴，合称"八髎"。上髎平于关元俞，次髎平于小肠俞，中髎平于膀胱俞，下髎平于中膂俞，治症虽主下焦、腰腿，亦各有侧重，侧重于所平之穴，盖因脉气互通而已。

（7）文献辑要

《针灸甲乙经》卷九：腰痛引少腹痛，下髎主之。卷十一：肠鸣溏泄，下髎主之。

《铜人腧穴针灸图经》卷四：大便下血，寒湿内伤。

《针灸大成》卷六：主大小便不利，肠鸣注泄，寒湿内伤，大便下血，腰不得转，痛引卵。

35. 会阳

（1）异名：利机（《针灸甲乙经》）。

（2）穴源：首见于《针灸甲乙经》。

（3）定位：在骶部，尾骨端旁开 0.5 寸。

（4）穴性：属足太阳经。《奇经八脉考》：足太阳、少阴、督脉之会。

（5）主治：泄泻，便血，痔疾，阳痿，带下。

（6）释名：会者，回合、交会、会聚等之谓。《说文·会部》："合也。从亼，从曾省。曾，益也。"《说文解字段注》："器之盖曰会，为其上下相合也。凡曰会计者，谓合计之也，皆非异义也。"《礼记·月令》："以会天地之藏。"《尚书·洪范》："会其有极。"疏："会，谓集会。"《礼及·乐记》："竹声滥，滥以立会，会以聚众。"《左传·昭公三年》："有事而会，不协而盟。"阳者，阴阳之谓，前文已尽述。在此指阳经、阳气。

会阳，《针灸甲乙经》言："在阴尾骨两旁，督脉气所发。"穴居尾闾骨下端旁开，为左右足太阳经与督脉脉气所会，故名会阳。医名利机者，言此处乃通利足太阳膀胱经脉气之关要，由此而下，至承扶而得畅通也。

（7）文献辑要

《针灸甲乙经》卷九：肠澼便血。

《铜人腧穴针灸图经》卷四：久痔阳气虚乏。

《针灸大成》卷三：主腹寒，热气冷气，泄泻，肠澼下血，阳气虚乏，阴汗湿，久痔。

《类经图翼》：腹中寒气。

《循经考穴编》：主男子阳气虚乏，阴痿；妇人赤白带，经行腰腿疼痛。

36. 承扶

（1）异名：肉郄、阴关、皮部（《针灸甲乙经》），扶承（《千金要方》）。

（2）穴源：首见于《针灸甲乙经》。

（3）定位：在大腿后面，臀下横纹的中点。

（4）穴性：属足太阳经。

（5）主治：腰骶臀股部疼痛，痔疾。

（6）释名：承者，承接、承继之谓，上承下继之意，说见阳明胃经承泣、本经承光等穴。扶者，扶助、扶持之谓，以手相助也。《说文·手部》："左也。从手，夫声。"《说文解字段注》："左，俗本改作佐，非。左下曰：手相助也。"《论语·季氏》："危而不持，颠而不扶，则将焉用彼相矣？"《战国策·宋策》："若扶梁伐赵。"《左传·宣公二年》："遂扶以下。"扶，又为风名。《淮南子·时则》："降扶风，杂冻雨。"注："扶风，疾风也。冻雨，暴雨也。"《庄子·逍遥游》："抟扶摇羊角上者九万里。"注："扶摇，风名也。"上行风谓之扶摇。

承扶，《针灸甲乙经》言："在尻臀下，股阴肿上约文中。"此处"肿上"，《铜人腧穴针灸图经》《针灸资生经》等均作"冲上"，疑"肿"为"冲"之误，此说颇为合理。穴居臀横纹中，上承臀胯，下继股腿，为扶持、承载人身之重要关节部位，穴当其间。其治症主下肢之疾，由风得之，或风病自上而下，腿风、中风之类，必取本穴。由其位、其治而言，故名承扶。

承，又有止之意。《康熙字典·手部》："止也。"《诗经·鲁颂》："则莫我敢承。"疏："无有于我敢御止之者。"穴当臀部之尽止处，因而承受上身而辅助下肢，故名承扶，此说亦通。

（7）文献辑要

《针灸甲乙经》卷九：腰脊痛，尻、臀、股阴寒大痛，虚则血动，实则热痛，痔篡痛，尻脽中痛，大便直出，承扶主之。

《铜人腧穴针灸图经》卷五：治腰脊相引如解，久痔。

37. 殷门

（1）异名：无。

（2）穴源：首见于《针灸甲乙经》。

（3）定位：在大腿后面，当承扶与委中的连线上，承扶下 6 寸。

（4）穴性：属足太阳经。

（5）主治：腰痛，下肢痿痹。

（6）释名：殷者，盛、大、厚之谓。《说文·月部》："作乐之盛称殷。"《说文解字段注》："作乐之盛称殷，此殷之本义也，如《易》豫象传是。引申之为凡盛之称。又引申之为大也。又引申之为众也。又引申之为正也、中也。"《易·豫卦》："先王以作乐崇德，殷荐之上帝，以配祖考。"《公羊传·文公二年》："五年而殷祭。"《礼记·曾子问》："服除而后殷祭。"《庄子·秋水》："夫精，小之微也；郛，大之殷也。"《诗经·郑风》："士与女，殷其盈矣。"殷，又有中、正之意。《尔雅·释言》："殷，中也，正也。"《尚书·尧典》："日中星鸟，以殷仲春，宵中星虚，以殷仲秋。"门者，门户、通道等之谓，前文已尽述。

殷门，《针灸甲乙经》言："在肉郄下六寸。"肉郄乃承扶之别称，穴居股后大腿中，承扶与委中之折中处，此处肌肉丰盈，广而大，太阳膀胱经脉气由此畅达而下，故名殷门。

（7）文献辑要

《素问·刺腰痛》篇：衡络之脉令人腰痛，不可以俯仰，仰则恐仆，得之举重伤腰，衡络绝，恶血归之，刺之在郄阳筋之间，上郄数寸衡居，为二痏出血。

《针灸甲乙经》卷七：腰痛得俛不得仰。

《铜人腧穴针灸图经》卷五：股外肿。

《针灸大成》卷六：主腰脊不可俯仰，举重，恶血，泄注，外股肿。

38. 浮郄

（1）异名：无。

（2）穴源：首见于《针灸甲乙经》。

（3）定位：在腘横纹外侧端，委阳上1寸，股二头肌腱的内侧。

（4）穴性：属足太阳经。

（5）主治：便秘，股腘部疼痛，麻木。

（6）释名：浮者，表浅、漂浮等之意。《说文·水部》："泛也。"即泛之义，"氾"为"泛"之古字。《广雅》："浮，漂也，浮游也。"《诗经·小雅》："载沉载浮。"《论语·公冶长》："乘桴浮于海。"《楚辞·哀郢》："过夏首而西浮兮。"浮，又作"过"义。《康熙字典·水部》："溢也，过也。"《礼记·坊记》："君子与其使食浮于人也，宁使人浮于食。"浮浮，气蒸貌，雨雪盛貌。《诗经·大雅》："烝之浮浮。"《小雅》："雨雪浮浮。"浮在此蕴表而盛之义。郄者，同隙，空隙、裂缝等之谓，为较大之隙，可容更多气血，说见少阴心经阴郄穴。

浮郄，《针灸甲乙经》言："在委阳上一寸，屈膝得之。"穴居股二头肌腱内侧，与相邻之股后半膜肌之间有较大空隙，穴当其中，脉气浮浅于表，故名浮郄。

（7）文献辑要

《针灸甲乙经》卷十二：不得卧，浮郄主之。

《千金要方》卷三十：主小腹热，大便坚。

《铜人腧穴针灸图经》卷五：治小肠热，大肠结，股外经筋急，髀枢不仁。

《针灸大成》卷六：主霍乱转筋……小便热，大便坚。

《类经图翼》：小腹膀胱热。

39. 委阳

（1）异名：无。

（2）穴源：首见于《灵枢·本输》。

（3）定位：在腘横纹外侧端，当股二头肌肌腱的内侧。

（4）穴性：三焦之下合穴。

（5）主治：腹满，小便不利，腰脊强痛，腿足挛痛。

（6）释名：委者，随也，曲也。《说文·女部》："委随也。从女从禾。"徐铉曰："委，曲也，取其禾谷垂穗。委，曲之貌，故从禾。"《说文解字段注》："随其所如曰委。委之则聚，故曰委输，曰委积。所输之处亦称委，故曰原委。"《庄子·知北游》："生非汝有，是天地之委和也。性命非汝有，是天地之委顺也。子孙非汝有，是天地之委蜕也。"《战国策·燕策》："是以委肉当饿虎之蹊，祸必不振矣。"《释名·释首饰》："委貌，冠形有委曲之貌，上大下小也。"委之古义常作堆积、存放等义。《周礼·地官》："遗人掌邦之委积，以待施惠。"《康熙字典·女部》："笼货物之府。汉少府有属官，郡置转输，开委府于京师，以笼货物。"阳者，主外也相对于中、内而言，前文已尽述。

委阳，《灵枢·本输》言："三焦下腧在于足大指之前，少阳之后，出于腘中外廉，名曰委阳，是太阳络也。"《针灸甲乙经》言："三焦下辅俞也。在足太阳之前，少阳之后，出于中外廉两筋间，承扶下六寸。此足太阳之别络也。"穴居腘窝中，委中穴外侧，经言委中"委而取之"，故名委阳。此为三焦之下合穴，又为足太阳之别络，治症多从三焦之下焦疾患与膀胱之疾。

（7）文献辑要

《灵枢·邪气藏府病形》：三焦病者，腹胀气满，小腹尤坚，不得小便，窘急，溢则为水，留即为胀，候在足太阳之外大络，在太阳、少阳之间，亦见于脉，取委阳。

《针灸甲乙经》卷九：胸满膨膨然，实则癃闭，腋下肿，虚则遗溺，脚急兢兢然，筋急痛，不得大小便，腰痛引腹不得俯仰，委阳主之。

《铜人腧穴针灸图经》卷五：足太阳脉之中，治腋下肿痛，胸满膨膨，筋急身热，飞尸遁注，痿厥不仁，小便淋沥。

40. 委中

（1）异名：郄中（《素问》），委中央、腘中央、血郄（《灵枢》），腿凹（《东医宝鉴》）。

（2）穴源：首见于《灵枢·本输》。

（3）定位：在腘横纹中点，当股二头肌肌腱与半腱肌肌腱的中间。

（4）穴性：足太阳经之合穴。

（5）主治：腰痛，下肢痿痹，腹痛，吐泻，小便不利，遗尿，丹毒。

（6）释名：委之义，委阳穴中已述。中，言方位也，对之于左右、上下等，又有里、内之义，对之于表、外，此意前文已尽述。

委中，《灵枢·本输》言：膀胱足太阳"入于委中。委中，腘中央，为合，委而取之。"《针灸甲乙经》言："委中者，土也。在中央约文中动脉。足太阳脉气之所入也，为合。"穴居腘窝正中腘动脉处，《素问·骨空论》王冰注："腘谓膝解之后曲脚之中。"委中穴，必委屈而取之，故名委中。此穴为太阳膀胱经合穴，又为四总穴之一，治症颇广，主腰背等疾。

（7）文献辑要

《素问·刺疟》篇：足太阳之疟，令人腰痛，头重，寒从背起，先寒后热，熇熇喝喝然，热止汗出，难已，刺郄中出血。

《素问·刺腰痛论》篇：足太阳脉令人腰痛，引项脊尻背如重状，刺其郄中太阳正经出血，春无见血。

腰痛挟脊而痛至头几几然，目𥉉𥉉欲僵仆，刺足太阳郄中出血。

《灵枢·邪气藏府病形》：膀胱病者，小腹偏肿而痛，以手按之，即欲小便而不得，肩上热，若脉陷，及足小指外廉及胫踝后皆热。若脉陷，取委中央。

《灵枢·杂病》：厥，挟脊而痛者至顶，头沉沉然，目𥉉𥉉然，腰脊强，取足太阳腘中血络。

《针灸甲乙经》卷七：热病侠脊痛，委中主之。卷九：筋急身热，少腹坚肿时满，小便难，尻股寒，髀枢痛引季胁，内控入髎，委中主之。

《铜人腧穴针灸图经》卷五：治腰侠脊沉沉然，遗溺，腰重不能举体，风痹，髀枢痛，可出血，痼疹皆愈。今附委中者，血郄也，热病汗不出，足热，厥逆，两膝不得屈伸，取其经血立愈。

《针灸大全》卷一：委中曲腘里，横纹脉中央，腰痛不能举，沉沉引脊梁，酸痛筋莫展，风痹复无常，膝头难屈伸，针入即安康。

《针灸聚英》卷四：委中腰痛脚挛急，取得其经血自调。

《针灸大成》卷六：主膝痛及拇指，腰侠脊沉沉，遗溺，腰重不能举体，小腹坚满，风痹，髀枢痛，可出血，痼疹皆愈。伤寒四肢热，热病汗不出，取其经血立愈。

41. 附分

(1) 异名：无。

(2) 穴源：首见于《针灸甲乙经》。

(3) 定位：在背部，当第 2 胸椎棘突下，旁开 3 寸。

(4) 穴性：手足太阳之会。

(5) 主治：颈项强痛，肩背拘急，肘臂麻木。

(6) 释名：附者，寄附、增益等之谓。《说文·阜部》："附娄，小土山也。"《说文解字段注》："玉裁谓土部坿，益也。增益之义宜用之，相近之义亦宜用之，今则尽用附，而附之本义废矣。"《玉篇》："依也，近也，着也。"《易

·剥卦》："山附于地。"《礼记·王制》："不能五十里者，不合于天子，附于诸侯曰附庸。"《韩非子·用人》："燕不用而耳不附。"《论语·先进》："季氏富于周公，而求也，为之聚敛，而附益之。"《荀子·礼论》："刻死而附生谓之墨，刻生而附死谓之惑。"分者，分别、分出、分类等之谓。《易·系辞》："物以群分。"《玉篇》："隔也。"《增韵》："裂也，判也。"《前汉·律历志》："一黍之广为一分。分者，自三微而成著，可分别也。"《荀子·仲尼》："以齐之分，奉之而不足。"说见任脉经水分穴。

附分，《针灸甲乙经》言："在第二椎下，附项内廉，两旁各三寸。"足太阳膀胱经在背部分列两行，互相依属。"其直者，从巅入络脑，还出别下项，循肩髆内，挟脊抵腰中，入循膂。"乃第一行，通常称之为第一侧线。有一支脉，"从髆内左右别下贯胛，挟脊内，过髀枢……"乃第二行，即第二侧线。由此，第二侧线为第一侧线之分支，附属也。穴居太阳膀胱经背部两行始分之处，故名附分。

（7）文献辑要

《千金要方》卷三十：主背痛引头。主肘不仁，肩背拘急，风冷客于腠理，颈痛不得回顾。

《外台秘要》卷三十九：主背痛引颈。

42. 魄户

（1）异名：魂户（《太平圣惠方》）。

（2）穴源：首见于《针灸甲乙经》。

（3）定位：在背部，当第3胸椎棘突下，旁开3寸。

（4）穴性：属足太阳经。

（5）主治：咳嗽，气喘，肺痨，项强，肩背痛。

（6）释名：魄者，魂魄之谓。《说文·鬼部》："阴神也。"《说文解字段注》："魂魄皆生而有之，而字皆从鬼者，魂魄不离形质而非形质也。形质亡而魂魄存，是人所归也，故从鬼。"《玉篇》："人之精爽也。"《礼记·祭义》："魄也者，鬼之盛也。"《国语·晋语》："其魄兆于民矣。魄意之精也。"《关尹子·四符》："因意有魄，因魄有精。"《白虎通》："魄者，迫然着人，主于性也。"户者，门户、出入之道等意。此说前文已尽述。

魄户，《针灸甲乙经》言："在第三椎下，两旁各三寸。足太阳脉气所发。"此穴与肺俞平齐，肺乃藏魄之脏。《素问·宣明五气》篇："五脏所藏……肺藏魄。"《灵枢·本神》："并精而出入者谓之魄。"《素问·六节藏象论》："肺者，气之本，魄之处也。"魄附于肺，本穴亦为肺俞之附属，内景应肺，为肺气出入之门户，故名魄户。

（7）文献辑要

《针灸甲乙经》卷七：肩髆间急，凄厥恶寒，魄户主之。项背痛引颈，魄户主之。卷十一：呕吐烦满，魄户主之。

《铜人腧穴针灸图经》卷四：治背膊痛，咳逆上气。呕吐烦满，虚劳肺痿，五尸走疰，项强不得回顾。

《针经》：体热劳嗽而泻魄户。

43. 膏肓

（1）异名：膏肓俞（《千金要方》）。

（2）穴源：首见于《千金要方》。

（3）定位：在背部，当第4胸椎棘突下，旁开3寸。

（4）穴性：属足太阳经。

（5）主治：咳嗽，气喘，肺痨，健忘，遗精，完谷不化。

（6）释名：膏者，肥膏、膏滋等之谓，引为滋养、润泽等意。《说文·肉部》："肥也。"《说文解字段注》："膏谓人脂，在人者可假以名物，如无角者膏是也。"《韵会》："凝者曰脂，泽者曰膏。一曰戴角者脂，无角者膏。"《春秋·元命苞》："膏者，神之液也。"《诗经·卫风》："自伯之东，首如飞蓬。岂无膏沐，谁适为容？"膏，在医学上也指代部位，即心下之部。《左传·成公十年》："居肓之上，膏之下。"注："心下为膏。"肓者，指代人体部位和器官。言部位者，心下膈上之谓最为代表。《说文·肉部》："心上鬲下也。"《说文解字段注》："鬲上肓，肓上膏，膏上心。"《素问·刺禁论》："鬲肓之上，中有父母。"肓，作为部位，也指脐下腹腔内空隙之处，狭义为肓之原、肓原。《灵枢·九针十二原》："肓之原，出于脖胦，脖胦一。"《素问·腹中论》："肓之原在脐下。"《灵枢·四时气》："腹中肠鸣，气上冲胸，喘不能久立，邪在大肠，刺肓之原。"肓，也作为人身组织之一。《素问·痹论》："卫者……循皮肤之中，分肉之间，熏于肓膜，散于胸腹。"王冰注："肓膜，谓五脏之间鬲中膜也。"《灵枢·胀论》："此言陷于肉肓，而中气穴者也……针不陷肓，则气不行。"杨上善《太素》注："肉肓者，皮下肉上之膜也，量与肌肤同类。"《素问·腹中论》："其气溢于大肠而着于肓。"《灵枢·四时气》："气盛则厥逆，上冲肠胃，熏肝，散于肓，结于脐。"张志聪《素问集注》："络小肠之脂膜，谓之肓。"由上，肓膜指体腔之浆膜，多指肠外脂膜，即肠系膜、大网膜之类。

膏肓，常为固定词语，乃病入膏肓、膏肓之疾等之类，以称病之难治者。《左传·成公十年》："疾不可为也，在肓之上，膏之下，攻之不可，达之不及，药不至焉，不可为也。"晋·孙楚《为石仲容与孙皓书》："夫治膏肓者，必进苦口之药；决狐疑者，必告逆耳之言。"

膏肓，《千金要方》言："令人正坐曲脊，伸两手以臂着膝前，令正直手大指与膝头齐，以物支肘，勿令臂得摇动，从胛骨上角摸索至胛骨下头，其间当有四肋三间，灸中间。"穴居上背，与厥阴俞齐平，内应脏腑为心与心包，穴近心膈，故名膏肓，又称膏肓俞。此穴无所不主，治症颇多。又因本穴能助长正气，故为强身健体及治一切虚损之疾所必取。

（7）文献辑要

《千金要方》卷三十：无所不治，主羸瘦虚损，梦中失精，上气咳逆，狂惑忘误。

《针灸资生经》第四：久咳最宜灸膏肓穴。

《针灸大全》卷一：膏肓岂止治百病。

《针灸大成》卷六：主……传尸骨蒸……发狂，健忘，痰病。

《东医宝鉴》卷八十五：膏肓一穴灸劳伤，百损诸虚无不良。

44. 神堂

（1）异名：无。

（2）穴源：首见于《针灸甲乙经》。

（3）定位：在背部，当第5胸椎棘突下，旁开3寸。

（4）穴性：属足太阳经。

（5）主治：咳嗽，气喘，胸闷，脊背强病。

（6）释名：神者，神情、精神等之谓。说见督脉经神道、少阴心经神门等穴。在此作心神意。堂者，堂室、处所等之谓，此说在任脉经玉堂穴中已述。

神堂，《针灸甲乙经》言："在第五椎下，两旁各三寸陷者中。足太阳脉气所发。"穴居背之上部，与心俞平齐，心乃藏神之脏。《灵枢·本神》："所以任物者谓之心。"《素问·宣明五气》篇："五脏所藏，心藏神。"《素问·六节藏象论》："心者，生之本，神之变也。"神附于心，本穴亦为心俞之附属，内景应心，心为明堂，此穴为心神留居之堂舍，又为心气出入之处，主心疾，故名神堂。

（7）文献辑要

《针灸甲乙经》卷七：肩痛胸腹满，凄厥脊背急强，神堂主之。

《铜人腧穴针灸图经》卷四：治肩痛，胸腹满，洒淅寒热，背脊强急。

《针灸大成》卷六：主腰脊强急，不可俯仰，洒淅寒热，胸满气逆上攻，时噎。

《类经图翼》：此穴主泻五脏之热，与诸脏俞出。

45. 譩譆

（1）异名：无。

（2）穴源：首见于《素问·骨空论》。

（3）定位：在背部，当第6胸椎棘突下，旁开3寸。

（4）穴性：属足太阳经。

（5）主治：咳嗽，气喘，疟疾，热病，肩背痛。

（6）释名：噫，通"嗳"。《说文·口部》："饱食息也。"《玉篇》："不平之声也，恨辞也。"《类篇》："忿也，伤也。"《韵会》："痛声也。"《礼记·内则》："在父母舅姑之所，不敢哕噫嚏咳。"《素问·宣明五气》篇："五气所病，心为噫。"在此意为伤痛声。嘻，通"嘻"，叹词。《说文·言部》："痛也。"徐铉曰："痛而呼之言也。"《庄子·养生主》："嘻，善哉！技盖至此乎！"《史记·赵世家》："简子召之曰：嘻，吾有所见子晰也。"

噫嘻，即噫嘻，当为因伤痛而发出的声音。又为鸟名。《本草纲目》："姑获鸟，一名噫嘻。"故可做象声词言。作为腧穴名，《素问·骨空论》言："大风汗出，灸噫嘻。噫嘻在背下，侠脊旁三寸所。压之令病人呼噫嘻，噫嘻应手。"王冰注："令病人呼噫嘻之声，则指下动矣。"按压此穴时，病人常有畏痛之噫嘻声，故名之噫嘻。

（7）文献辑要

《素问·骨空论》：大风汗出，灸噫嘻……䏚络季胁引少腹而痛胀，刺噫嘻。

《针灸甲乙经》卷七：喘逆，鼽衄，肩甲内廉痛，不可俯仰，䏚季胁引少腹而痛胀，噫嘻主之。

《铜人腧穴针灸图经》卷四：治腋拘挛，暴脉急引胁痛，热病，汗不出，温疟，肩背痛，目眩，鼻衄，喘逆，腹胀，肩髆内廉痛，不得俯仰。

《针灸大成》卷六：主大风汗不出，劳损不得卧，温疟寒疟，背闷气满，腹胀气眩，胸中痛引腰背，腋拘胁痛。

《东医宝鉴》卷八十五：噫嘻主治久疟病，五脏疟灸脏俞平。

46. 膈关

（1）异名：无。

（2）穴源：首见于《针灸甲乙经》。

（3）定位：在背部，当第 7 胸椎棘突下，旁开 3 寸。

（4）穴性：属足太阳经。

（5）主治：胸闷，嗳气，呕吐，脊背强痛。

（6）释名：膈者，横膈、格拒等之谓，说见本经膈俞穴。关者，关口、机关、关联等之谓，此说前文已尽述，关元、下关、关门等之类均是。

膈关，《针灸甲乙经》言："在第七椎下，两旁各三寸陷者中。足太阳脉气所发，正坐开肩取之。"穴居下背部，与膈俞齐平，内景应膈，为膈俞之附属，是膈之关要处，又为主治噎膈、反胃、膈塞等疾的重要腧穴，故名膈关。

《古法新解会元针灸学》言："膈关膈其心脏，肺为宝盖，肝为使臣，心为君主，而定其名。关清膈浊，气血出入之关也，故名膈关。"

（7）文献辑要

《针灸甲乙经》卷七：背痛恶寒，脊强俯仰难，食不下，呕吐多涎，膈关主之。

《铜人腧穴针灸图经》卷四：胸中噎闷。

《针灸大成》卷六：大便不节，小便黄。

47. 魂门

（1）异名：无。

（2）穴源：首见于《针灸甲乙经》。

（3）定位：在背部，当第9胸椎棘突下，旁开3寸。

（4）穴性：属足太阳经。

（5）主治：胸胁痛，呕吐，泄泻，背痛。

（6）释名：魂者，魂灵、魂魄之谓。《说文·鬼部》："阳气也。"《易·系辞》："精气为物，游魂为变。"《礼记·檀弓》："魂气则无不之也。"《左传·昭公七年》："人生始化为魄。既生魄，阳曰魂。"疏："魂魄，神灵之名。附形之灵为魄，附气之神为魂也。"《白虎通》："魂，犹伝伝也，行不休于外也，主于情。"门之义，前文已尽述，乃出入之关要、枢机之关键等义，命门、石门、云门、神门、梁门等之类均是。

魂门,《针灸甲乙经》言:"在第九椎下,两旁各三寸陷者中。足太阳脉气所发,正坐取之。"此穴与肝俞平齐,肝乃藏魂之脏。《素问·宣明五气篇》:"五脏所藏……肝藏魂。"《灵枢·本神》:"两精相搏谓之神,随神而来往者谓之魂。"《素问·六节藏象论》:"肝者,罢极之本,魂之居也。"魂附于肝,本穴亦肝俞之附属,内景应肝,肝为将军之官,体阴而用阳,此穴为肝气出入与护卫肝气之门户,又为治肝疾的重要腧穴,故名魂门。

(7) 文献辑要

《针灸甲乙经》卷七:胸胁胀满,背痛恶风寒,饮食不下,呕吐不留住,魂门主之。

《铜人腧穴针灸图经》卷四:治食饮不下,腹中雷鸣,大便不节,小便赤黄。

《针灸大成》卷六:主尸厥走疰,胸背连心痛。

48. 阳纲

(1) 异名:无。

(2) 穴源:首见于《针灸甲乙经》。

(3) 定位:在背部,当第10胸椎棘突下,旁开3寸。

(4) 穴性:属足太阳经。

(5) 主治:肠鸣,腹痛,泄泻,黄疸,消渴。

(6) 释名:阳者,阴阳之谓,对之于阴,此说前文已尽述,至阳、商阳、冲阳、阳谷之属均是。在此阳是指阳气、阳腑。《灵枢·终始》:"五脏为阴,六腑为阳。"纲者,纲要、要领等之谓。《说文·纟部》:"维纮绳也。"《说文解字段注》:"纮者,冠维也。引申之为凡维系之称。"《尚书·盘庚》:"若网在纲,有条而不紊。"《诗经·大雅》:"纲纪四方。"笺:"张之为纲,理之为纪。"《周礼·冬官考工记人》:"梓人为侯上纲与下纲,出舌寻,绢寸焉。"《文心雕龙·诸子》:"然洽闻之士,宜撮纲要,揽华而食实,弃邪而采正。"

阳纲,《针灸甲乙经》言:"在第十椎下,两旁各三寸陷者中。足太阳脉气所发，正坐取之。"此穴与胆俞平齐，胆居六腑之首，为中正之官，又为奇恒之腑，性属少阳甲木，刚直之性显矣。中正者，阳道之纲纪。本穴亦胆俞之附属，内景应胆，胆主决断，居中焦，乃阴中之阳，统率十一脏腑。故《素问·六节藏象论》有言："凡十一脏，取决于胆也。"本穴主胆疾，为主治胆疾的重要腧穴，而为脏腑之统纲，故名阳纲。肝为将军之官，体阴而用阳，此穴为肝气出入与护卫肝气之门户，又为治肝疾的重要腧穴，故名阳纲。

（7）文献辑要

《针灸甲乙经》卷七：食饮不下，腹中雷鸣，大便不节，小便赤黄，阳纲主之。

《铜人腧穴针灸图经》卷四：治腹满膜胀，大便泄利，小便赤涩，身热目黄。

《针灸大成》卷六：泄痢赤黄，不嗜食，怠惰。

49. 意舍

（1）异名：无。

（2）穴源：首见于《针灸甲乙经》。

（3）定位：在背部，当第 11 胸椎棘突下，旁开 3 寸。

（4）穴性：属足太阳经。

（5）主治：腹胀、肠鸣、呕吐、泄泻。

（6）释名：意者，意志、心意等之谓。《说文·心部》："志也。从心，察言而知意也。"徐锴曰："见之于外曰意。意，犹抑也，舍其言，欲出而抑之。"《说文解字段注》："志即识，心所识也。意之训为测度，为记。"《礼记·大学》疏："总包万虑谓之心，为情所意念谓之意。"《春秋繁露·循天之道》："心之所谓意。"《史记·项羽本纪》："今者项庄拔剑舞，其意常在沛公也。"舍者，宅舍、居处等之谓。说见阳明胃经气舍、太阴脾经府舍等穴。

意舍，《针灸甲乙经》言："在第十一椎下，两旁各三寸陷者中。足太阳脉气所发。"此穴与脾俞平齐，脾乃藏意之脏。《素问·宣明五气》篇："五脏所藏……脾藏意。"《灵枢·本神》:"心有所忆谓之意。""脾,愁忧而不解则伤意。""脾藏营,营舍意。"意附于脾,本穴亦脾俞之附属,内景应脾,穴为脾气所留止,主脾疾,为脾疾证治的重要腧穴,故名意舍。

(7)文献辑要

《针灸甲乙经》卷九:腹满胪胀,大便泄,意舍主之。卷十:消渴身热,面目黄,意舍主之。

《铜人腧穴针灸图经》卷四:治腹满虚胀,大便滑泄,背痛,恶风寒,食饮不下,呕吐不止,消渴,目黄。

《东医宝鉴》卷八十五:主治两胁胀满,疼痛呕吐。

50. 胃仓

(1)异名:无。

(2)穴源:首见于《针灸甲乙经》。

(3)定位:在背部,当第12胸椎棘突下,旁开3寸。

(4)穴性:属足太阳经。

(5)主治:胃脘痛,腹胀,小儿食积,水肿,背脊痛。

(6)释名:胃者六腑之一,乃水谷之海。说见本经胃俞穴。仓者,库也,古时专指藏粮谷之处。《史记·天官书》:"胃为天仓,其南众星曰廥积。"说见阳明胃经地仓穴。

胃仓,《针灸甲乙经》言:"在第十二椎下,两旁各三寸陷者中。足太阳脉气所发。"此穴与胃俞平齐。胃为仓廪之官,《素问·灵兰秘典论》:"脾胃者,仓廪之官,五味出焉。"此穴居胃俞之外,是胃气所注之处,为胃俞之附属,主胃疾,故名胃仓。

(7)文献辑要

《针灸甲乙经》卷九:胪胀水肿,食欲不下,多寒,胃仓主之。

《铜人腧穴针灸图经》卷四:治腹内虚胀,水肿,食饮不下,恶寒,背脊不得俯仰。

《循经考穴编》：恶寒脊痛，气攻腰胁。

51. 肓门

（1）异名：无。

（2）穴源：首见于《针灸甲乙经》。

（3）定位：在腰部，当第 1 腰椎棘突下，旁开 3 寸。

（4）穴性：属足太阳经。

（5）主治：腹痛，便秘，痞块，乳疾。

（6）释名：肓之义，本经膏肓穴中已尽述，在此指腹部之肓膜。门之义，前文也已尽述，泛指出入之道。

肓门，《针灸甲乙经》言："在第十三椎下，两旁各三寸，入肘间。足太阳脉气所发。""入肘间"颇为不解，《外台秘要》卷三十九、《铜人腧穴针灸图经》卷四、《针灸资生经》均作"叉肋间"，义不同。观其上下文，当作"陷者中"为是。

《灵枢·九针十二原》："肓之原，出于脖胦，脖胦一。"《灵枢·刺禁论》："鬲肓之上，中有父母。"《灵枢·四时气》："散于肓，结于脐。"《灵枢·胀论》："陷于肉肓……针不陷肓，则气不行。"《素问·痹论》："熏于肓膜，散于胸腹。"《素问·奇病论》："其气溢于大肠，而着于肓。"以上是《黄帝内经》中关于"肓"的几处原文，后世的医家注释各不相同，除膏肓中之"心下膈上"之义外，《黄帝内经》王冰注："肓膜，谓五脏之间，膈中膜也。"《太素·胀论》杨上善注："肉肓者，皮下肉上之膜也，量与肌肤同类。"张介宾《类经·疾病类·痹证》："肓者，凡腔腹肉里之间，上下空隙之处，皆谓之肓……不独以胸鬲为言。"吴昆《素问吴注》："肓，腔中空虚无肉之处也。"张志聪《素问集注》："络小肠之脂膜，谓之肓。"

由上，肓门之"肓"乃腹中肓膜之谓，为三焦之气所往来，穴居下腰部，平齐三焦俞，为其外旁，此为三焦之气出入之门户，主三焦之疾，故名肓门。本穴上有膏肓，下有胞肓，由脊背透连脐腹，亦与肾经之肓俞相应，连通广泛，犹上下前后诸肓穴之门户，即全身脂膜之总纲也，意亦肓门之谓。

（7）文献辑要

《针灸甲乙经》卷十二：妇人乳余疾，肓门主之。

《千金要方》卷三十：主心下大坚。

《铜人腧穴针灸图经》卷四：治心下肓大坚，妇人乳有余疾。

《针灸大成》卷六：主心下痛，大便坚，妇人乳疾。

《类经图翼》：妇人乳痛有余。

52. 志室

（1）异名：精宫（《针灸大成》）。

（2）穴源：首见于《针灸甲乙经》。

（3）定位：在腰部，当第 2 腰椎棘突下，旁开 3 寸。

（4）穴性：属足太阳膀胱经。

（5）主治：遗精，阳痿，小便不利，水肿，腰脊强痛。

（6）释名：志者，意志、志气、志向等之谓。《说文·心部》："意也。从心，之声。"徐锴曰："心有所之为志。"《国语·晋语》："志，德义之府也。"《礼记·少仪》："问卜筮曰：义欤，志欤。义则可问，志则否。"注："义，正事也。志，私意也。"《礼记·曲礼上》："志不可满，乐不可极。"《论语·学而》："父在观其志。"《鬼谷子·阴府》："志者，欲之使也。"《史记·陈涉世家》："燕雀安知鸿鹄之志哉！"又作记录、记载义。《庄子·逍遥游》："《齐谐》者，志怪者也。"《周礼·春官》："掌天星，以志星辰日月之变动。"室者，居所、房间等之谓。《说文·宀部》："实也。从宀从至。至，所止也。"《说文解字段注》："古者前堂后室……室屋皆从至，所止也。室屋者，人所至而止也。说从至之意，室兼形声，屋主会意。"孔颖达曰："宫室通名，因其四面穹隆曰宫，因其财物充实曰室。室之言实也。"《易·系辞》："上古穴居而野处，后世圣人易之以宫室，古者宫室贵贱同称。"《说文系传》："室，堂之内，人所安止也。"《诗经·小雅》："筑室百堵，西南其户。"《礼记·问丧》："入室又弗见也。"《释名·释宫室》："室，实也，人物实满其中也。"

志室，《针灸甲乙经》言："在第十四椎下，两旁各三寸陷者中。足太阳脉气所发，正坐取之。"此穴与肾俞平齐，肾乃藏志之脏。《素问·宣明五气》篇："五脏所藏……肾藏志。"《灵枢·本神》："意之所存谓之志，因志而存变谓之思。""盛怒而不止则伤志。""肾藏精，精舍志。"志附于肾，本穴亦肾俞之附属，内景应肾与命门，穴为肾气所留止，主肾疾，为肾气不足等肾病证治的重要腧穴，故名志室。

（7）文献辑要

《针灸甲乙经》卷九：腰痛脊急，胁下满，少腹坚急，志室主之。

《铜人腧穴针灸图经》卷四：治腰脊强痛，食饮不消，腹中坚急，阴痛下肿，失精，小便淋沥。

《针灸大成》卷六：主阴肿，阴痛，腰脊强直，俯仰不得，饮食不消，腹强直，梦遗失精，淋沥，吐逆，两胁急痛，霍乱。

53. 胞肓

（1）异名：无。

（2）穴源：首见于《针灸甲乙经》。

（3）定位：在臀部，平第2骶后孔，骶正中嵴旁开3寸。

（4）穴性：属足太阳经。

（5）主治：肠鸣，腹胀，便秘，癃闭，腰脊强痛。

（6）释名：胞之原意为胞衣。《说文·包部》："儿生裹也。"《说文解字段注》："胞谓胎衣。"《博雅》："人四月而胞。"《庄子·外物》："胞有重阆，心有天游。"注："胞，腹中胎。阆空旷也。"《汉腧·外戚传》："善藏我儿胞。""同胞之徒。"胞，也作"脬"。《说文解字段注》："脬者，膀胱也，腹中水府也。"即膀胱之谓。《释名·释形体》："胞，脬也。脬，空虚之言也，主以虚承水汋也。或曰膀胱，言其体短而横广也。"胞，在此言膀胱。《素问·痹论》："胞痹者，少腹膀胱按之内痛。"肓，肓膜之谓。《释名·释疾病》："肓，茫也，茫茫无所见也。"说见本经膏肓、肓门等穴。

胞肓，《针灸甲乙经》言："在第十九椎下，两旁各三寸陷者中。足太阳脉气所发，伏而取之。"穴居腰骶部，与膀胱俞平齐，为其外旁，适当膀胱与腹之肓膜之间，内应膀胱，主膀胱疾患，故名胞肓。

（7）文献辑要

《针灸甲乙经》卷九：腰脊痛，恶寒，少腹满坚，癃闭下垂，不得小便，胞肓主之。

《针灸资生经》第三：主癃闭下重，大小便难。

《针灸大成》卷六：主腰脊急痛，食不消，腹坚急，肠鸣，淋沥，不得大小便，癃闭下肿。

54. 秩边

（1）异名：无。

（2）穴源：首见于《针灸甲乙经》。

（3）定位：在臀部，平第4骶后孔，骶正中嵴旁开3寸。

（4）穴性：属足太阳经。

（5）主治：小便不利，便秘，痔疾，腰骶痛，下肢痿痹。

（6）释名：秩者，次也，序也，有条理之谓。《说文·禾部》："积也。"《说文解字段注》："积之，必有次叙成文理，是曰秩。"《广雅》："秩，次也。"《释言》："秩，序也。"《尚书·尧典》："寅宾出日，平秩东作。"《尚书·舜典》："望秩于山川，肆觐东后。"《礼记·月令》："大合百县之秩刍。"《管子·国蓄》："故人君御谷物之秩相胜，而操事于其不平之间。"《汉书·谷永传》："贱者咸得秩进。"《诗经·小雅》："是曰既醉，不知其秩。"边者，边陲、边际、旁边等之谓。《说文·辵部》："行垂崖也。"《尔雅》："边，垂也。"《礼记·檀弓》："齐衰不以边坐。"疏："丧服宜敬，起坐宜正，不可着齐衰而偏坐也。"《玉篇》："畔也，边境也。"《礼记·玉藻》："其在边邑。"《左传·昭公十一年》："臣闻五大不在边，五细不在庭。"

秩边，《针灸甲乙经》言："在第二十一椎下，两旁各三寸陷者中。足太阳脉气所发，伏而取之。"穴居腰骶下部，平齐下髎穴，喻膀胱经背部诸穴依次排列，秩序井然，该穴正当背侧最下边处，故名秩边。《诗经·小雅》言："宾之初筵，左右秩秩。"《荀子·仲尼》言："贵贱长少秩秩焉，莫不从桓公而贵敬之。"皆言"秩秩"，意为顺序之貌，秩边一穴之意，与此正合。

（7）文献辑要

《针灸甲乙经》卷九：腰痛骶寒，俯仰急难，阴痛下重，不得小便，秩边主之。

《铜人腧穴针灸图经》卷四：治腰痛不能俯仰，小便赤涩，腰尻重不能举，五痔发肿。

《针灸大成》卷六：主五痔发肿，小便赤，腰痛。

55. 合阳

（1）异名：无。

（2）穴源：首见于《针灸甲乙经》。

（3）定位：在小腿后面，当委中与承山的连线上，委中下2寸。

（4）穴性：属足太阳经。

（5）主治：腰脊强痛，下肢痿痹，疝气，崩漏。

（6）释名：合者，汇合、聚集等之谓。《国语·楚语下》："于是乎合其州乡朋友婚姻。"《周礼·秋官》："将合诸侯。"《吕氏春秋·大乐》："离则复合，合则复离。"说见阳明大肠经合谷穴。阳者，阴阳之谓，其意颇丰，前文尽述。此处作阳经解，即太阳膀胱之经。

合阳，《针灸甲乙经》言："在膝约文中央下二寸。"太阳之脉，外行的一支，从腰中下挟脊柱外侧下行贯串臀部，进入腘窝中。另一支从肩髆内左右分别下行，经过股骨大转子部，沿大腿外侧后缘下行合腘中。"其支者，从腰中，下挟脊，贯臀，入腘中。其支者，从髆内左右别下贯胛，挟脊内，过髀枢，循髀外后廉下合腘中。"足太阳两支脉在腘窝交合之后，"下贯腨内"，合阳正当此处，故名合阳。

（7）文献辑要

《针灸甲乙经》卷八：跟厥膝急，腰脊痛引腹，篡阴股热，阴暴痛，寒热，膝酸重，合阳主之。

《外台秘要》：主痹厥，瘈疭拘急。

《铜人腧穴针灸图经》卷五：治腰脊强，引腹痛，阴股热，膝胻酸重，履步难，寒疝，阴偏痛，女子崩中。

《针灸聚英》卷四：主带下。

56. 承筋

（1）异名：腨肠、直肠（《针灸甲乙经》），踹肠（《千金要方》）。

（2）穴源：首见于《针灸甲乙经》。

（3）定位：在小腿后面，当委中与承山的连线上，腓肠肌肌腹中央，委中下5寸。

（4）穴性：属足太阳经。

（5）主治：痔疾，腰腿拘急疼痛。

（6）释名：承者，承接、承受等之谓。说见阳明胃经承泣、本经承光等穴。筋者，筋肉之谓，指肌腱或附着在骨头上的韧带等。《说文·筋部》："肉之力也。从力从肉从竹。竹，物之多筋者。"《释名·释形体》："筋，力也。肉中之力，气之元也，靳固于身形也。"《礼记·曲礼》："老者不以筋力为礼。"《素问·五藏生成论》："诸筋者，皆属于节。"《周礼·天官》："凡药以辛养筋。"《周礼·冬官考工记》："强者在内而摩其筋。"《孟子·告子下》："苦其心志，劳其筋骨。"

承筋，《针灸甲乙经》言："在腨肠中央陷者中，足太阳脉气所发。"《灵枢·经筋》言："足太阳之筋，起于足小指，上结于踝，邪上结于膝。其下循足外侧，结于踵，上循跟，结于腘。其别者，结于腨外，上腘中内廉，与腘中并。"穴居腓肠肌之肌腹部，既承腘中太阳之两筋，又为承受筋肉之力处，故名"承筋"。《采艾编》则以其穴在筋会阳陵泉之下，"承筋，其承者，肋筋言阳陵泉为筋之会，此当其下廉承之也。"亦为一解。

《针灸甲乙经》之别称承筋为"腨肠""直肠"者，言其部位也，象形。

(7) 文献辑要

《素问·刺腰痛》篇：会阴之脉令人腰痛，痛上漯漯然汗出，汗干令人欲饮，饮已欲走，刺直阳之脉上三痏，在跷上郄下五寸，横居，视其盛者出血。

《针灸甲乙经》卷八：寒热篡后出，瘛疭，脚腨酸重，战栗不能久立，脚急肿，跗痛足筋挛，少腹痛引喉嗌，大便难，承筋主之。

《铜人腧穴针灸图经》卷五：治寒痹转筋，肢肿，大便难，脚腨酸重，引少腹痛，鼻衄衄，腰背拘急，霍乱。

《针灸资生经》第三：主霍乱胫不仁。

《针灸大成》卷六：主腰背拘急，大便秘，腋肿，痔疮，胫痹不仁，腨酸，脚急跟痛，腰痛，鼻衄衄，霍乱转筋。

57. 承山

(1) 异名：鱼腹、肉柱（《针灸甲乙经》），伤山（《千金要方》），肠山（《铜人腧穴针灸图经》），玉柱（《太平圣惠方》），鱼阳、肉付、鱼肠（《循经考穴编》）。

(2) 穴源：首见于《灵枢·卫气》。

(3) 定位：在小腿后面正中，委中与昆仑之间，当伸直小腿或足跟上提时腓肠肌肌腹下出现尖角凹陷处。

(4) 穴性：属足太阳膀胱经。

(5) 主治：痔疾，脚气，便秘，腰腿拘急疼痛。

(6) 释名：承之义，承泣、承筋穴中已述。山者，地势也，高耸之谓。《说文·山部》："宣也。宣气散，生万物，有石而高。象形。"徐曰："象山峰丛起之形。"《释名·释山》："山，产也。产，生物也。土山曰阜；阜，厚也，言高厚也。"《易·说卦》："天地定位，山泽通气。"《列子·汤问》："太行、王屋二山，方七百里，高万仞。"《诗经·小雅》："如山如阜，如冈如陵。"《尚书·旅獒》："为山九仞，功亏一篑。"《荀子·赋》："生于山阜，处于室堂。"山，在此蕴有两义，一为腓肠肌其形如山，二言人身如山体之重。

承山，《针灸甲乙经》言："在兑肠下分肉间陷者中。"穴居腓肠肌肌腹下凹陷处，承筋穴直下。以承筋之凸，喻山岭之巅，本穴犹在山麓之峡谷，承山巅气势下行，当挺身直立时，则分肉更为明显，形似山谷，故名承山。又喻承载人体一身如山之重，故名。

承山有诸多别称，皆因腧穴部位之形而言，鱼腹、肉柱、肠山之类。

（7）文献辑要

《素问·刺腰痛》篇：阳维之脉令人腰痛，痛上怫然肿，刺阳维之脉，脉与太阳合腨下间，去地一尺所。

《针灸甲乙经》卷七：魠蚛，腰背痛，脚腨酸重，战栗不能久立，腨如裂，脚跟急痛，足挛引少腹痛，喉咽痛，大便难，腫胀，承山主之。

《铜人腧穴针灸图经》卷五：治腰背痛，脚腨重，战栗不能立，脚气，膝下肿，霍乱转筋，大便难，久痔肿痛。

《针灸大全》卷一：承山名鱼腹，腨肠分肉间。善治腰疼痛，痔疾大便难。脚气并膝肿，辗转战疼酸。霍乱及转筋，穴中刺便安。

《针灸聚英》卷四：打扑伤损破伤风，先于痛处下针攻，后向承山立作效，甄权留下意无穷。

《针灸大成》卷六：主大便不通，转筋，痔肿，战栗不能立，脚气膝肿，胫酸脚跟痛，筋急痛，霍乱，急食不通，伤寒水结。

58. 飞扬

（1）异名：厥阳、厥扬（《针灸甲乙经》），飞阳（《太素》）。

（2）穴源：首见于《灵枢·经脉》。

（3）定位：在小腿后面，外踝后，昆仑直上7寸，承山穴外下方1寸处。

（4）穴性：足太阳经之络穴。

（5）主治：头痛，目眩，腰腿疼痛，痔疾。

（6）释名：飞者，鸟飞、飞翔等之谓。《说文·飞部》："鸟翥也。象形，凡飞之属皆从飞。"《说文解字段注》："像舒颈展翅之状。"《易·乾卦》："飞龙在天。"《诗经·邶风》："燕燕于飞。"《广韵》："飞，翔也。"《乐府诗集·木兰诗》："万里赴戎机，关山度若飞。"《汉书·袁盎传》："今陛下骋六飞，驰不测山。"《释名·释船》："其上重室曰飞庐。在上，故曰飞也。"扬者，扬起、激扬等之谓。《说文·手部》："飞举也。"《诗经·王风》："扬之水，不流束薪。"《诗经·豳风》："以伐远扬。"疏："谓长条扬起者。"《礼记·乡饮酒义》："盥洗扬觯，所以致洁。"《左传·昭公三十年》："将焉用自播扬焉。"《淮南子·坠形训》："阴阳相薄为雷，激扬为电。"飞和扬都有腾起之意。

飞扬，《针灸甲乙经》言："在足外踝上七寸。足太阳络，别走少阴者。"穴居小腿外侧，由承山横过而外，状若腾飞。又本穴为足太阳之络，脉行至此脱离正经，斜络足少阴，沟通司人身矫捷的阴跷与阳跷，功可祛风健腰，助膝行走。《素问·刺腰痛》篇有言："飞扬之脉，令人腰痛。"由上种种，故名飞扬，正如杨上善所言："此太阳络，别走少阴经，迅疾如飞，故曰飞阳也。"

（7）文献辑要

《素问·刺腰痛》篇：飞扬之脉，令人腰痛，痛上怫怫然，甚则悲恐。刺飞扬之脉，在内踝五寸。

《针灸甲乙经》卷七：下部寒，热病汗不出，体重，逆气头眩痛，飞扬主之。卷十：腰痛，颈项痛，历节汗出而步失履，寒复不仁，腨中痛，飞扬主之。

《铜人腧穴针灸图经》卷五：治野鸡痔，历节风，足指不得屈伸，头目眩，逆气，鼽衄，癫疾，寒疟。

《扁鹊神应针灸玉龙经》：治诸癫，头目昏沉，颈项强痛，腰腿手足历节风，鼻鼽衄血，疟寒热，痔疮。

《针灸大成》卷六：主痔肿痛，体重起坐不能，步履不收，脚腨酸肿，战栗不能久立坐，足指不能屈伸，目眩痛，历节风，逆气，癫疾，寒疟。实则鼽窒，头背痛，泻之；虚则鼽衄，补之。

59. 跗阳

（1）异名：外阳（《扁鹊神应针灸玉龙经》），付阳（《针灸大全》），附阳（《针灸聚英》）。

（2）穴源：首见于《针灸甲乙经》。

（3）定位：在小腿后面，外踝后，昆仑穴直上3寸。

（4）穴性：阳跷脉之郄穴。

（5）主治：头痛，腰骶痛，下肢痿痹，外踝肿痛。

（6）释名：跗者，跗骨、跗部等之谓，指代物体的下部。《说文·木部》："阑足也。"（《说文解字》中"跗"通"柎"，故归于"木部"）《说文解字段注》："阑字恐有误……柎、跗正俗字也，凡器之足皆曰柎。"《韵会》："足趾也。"《玉篇》："足上也。"《仪礼·士丧礼》："乃屦綦结于跗，连絇。"疏："谓足背也。"《庄子·秋水》："蹶泥则没足灭跗。"《管子·地员》："朱跗黄实，蓄殖果木，不如三土以十分之六。"阳者，前文已尽述，背为阳，上为阳，外、后亦为阳。

跗阳，《针灸甲乙经》言："跗阳，阳跷之郄。在足外踝上三寸，太阳前，少阳后，筋骨间。"穴居小腿外侧，足跗之上，故名跗阳。足部又跗骨，跗骨为下腿骨与跖骨之间的骨头，共7块，构成脚跟和脚面的一部分。《东医宝鉴》卷八十"周身名位骨度"中言："跗者，足背也，一名足跌，俗称脚面。跗骨者，足趾本节之众骨也。"又：跗同"附"，从属、靠近之意。此穴在"太阳前，少阳后，筋骨间"，筋在此似跟腱之上沿者，骨似腓骨之称，依附于胫骨者。此处又有阳跷脉返附其中，为阳跷脉之郄。诸说相合，故名跗阳或附阳。

（7）文献辑要

《针灸甲乙经》卷十：痿厥风头重，颇痛，枢股腨外廉骨痛，癫疾，痹不仁，振寒，时有热，四肢不举，跗阳主之。

《铜人腧穴针灸图经》卷五：治痿厥，风痹头重，顋痛，髀枢股胻痛，癃疢，风痹不仁，时有寒栗，四肢不举。

《针灸大成》卷六：主霍乱转筋，腰痛不能久立，坐不能起，髀枢股腨痛，痿厥，风痹不仁，头重颔痛，时有寒热，四肢不举。

60. 昆仑

（1）异名：无。

（2）穴源：首见于《灵枢·本输》。

（3）定位：在足部外踝后方，当外踝尖与跟腱之间的凹陷处。

（4）穴性：足太阳经之经穴。

（5）主治：头痛，项强，目眩，癫痫，难产，腰骶疼痛，脚跟肿痛。

（6）释名：昆、仑两字，繁体均从"山"，写作崑、崙，或崐、崘，今时之昆、仑为古字之简化，古时亦有昆、仑二字，其义不同。穴名当以繁体崑、崙解。昆仑，《说文·山部》："崑崙，山名。从山昆声。"《水经注》："山在西北，去嵩高五万里，地之中也，高万一千里，河水出其东北陬，屈从其东南，流入渤海。"《释名·释丘》："三成曰昆仑丘，如昆仑之高而积重也。"

昆仑作为腧穴，出《灵枢·本输》，"昆仑，在外踝之后，跟骨之上。为经。"《针灸甲乙经》言："昆仑，火也。在足外踝后，跟骨上陷中，细脉动应手。足太阳脉之所行也，为经。"穴居足外踝骨后凹陷中，足跟骨之上。外踝骨，骨起如山，以昆仑山为最高山峰喻之。又因本穴在跟骨之巅，起伏如昆仑。象形而言，喻物所及，故名此穴为昆仑。

（7）文献辑要

《针灸甲乙经》卷十：大风，头多汗，腰尻腹痛，腨跟肿，上齿痛，脊背尻重，不欲起，闻食臭，恶闻人音，泄风从头至足，昆仑主之。

《铜人腧穴针灸图经》卷五：治腰尻痛，足端肿，不得履地，鼽衄，脚如结，踝如裂，头痛，肩背拘急，咳喘暴满，阴肿痛，小儿发病，瘈疭。

《针灸资生经》：主不得大便。

《针灸大全》卷一：昆仑足外踝，跟骨上边寻，转筋腰尻痛，暴喘满心中，举步行不得，动足即呻吟，若欲求安乐，须于此穴针。

《针灸聚英》卷四：脚膝终年痛不休，内外踝边用意求，穴号昆仑并吕细，应时消散即时瘳。

《东医宝鉴》卷八十五：主治足腿红肿，牙齿疼痛。

61. 仆参

（1）异名：安邪（《针灸甲乙经》），安耶（《千金要方》）。

（2）穴源：首见于《针灸甲乙经》。

（3）定位：在足外侧部，外踝后下方，昆仑直下，跟骨外侧，赤白肉际处。

（4）穴性：属足太阳经。

（5）主治：下肢痿痹，足跟痛，癫痫。

（6）释名：仆，乃"僕"之简体，《说文解字》中两者并存，其义非同。仆，《说文·人部》："顿也。"《说文解字段注》："顿者，下首也。以首叩地谓之顿首，引申为前覆之辞。"《论衡·儒增》："当门仆头碎首而死。"僕，《说文·菐部》："给事者。从人，从菐，菐亦声。"《说文解字段注》："人之供烦辱者也。"《广韵》："侍从人也。"《礼记·礼运》："仕于公曰臣，仕于家曰仆。"《周礼·春官》："车仆掌戎路。"仆参之仆，当做"仆"义解，意为地位卑微。参者，加入、参与等之谓，又为下级晋谒上级之称。《晋书·唐彬传》："与之参国政。"《后汉书·郎传》："每有选用，辄参之掾属。"《玉篇》："相谒也。"《广韵》："参，承也，觐也。"参又同叁（三）。《左传·隐公元年》："先王之制，大都不过参国之一。"《易·系辞》："参伍以变，错综其数。"参，另有参差义。《增韵》："干与也，参错也。"又为星象名。《前汉·天文志》："参为白虎三星，直者是为衡石。"注："参三星者，白虎宿中，东西直似称衡也。"参，在此喻义为地位低下而恭敬有加，拜见、拜谒之意。

仆参，《针灸甲乙经》言："在跟骨下陷者中。"穴之上为昆仑，喻为至高之处。穴居跟骨之下，乃至卑之地，喻为古时仆人参见主人，乃行屈膝下跪之礼，言其极恭敬之貌。手指垂处，正当此穴，故名之仆参。此处为阳跷脉之本，受阳跷脉所参附，亦蕴有仆参义。

（7）文献辑要

《针灸甲乙经》卷九：腰痛不可举，足跟中踝后痛，脚痿，仆参主之。

《铜人腧穴针灸图经》卷五：治足跟痛不得履地，脚痿转筋，尸厥如中恶状，霍乱吐逆，癫痫，狂言见鬼。

《针灸大全》卷一：后跟痛在仆参求。

《针灸大成》卷六：主足痿，失履不收。

62. 申脉

（1）异名：鬼路（《千金要方》），阳跷（《针灸大全》）。

（2）穴源：首见于《针灸甲乙经》。

（3）定位：在足外侧部，外踝直下方凹陷中。

（4）穴性：八脉交会穴之一，通阳跷。

（5）主治：头痛，眩晕，癫狂痫，腰腿酸痛，目赤痛，失眠。

（6）释名：申有多重意思。一言地支的第九位，属猴；一言用于记时，申时，指下午三点至五点；一言陈述、说明，申述、申辩等之谓；一言整顿，申饬、整饬之类，等等。又通"伸"，伸张、伸展等之意。在此，申乃当其本意约束以及申时等解。《说文·申部》："神也。七月，阴气成，体自申束。从白，自持也。"《淮南子·原道》："约车申辕。"注："束也。"《礼记·杂记》："朱绿带申加大带于上。"《释名·释天》："申，身也。物皆成，其身体各申束之，使备成也。"《史记·律书》："七月也。律中夷则，其于十二子为申。申者，言阴用事，申贼万物。"《说苑·修文》："修德束躬，以自申饬，所以检其邪心，守其正意也。"《六书故》："申，古伸字，象胁背之伸。"脉者，经脉、络脉、血脉之谓。《说文解字》："血理分裹行体者。"《玉篇》："血理也。"《正字通》："五脏六府之气分流四支也。"《史记·乐书》："音乐者，所以动荡血脉，流通精神。"《前汉·艺文志》："医经者，原人血脉，经络，骨髓，阴阳，表里。"

《素问·脉要精微论》："夫脉者，血之府也。"《齐东野语》："盖脉络之会，汤液所不及者，中其俞穴，其效如神。"

申脉，《针灸甲乙经》言："阳跷所生也。在足外踝下陷者中，容爪甲许。"穴居外踝下凹陷中，为足关节屈伸着力之处。从十二时辰而言，申时气血注于膀胱经，故申时主膀胱，本穴为膀胱经之腧穴，故名申脉。本穴为阳跷脉之起始，乃八脉交会穴之一，通于阳跷脉，其功在祛散风寒、舒筋活络，为矫捷屈伸之主力。

（7）文献辑要

《素问·缪刺论》篇：邪客于足阳跷之脉，令人目痛从内眦始，刺外踝之下半寸所各二痏，左刺右，右刺左。

《针灸甲乙经》卷八：寒热颈腋下肿，申脉主之。卷十一：癫狂互引僵仆，申脉主之。

《铜人腧穴针灸图经》卷五：治腰痛不能举，体足腨寒，不能久立，坐若下舟车中，痛疾。

《扁鹊神应针灸玉龙经》：一身四肢拘挛，痛肿，麻痹疼痛，历节风，头风，眉棱疼痛，目赤，鼻衄，耳聋，女人吹乳。

《针灸大成》卷六：主风眩，腰脚痛，胻酸不能久立，如在舟中，劳极，冷气逆气，腰髋冷痹，脚膝屈伸难，妇人血气痛。

《东医宝鉴》卷八十五：昼发痉症治若何，金针申脉起沉疴；上牙疼兮下足肿，亦针此穴自平和。

63. 金门

（1）异名：无。

（2）穴源：首见于《针灸甲乙经》。

（3）定位：在足外侧部，当外踝前缘直下，骰骨下缘处。

（4）穴性：足太阳膀胱经之郄穴。

（5）主治：头痛，癫痫，小儿惊风，腰痛，下肢痿痹，外踝痛。

（6）释名：金者，金属、钱财等之谓，医学上多指五行之一。《说文·金部》："五色金也，黄为之长。久埋不生衣，百炼不轻，从革不违。西方之行，生于土，从土。"《尔雅·释器》："黄金谓之璗，其美者谓之镠；白金谓之银，其美者谓之镣。"又《尔雅·释地》："西南之美者，有华山之金石焉。"《战国策·齐策四》："金五百斤。"《易·系辞注》："天地之数，五五相配以成金木水火土。"《尚书·洪范》："五行，四曰金，金曰从革。"门者，门户、通道等之谓，前文已尽述。

金门，《针灸甲乙经》言："在足外踝下，一名关梁，阳维脉所别属也。"金者，肺之所属，金能生水，人体水液的代谢正常否，有赖肺之清肃与通调功能。本穴为肺金之气下通膀胱之门户，能助膀胱之气化，故名金门。

再，金门穴上是申脉，申支属金，太阳膀胱经脉申时气血注此门户，故名。

又，金门一穴，为足太阳之郄，阳维脉所别属之门，太阳经至此，临于垂末，将与少阴之气交接，犹时届九秋，阳利之气受遏，金风肃起，遏化阴和之气也。一变而为萧瑟之阴，故曰金门，此虽为臆说，于理亦通。

（7）文献辑要

《针灸甲乙经》卷十一：尸厥暴死，金门主之。

《铜人腧穴针灸图经》卷五：治霍乱转筋，膝胻酸，身战不能久立，癫痫，尸厥，暴疝，小儿发痫，张口摇头，身反折。

《针灸聚英》卷四：（疟疾）连日频频发不休，金门刺深七分是。

64. 京骨

（1）异名：无。

（2）穴源：首见于《灵枢·本输》。

（3）定位：在足外侧部，第5跖骨粗隆下方，赤白肉际处。

（4）穴性：足太阳经之原穴。

（5）主治：头痛，项强，目翳，癫痫，腰痛。

（6）释名：京者，大也，巨也，有绝高之义。《说文·京部》："人所为绝高丘也。从高省，｜象高形。"《说文解字段注》："京，大也，其引申之义也。凡高者必大。"《尔雅》："京，大也。"《诗经·大雅》："殷士肤敏，裸将于京。"《左传·庄公二十二年》："八世之后，莫之与京。"《独断》："天子所居曰京师。京，大也。师，众也。"《公羊传·桓公九年》："京师者何？天子之居也。京者何？大也。"京，又同"原"。《康熙字典·宀部》："与原同。"《礼记·檀弓下》："是全要领，以从先大夫于九京也。"注："九京，山名，在今绛州。晋大夫墓地在九京。京即原字。"骨者，骨骼之谓。《周礼·天官》："以酸养骨。"注："酸木味，木根立地中似骨。"《列子·天瑞》："精神者，天之分。骨骸者，地之分。属天，清而散。属地，浊而聚。"说见任脉经曲骨、阳明大肠经巨骨等穴。

京骨，《灵枢·本输》言：膀胱"过于京骨。京骨，足外侧大骨之下，为原。"《针灸甲乙经》言："在足外侧大骨下，赤白肉际陷者中，按而得之。足太阳脉之所过也，为原。"京言其"大"，又与"原"通。本穴在小趾本节大骨下，即今之第5跖骨粗隆下方，又为足太阳之原穴，故名京骨。又，古时称小趾本节后大骨为京骨，即今之第5跖骨，弓形而上凸。杨上善谓："京骨，谓外踝下近前高骨也。京，高大也。"穴居此处，骨穴同名，故名京骨。

（7）文献辑要

《针灸甲乙经》卷七：衄衊血不止，淫泺，头痛，目白翳，跟尻瘛疭，头顶肿痛，泄注，上抢心，目赤眦烂，无所见，痛从内眦始，腹满，颈项强，腰脊不可俯仰，眩，厥心痛与肩背相引，如从后触之状，身寒从胫起，京骨主之。

《铜人腧穴针灸图经》卷五：治膝痛不得屈伸，目内眦赤烂，发疟寒热，善惊，不欲食，筋挛足胻酸，髀枢痛，颈项强，腰背不可俯仰，衄衊血不止，目眩。

《针灸大成》卷六：主头痛如破，腰痛不可屈伸，身后侧痛，目内眦赤烂，白翳侠内眦起，目反白，目眩，发疟寒热，喜惊，不饮食，筋挛，足胻酸，髀枢痛，颈项强，腰背不可俯仰，伛偻，鼻衄不止，心痛。

《循经考穴编》：寒湿脚气，两足燥裂，或湿痒生疮。

65. 束骨

(1) 异名：无。

(2) 穴源：首见于《灵枢·本输》。

(3) 定位：在足外侧，足小趾本节（第5跖趾关节）的后方，赤白肉际处。

(4) 穴性：足太阳经之输穴。

(5) 主治：头痛，项强，目眩，癫狂，腰腿痛。

(6) 释名：束者，约束、捆绑等之谓。《说文·束部》："缚也。"《诗经·小雅》："白华菅兮，白茅束兮。"《吕氏春秋·论人》："意气宣通，无所束缚，不可收也。"《论语·述而》："自行束修以上。"《荀子·劝学》："强自取柱，柔自取束。"《庄子·骈拇》："约束不以纆索。"《左传·襄公十九年》："贿荀偃束锦。"注："五匹为束。"是以五为一束。骨者，骨骼之谓，前文已尽述。

束骨，《灵枢·本输》言：膀胱"注于束骨。束骨，本节之后陷者中也。为俞。"《针灸甲乙经》言："束骨者，木也。在足小指外侧，本节后陷者中。足太阳脉之所注也，为俞。"穴居足小趾本节（第5跖趾关节）后方，为足太阳"所行"之俞穴，是处骨形似束，故名束骨，能收束骨节缓纵诸病。

(7) 文献辑要

《针灸甲乙经》卷七：暴病头痛，身热痛，肌肉动，耳聋，恶风，目眦烂赤，项不可以顾，髀枢痛，泄，肠澼，束骨主之。

《铜人腧穴针灸图经》卷五：治腰如折，腘如结，耳聋，恶风寒，目眩，项不可回顾，目内眦赤烂。

《扁鹊神应针灸玉龙经》：头痛，项急，目昏，烂眩，小儿诸痫。

《针灸大成》卷六：主腰脊痛如折，髀不可曲，腘如结，腨如裂，耳聋，恶风寒，头囟项痛，目眩身热，目黄泪出，肌肉动，项强不可回顾，目内眦赤烂，肠澼，泄，痔，疟，癫狂，发背，痈疽，背生疔疮。

《循经考穴编》：主本节疼痛，足心发热。

66. 足通谷

（1）异名：无。

（2）穴源：首见于《灵枢·本输》。

（3）定位：在足外侧，足小趾本节（第5跖趾关节）的前方，赤白肉际处。

（4）穴性：足太阳经之荥穴。

（5）主治：头痛，项强，目眩，鼻衄，癫狂。

（6）释名：足者，部位之谓，以区别腹通谷。通者，疏通、通畅、通达等之谓。《左传·哀公九年》："秋，吴城邗，沟通江淮。"《礼记·经解》："疏通知远，《书》教也。"《春秋繁露·正贯》："然后援天端，布流物，而贯通其理，则事变散其辞矣。"此说见少阴心经通里穴。谷者，山谷、峡谷、溪谷等之谓。《吕氏春秋·谨听》："四海之内，山谷之中。"《墨子·天志中》："列为山川溪谷，播赋百事。"《商君书·算地》："溪谷流水居什一。"又为谷物。《管子·国蓄》："人君御谷物之秩相胜，而操事于其不平之间。"此说前文已尽述，合谷、阳谷等之类。

足通谷，《灵枢·本输》言：膀胱"溜于通谷。通谷，本节之前外侧也。为荥。"《针灸甲乙经》言："通谷者，水也。在足小指外侧，本节前陷者中。足太阳脉之所溜也，为荥。"穴居足小趾本节（第5跖趾关节）的前方，为足太阳"所溜"之荥穴，太阳经至此，阴象已显，由此而下，将交接于足太阴肾经矣。本穴脉气通于肾经之然谷穴，故名通谷。言足者，部位也。

（7）文献辑要

《针灸甲乙经》卷七：身疼痛，善惊互引，鼻衄，通谷主之。

《铜人腧穴针灸图经》卷五：治头重目眩，善惊，引鼽衄，颈项痛，目䀮䀮。甄权云：结积留饮，胸满，食不化。

《针灸资生经》第三：疗干呕无所出，又治劳食饮膈结。

《扁鹊神应针灸玉龙经》：头疼，目赤，鼻衄，腹胀满。

67. 至阴

（1）异名：无。

（2）穴源：首见于《灵枢·本输》。

（3）定位：在足小趾末节外侧，距趾甲角0.1寸。

（4）穴性：足太阳经之井穴。

（5）主治：头痛，目痛，鼻塞，鼻衄，胎位不正，难产。

（6）释名：至者，极也，最也。《礼记·中庸》："唯天下至圣，为能聪明睿知，足以有临也。"《后汉书·申屠刚传》："夫子母之性，天道至亲。"说见督脉经至阳等穴。至，又有到达、来到之意。《荀子·劝学》："故不积跬步，无以至千里。"《老子·小国寡民》："民至老死不相往来。"《玉篇》："至，来也。"《左传·僖公五年》："人之不至，不亦宜乎！"阴者，暗也，不亮也，对之于阳。此说前文已尽述。

至阴，《灵枢·本输》言："膀胱出于至阴。至阴者，足小指之端也。为井金。"《针灸甲乙经》言："至阴者，金也。在足小指外侧，去爪甲角如韭叶。足太阳脉之所出也，为井。"至阴者，乃肾之同义语。《素问·水热穴论》："肾者，至阴也。至阴者，盛水也。"《素问·解精微论》："积水者，至阴也。至阴者，肾之精也。"足太阳之脉从头走足，至此已阳尽阴生，交入足少阴之肾经，由此复行于阴分也，故即以至阴名之。至阴既为太阳之末穴，也可理解为太阳之始穴，至阴中蕴含阳之义，乃积阴为阳、阴极必阳之谓，太阳脉气由此"所出"，为井，言阳气之初生，至阴中所蕴也，故名至阴。正如杨上善所言："至阴是肾少阴脉也，是阴之极，阳生之处，故曰至阴。"至阴穴性属金，金能生水，太阳太阴同为水之属，一言至阴乃太阳经脉气之生发也，一言至阴为肾经脉气所生之泉源也。

（7）文献辑要

《针灸甲乙经》卷七：头重鼻衄及瘛疭，汗不出，烦心，足下热，不欲近衣，项痛，目翳，鼻及小便皆不利，至阴主之。

《铜人腧穴针灸图经》卷五：治目生翳，鼻塞，头重，风寒从足小指起，脉痹上下，带胸胁痛无常处。转筋，寒疟，汗不出，烦心，足下热，小便不利，失精。

《针灸资生经》第三：疗小便淋，失精。

《扁鹊神应针灸玉龙经》：头风，目昏晕，鼻衄，腹胀，减食胸满，小便难。

《针灸聚英》卷四：头面之疾针至阴。

第十章　足少阴肾经

一、经脉

1. 循行　肾足少阴之脉，起于小指之下，邪走足心，出于然骨之下，循内踝之后，别入跟中，以上端内，出腘内廉，上股内后廉，贯脊，属肾络膀胱。

其直者，从肾上贯肝膈，入肺中，循喉咙，挟舌本。

其支者，从肺出络心，注胸中（《灵枢·经脉》）。

2. 病候　是动则病，饥不欲食，面如漆柴，咳唾则有血，喝喝而喘，坐而欲起，目䀮䀮如无所见，心如悬若饥状，气不足则善恐，心惕惕如人将捕之，是为骨厥。

是主肾所生病者，口热，舌干，咽肿，上气，嗌干及痛，烦心，心痛，黄疸，肠澼，脊股内后廉痛，痿厥，嗜卧，足下热而痛（《灵枢·经脉》）。

二、腧穴

足少阴肾经经穴分布在足心，内踝后，跟腱前缘，下肢内侧后缘，腹部，胸部。起于涌泉，止于俞府，左右各 27 穴。

1. 涌泉

(1) 异名：地冲（《针灸甲乙经》）。

(2) 穴源：首见于《灵枢·本输》。

(3) 定位：在足底部，卷足时足前部凹陷处，约当第 2、3 趾趾缝纹头端与足跟连线的前1/3与后2/3交点上。

（4）穴性：足少阴经之井穴。

（5）主治：头顶痛，头晕，眼花，咽喉痛，舌干，失音，小便不利，大便难，小儿惊风，足心热，癫疾，霍乱转筋，昏厥。

（6）释名：涌者，涌出、上涌等之谓，即水或云气等腾溢上升之状。《说文·水部》："滕也。从水甬声。"《说文解字段注》："滕，水超涌也。"《广雅》："涌，出也。"《尔雅·释水》："滥泉正出。正出，涌出也。"《论衡·状留》："泉暴出者曰涌。"《汉书·元帝纪》："山崩地裂，水泉涌出。"《山海经·东山经》："有水焉，广员四十里皆涌。"《文心雕龙》："此江河所以腾涌，涓流所以寸折者也。"《北史·拓跋顺传》："须鬓俱张，仰面看屋，愤气奔涌，长叹而不言。"陆云《南征赋》："雄声泉涌，逸气风亮。"《释名·释山》："山旁陇间曰涌。涌犹桶，桶狭而长也。"泉者，泉水、泉源等之谓。《诗经·小雅》："相彼泉水，载清载浊。"《管子·轻重丁》："源泉有竭。"《孟子·离娄下》："源泉混混，不舍昼夜。"《春秋繁露》："执一无端，为国源泉。"《释名·释水》："水上出曰涌泉，渍泉并是也。"说见少阴心经极泉、太阴脾经阴陵泉等穴。

涌泉，《灵枢·本输》言："肾出于涌泉。涌泉者，足心也。为井木。"《针灸甲乙经》言："涌泉者，水也。一名地冲。在足心陷者中，屈足卷指宛宛中。足少阴脉之所出也，为井。"穴居足底，为全身之最下，承至阴之静，由阳经至于阴经，足太阳之阳，合于本经之阴，而作泉涌之动，犹地之泉水涌动而出，故名涌泉。正如张隐庵所言："地下之水泉，天一之所生也。故少阴所出，名曰涌泉。"

（7）文献辑要

《素问·缪刺论》：邪客于足少阴，令人嗌痛，不可内食，无故善怒，气上走贲上，刺足下央之脉各三痏，凡六刺，立已。

《灵枢·热病》：男子如蛊，女子如怚，身体腰脊如解，不欲饮食，先取涌泉，见血，视跗上盛者，尽见血也。

《针灸甲乙经》卷七：热中少气厥寒，灸之热去，烦心不嗜食，咳而短气，善喘，喉痹，身热，脊胁相引，忽忽善忘，涌泉主之……足厥喘逆，足下清至膝，涌泉主之。

《扁鹊心书》：脚气少力，或顽麻疼痛，灸涌泉穴五十壮。

《大全·灵光赋》：足掌下去寻涌泉，此法千金莫妄传，此穴多治妇人疾，男蛊女孕两病痊。

《聚英·肘后歌》卷四上：顶心头痛眼不开，涌泉下针安定泰……伤寒痞气结胸中，两目昏黄汗不通，涌泉妙穴三分许，速使周身汗自通。

2. 然谷

（1）异名：龙渊（《针灸甲乙经》），龙泉（《千金要方》），然骨（《类经·人之四海》）。

（2）穴源：首见于《灵枢·本输》。

（3）定位：在足内侧缘，足舟骨粗隆下方，赤白肉际。

（4）穴性：足少阴经之荥穴。

（5）主治：月经不调，阴挺，阴痒，白浊，遗精，阳痿，小便不利，泄泻，胸胁胀痛，咳血，小儿脐风，口噤不开，消渴，黄疸，下肢痿痹，足跗痛。

（6）释名：然，为"燃"的本字，燃烧之义，燃是后起字。《说文·火部》："烧也。从火肰声。"徐铉曰："今俗别作燃，盖后人增加。"《孟子·公孙丑上》："若火之始然，泉之始达。"《管子·弟子职》："蒸间容蒸，然者处下。"然，亦有表示转折、肯定、同意等义，又作为语气助词。谷，泉出通川为谷，喻为山谷、溪谷等义。前文已尽述。

然谷，《灵枢·本输》言：肾"溜于然谷。然谷，然骨之下者也。为荥。"《针灸甲乙经》言："然谷者，火也。一名龙渊，在足内踝前起大骨下陷者中。足少阴脉之所留也，为荥。"穴居足舟骨粗隆下方凹陷中，为肾经之荥穴，穴性属火，喻穴如火燃之于谷间，不受水克，故名然谷。又，古时称足内踝前起大骨为然骨，大致为今足之舟骨，穴居其下凹陷，故名。

（7）文献辑要

《素问·缪刺》篇：邪客于足少阴之络，令人卒心痛，暴胀胸胁支满，无积者，刺然谷之前出血，如食顷而已。不已，左取右，右取左。

《针灸甲乙经》卷九：心如悬，哀而乱，善怒，嗌内肿，心惕惕恐如人将捕之，多漾出，喘，少气，吸吸不足以息，然谷主之。

《千金要方》卷三十：然谷主咳唾有血。

《针灸聚英》卷四上：脐风须然谷而易醒。

《针灸大成》卷六：坠堕恶血留内腹中，男子精泄……月事不调，阴痒。

3. 太溪

（1）异名：内昆仑（《千金翼方》），吕细（《针灸大成》），大溪（《医学入门》）。

（2）穴源：首见于《灵枢·九针十二原》。

（3）定位：在足内侧，内踝后方，当内踝尖与跟腱之间的凹陷处。

（4）穴性：足少阴经之输穴、原穴。

（5）主治：头痛目眩，咽喉肿痛，齿痛，耳聋，耳鸣，咳嗽，气喘，胸痛咳血，消渴，月经不调，失眠，健忘，遗精，阳痿，小便频数，腰脊痛，下肢厥冷，内踝肿痛。

（6）释名：太者，大而尤甚者之谓。《尚书·周官》："立太师、太傅、太保。"说见太阴肺经太渊等穴。溪者，山间水流之谓，所谓"水注川曰溪"。说见阳明大肠经阳溪、阳明胃经解溪等穴。

太溪，《灵枢·九针十二原》言："阴中之太阴，肾也，其原出于太溪。"《针灸甲乙经》言："太溪者，土也。在足内踝后跟骨上动脉陷者中。足少阴脉之所注也，为俞。"足太阴肾经起于涌泉之泉，出于然谷之谷，至此则犹溪涧之溪也。本穴位于足内踝与跟腱之间，广大且凹深，如山间大溪，故名太溪。又，《素问·气穴论》谓："肉之大会为谷，肉之小会为溪。"本穴为肾之原穴、俞穴，乃肾之原气大会、留止之处。《素问·金匮真言论》有言："肾藏精，病在溪。"张志聪言之："溪乃小分之肉，连于筋骨之间，是肾主骨，而溪乃骨气所生之分肉也。"此穴内连肾原，乃贵中之尤贵者，故以"太"尊之，名之太溪。古法诊脉三部九候，本穴为九候之一，取本穴以察少阴经疾患。

（7）文献辑要

《针灸甲乙经》卷七：热病汗不出，默默嗜卧，溺黄，少腹热，嗌中痛，腹胀内肿，溏下，厥心痛如锥针刺，太溪主之……足少阴疟，令人呕吐甚，多寒热，多寒少热，欲闭户牖而处，其病难已，取太溪。

《千金要方》卷三十：主咽中干……主足清不仁。

《针经指南》：牙齿痛，吕细堪治。

《针灸大成》卷六：主久疟咳逆，心痛如锥刺，心脉沉，手足寒至节，喘息，呕吐，痰实……疟癖寒热，咳嗽不嗜食，腹胁痛，瘦脊，伤寒手足厥冷。

《东医宝鉴》卷八十五：太溪主治消渴病，兼治房劳不称情，妇人水蛊胸胁满，金针刺后自安宁。

4. 大钟

（1）异名：太钟（《素问·刺腰痛论》王注）。

（2）穴源：首见于《灵枢·经脉》。

（3）定位：在足内侧，内踝下方，当跟腱附着部的内侧前方凹陷处。

（4）穴性：足少阴经之络穴。

（5）主治：咳血，气喘，腰脊强痛，痴呆，嗜卧，足跟痛，二便不利，月经不调。

（6）释名：大者，巨也，对之于小，前文尽述，大椎、大迎、大巨、大横等之类。钟，繁体为锺或鐘。锺，《说文·金部》："酒器也。"《说文解字段注》："古者此器盖用以贮酒，故大其下，小其颈。自钟倾之而入于尊，自尊勺之而入于觯，故量之大者亦曰钟。引申之义为钟聚。"《孔丛子·儒服》："尧舜千钟，孔子百觚。"鐘，《说文·金部》："乐钟也。秋分之音，物种成。"《释名·释乐器》："钟，空也。内空受气多，故声大也。"《诗经·周南》："钟鼓乐之。"《广雅·释器》："钟，铃也。"《左传·昭公二十一年》："钟，音之器也。"

《国语·周语》："细钧有乐，钟兑音也。"《玉篇》："聚也。"《国语·周语》："泽，水之钟也。"《左传·昭二十一年》："天子省风以作乐，器以钟之。"注："钟，聚也。以器聚音。"由上，无论是酒器、乐器，皆以其形而言，同为聚之义，聚酒、聚音而已。

大钟，《灵枢·经脉》言："足少阴之别，名曰大钟。当踝后绕跟，别走太阳。"《针灸甲乙经》言："在足跟后冲中，别走太阳足少阴络。"穴居踝关节下方之足跟部，骨形下大上小，形似酒钟、乐钟，以大聚经气；此穴又为少阴之络，经脉在此聚而分之，入太阳之经。两说相合，故名大钟。

（7）文献辑要

《灵枢·经脉》：其病气逆则烦闷，实则闭癃，虚则腰痛，取之所别者也。

《针灸甲乙经》卷九：咳，喉中鸣，咳唾血，大钟主之……喘，少气不足以息，腹满，大便难，时上走，胸中鸣，胀满，口舌干，口中吸吸，善惊，咽中痛，不可内食，善怒，恐不乐，大钟主之……腰脊相引如解，实则闭癃，凄凄腰脊痛宛转，目循循嗜卧，口中热；虚则腰痛，寒厥，烦心闷，大钟主之……大便难，大钟主之。

《铜人腧穴针灸图经》卷五：治实则小便淋闭，洒洒腰脊强痛，大便秘涩，嗜卧口中热；虚则呕逆多寒，欲闭户而处，少气不足，胸胀，喘息，舌干，咽中食噎不得下，善惊恐不乐，喉中鸣，咳唾血。

《针经指南》：大钟治心内之呆痴。

《东医宝鉴》卷八十五：目胞脱陷泪出，头项疼痛，脐突，大腹少腹胀痛，按之其尿难出而溲血脓。

5. 水泉

（1）异名：无。

（2）穴源：首见于《针灸甲乙经》。

（3）定位：在足内侧，内踝后下方，当太溪直下1寸，跟骨结节的内侧凹陷处。

（4）穴性：足少阴经之郄穴。

（5）主治：月经不调，痛经，阴挺，小便不利，目昏花，腹痛。

（6）释名：水者，水液之谓，又为五行之一。《释名·释天》："水，准也。准，平也。天下莫平于水。"《白虎通》："水位在北方。北方者，阴气，在黄泉之下，任养万物。水之为言，濡也。"《淮南子·天文》："积阴之寒气为水。"《尚书·洪范》："五行，一曰水。""水曰润下。"参阅任脉经水分穴。泉者，水出者之谓。前文已尽述，极泉、阴陵泉、涌泉之类。

水泉，本义作地下泉水解。《汉书·翼奉传》："山崩地裂，水泉涌出。"《吕览·节丧》："深则及于水泉。"作为腧穴名，《针灸甲乙经》言："去太溪下一寸，在足内踝下。"穴居足内踝下，少阴肾经之郄，为肾经脉气所深集之处。肾为水脏，主水，穴似深处之水源，涓涓而出，如泉水细流，故名水泉。

（7）文献辑要

《针灸甲乙经》卷十二：月水不来而多闭，心下痛，目䀮䀮不可远视，水泉主之。

《铜人腧穴针灸图经》卷五：治月事不来，来即多，心下闷痛，目䀮䀮不能远视，阴挺出，小便淋沥，腹中痛。

6. 照海

（1）异名：漏阴（《千金要方》），阴跷（《针灸大全》）。

（2）穴源：首见于《素问·气穴论》。

（3）定位：在足内侧，内踝尖下1寸，内踝下缘边迹凹陷处。

（4）穴性：八脉交会穴之一，通阴跷脉。

（5）主治：咽喉干燥，痫证，失眠，嗜卧，惊恐不宁，目赤肿痛，月经不调，痛经，赤白带下，阴挺，阴痒，疝气，小便频数，不寐，脚气。

（6）释名：照者，光照、明照等之谓，通"昭"或"炤"。《说文·火部》："明也。"《增韵》："明所烛也。"《易·离卦》："大人以继明照于四方。"《诗经·陈风》："月出照兮，佼人燎兮。"《尚书·泰誓》："若日月之照临。"《庄子·齐物论》："昔者十日并出，万物皆照。"《荀子·修身》："怠慢僄弃，则照之以祸灾。"《楚辞·灵怀》："指日月使延照兮，抚招摇以质正。"海者，百川之所归，喻为广大而深远，且有汇聚之意。前文已尽述，气海、血海、少海之类。

照海，《素问·气穴论》仅言："阴阳蹻四穴"，阴蹻穴即指照海，阳蹻穴指申脉。《针灸甲乙经》言："阴蹻脉所生，在足内踝下一寸。"穴居内踝下缘，此处广阔似海，肾经脉气归聚于此而生发阴蹻之脉，故以"海"喻之。肾主水，水得阳方能蒸腾而上。肾经所出涌泉，阴之象明矣，得然谷之火而行，此火乃肾水中之龙火。以上太溪、大钟、水泉，皆乃阴象，至照海，必得龙火光照，肾之脉气方可直上复溜，故名照海。照海者，深水之中，雷龙之火，明照四海，及于周身，不遗微小也。《古法新解会元针灸学》言："照海者，照是明照也。海者百川水之所归也。因水泉为肾阴，然谷为肾阳，水火相照而明。化蹻脉与肾共命门，水火通照于血海、气海等，故名照海。"

（7）文献辑要

《灵枢·热病》：目中赤痛，从内眦始，取之阴蹻。

《针灸甲乙经》卷七：目痛引眦，少腹偏痛，背伛瘰疭，视昏嗜卧，照海主之，泻左阴蹻，取足左右少阴俞，先刺阴蹻，后刺少阴，气在横骨上。

《千金要方》卷四：女子漏下赤白，四肢酸削，灸漏阴三十壮，穴在内踝下五分，微动脚脉上。

《针经指南》：取照海治喉中之闭塞。

《针灸聚英》卷四：噤口咽风针照海，三棱出血刻时安。

《东医宝鉴》卷七十九：喉闭淋涩与胸肿，膀胱气痛并肠鸣，食黄酒积脐腹痛，呕泻胃翻及乳痈，便燥难产血昏迷，积块肠风下便红，膈中不快梅核气，格主照海针有灵。

7. 复溜

（1）异名：伏白、昌阳（《针灸甲乙经》），伏留（《千金要方》），外命

（《外台秘要》）。

（2）穴源：首见于《灵枢·本输》。

（3）定位：在小腿内侧，太溪直上2寸，跟腱的前方。

（4）穴性：足少阴经之经穴。

（5）主治：泄泻，肠鸣，水肿，腹胀，腿肿，足痿，盗汗，脉微细时无，身热无汗，腰脊强痛。

（6）释名：复（復）者，反复、往复、再次等之谓。《说文·彳部》："往来也。"《说文解字段注》："'辵部'曰：返，还也。还，复也。皆训往而仍来。今人分别入声去声，古无是分别也。"《易·复》："反复其道，七日来复。"《诗经·豳风》："鸿飞遵渚，公归无所。"《仪礼·大射仪》："中离维纲，扬触捆复。"《公羊传·襄公三十年》："死者不可复生。"《前汉·高帝纪》："上从复道上，望见诸将往往耦语。"注："上下有道，故谓之复。"《尚书·大传》："日月光华，旦复旦兮。"《论语·学而》："信近于义，言可复也。"复，又通"覆"。《诗经·大雅》："古公亶父，陶复陶穴，未有家室。"溜者，《说文解字》言为水名，又通"留"和"流"，留止、水流之意。说见阳明胃经温溜穴。

复溜，《灵枢·本输》言：肾"行于复溜。复溜，上内踝二寸，动而不休。为经。"《针灸甲乙经》言："复溜者，金也。一名伏白，一名昌阳。在足内踝上二寸陷者中，足少阴脉之所行也。为经。"水以直流顺适为正，而肾经诸穴，由然谷蒸腾上升，于内踝后经太溪、大钟、水泉、照海，循复回流，由照海而溜行于上，至本穴复横出向前，入于交信，复合其直流之正，故名复溜。本穴为肾经"所行"之经穴，脉行至此，已深伏流行，穴性属金，金能生水，故其治症多主水，如水肿、癃闭、无汗、多汗、盗汗之类，盖因其培补肾元之功，使肾经之血气，进退消长，溜行经脉，不离正道。

复溜穴名颇有意会。《采艾编》："复溜，言汗出不止，溜而可复，水病不渗，复而可留也。"《针灸大成》："病人脉微细几于不见者，取此穴刺至骨，待脉回乃可出针，亦复溜之意也。按脉微细，乃肾气衰弱之极也。物极则反，本穴犹地雷之复也，故名之以复。"

（7）文献辑要

《素问·刺腰痛》篇：昌阳之脉，令人腰痛，痛引膺，目䀮䀮然，甚则反折，舌卷不能言，刺内筋为二痏，在内踝上大筋前，太阴后，上踝二寸所。

《针灸甲乙经》卷七：疟热少气，足胻寒不能自温，腹䐜切痛引心，复溜主之。卷八：血痔泄后重，腹痛如癃状，狂仆必有所扶持，及大气涩出，鼻孔中痛，腹中常鸣，骨寒热无所安，汗出不休，复溜主之。

《铜人腧穴针灸图经》卷五：舌干涎自出，足痿不收……十水病，溺青赤黄白黑……白取经，黑取合，血痔泄后肿，五淋小便如散火，骨寒热，汗注不止。

《扁鹊神应针灸玉龙经》：无汗伤寒泻复溜，汗多宜将合谷收，若然六脉皆微细，金针一补脉还浮。

《针灸聚英》卷四：闪挫脊膂腰难转，举步多难行重蹇，遍体游气生虚浮，复溜一刺人健羡。

8. 交信

（1）异名：内筋（《循经考穴编》）。

（2）穴源：首见于《针灸甲乙经》。

（3）定位：在小腿内侧，当太溪直上 2 寸，复溜前 0.5 寸，胫骨内侧缘的后方。

（4）穴性：阴跷脉之郄穴。

（5）主治：月经不调，崩漏，阴挺，泄泻，大便难，睾丸肿痛，五淋，疝气，阴痒，泻痢赤白，膝、股内廉痛。

（6）释名：交者，交会、会合等之谓，蕴交通、相通等意。此说前文已尽述，龈交、阴交、三阴交之类。信者，诚意、真实等之谓，人之五德之一。《说文·言部》："诚也。从人从言。会意。"《白虎通·情性》："信者，诚也，专一不移也。"《礼记·经解》："民不求其所欲而得之谓之信。"《国语·晋语》："定身以行事谓之信。"《左传·庄公十年》："牺牲玉帛，弗敢加也，必以信。"

《孟子·尽心下》："可欲之谓善，有诸己之谓信。"《释名·释言语》："信，申也。言以相申束，使不相违也。"《老子》："信言不美，美言不信。"

交信，《针灸甲乙经》言："在足内踝上二寸，少阴前，太阴后，筋骨间。阴跷之郄。"穴居复溜之稍前，直上而交会于太阴脾经三阴交，脾者，五行属土，五德为信，肾脉上交于脾脉，故名之交信。

《素问·气穴论》有言："踝上横二穴。"王冰认为："内踝上者，交信穴也。""外踝上者，跗阳穴也。"张志聪、张介宾亦同。高世栻则认为："踝上横纹之解溪穴。"未有定论，故不将交信一穴确定为《素问·气穴论》首见，存考。

（7）文献辑要

《针灸甲乙经》卷九：气癃癞疝，阴急，股枢腨内廉痛，交信主之。

《千金要方》卷二：主泄痢赤白，漏血；主气淋。

《铜人腧穴针灸图经》卷五：治女子漏血不止，可灸三壮。

《针灸聚英》卷四上：腰膝强痛交信凭。

9. 筑宾

（1）异名：腿肚（《东医宝鉴》），筑滨（《医学入门》）。

（2）穴源：首见于《针灸甲乙经》。

（3）定位：在小腿内侧，当太溪与阴谷的连线上，太溪上5寸，腓肠肌肌腹的内下方。

（4）穴性：阴维脉之郄穴。

（5）主治：癫狂，痫证，呕吐涎沫，疝痛，小儿脐疝，小腿内侧痛。

（6）释名：筑宾之"筑"，繁体写作"築"，筑土之杵也，杵之使坚实也，引为建造、修建等义。《说文·木部》："捣也。"《说文解字段注》："筑者，直春之器。"《诗经·豳风》："九月筑场圃，十月纳禾稼。"《周礼·春官》："展器陈告备，及果筑鬻。"《韩非子·说难》："不筑，必将有盗。"《孟子·梁惠王下》："齐人将筑薛。"《仪礼·既夕礼》："甸人筑坎坎。"《左传·宣公十一年》：

"称畚筑，程土物。"孔颖达疏："畚者，盛土之器；筑者，筑土之杵。"《楚辞·离世》："破荆和以继筑。"宾者，宾客、礼敬等之谓。《说文·贝部》："所敬也。"《玉篇》："客也。"《礼记·乡饮酒义》："宾者，接人以义者也。"《诗经·小雅》："我有嘉宾，鼓瑟吹笙。"《荀子·礼论》："宾出，主人拜送。"《周礼·司仪》："宾尊而客卑，宾大而客小。"《尚书·尧典》："寅宾出日，平秩东作。"

筑宾，《针灸甲乙经》言："阴维之郄。在足内踝上腨分中。"穴属足少阴，又为阴维之郄穴，少阴脉为其主，阴维脉为其客，似在足少阴脉上筑一宾舍，以待阴维脉之来临，"宾"即蕴有阴维脉所发之义，故名筑宾。又，"宾"字又通"膑""髌"，《说文·骨部》："膝端也。"即髌骨之谓。《释骨》："膝之骨曰膝髌。"《玉篇》："膑骨也。"本穴居腓肠肌肌腹的内下方，肉如筑基之坚，乃膝膑之有力支撑，故名筑宾。

（7）文献辑要

《针灸甲乙经》卷十一：大疝绝子，筑宾主之。

《外台秘要》卷三十九：（主）呕吐。

《铜人腧穴针灸图经》卷五：治小儿胎疝痛，不得乳，癫疾狂言，呕吐沫，足腨痛。

《针灸大成》卷六：主癫疝……吐血。

10. 阴谷

（1）异名：无。

（2）穴源：首见于《灵枢·本输》。

（3）定位：在腘窝内侧，屈膝时，当半腱肌肌腱与半膜肌肌腱之间。

（4）穴性：足少阴经之合穴。

（5）主治：阳痿，疝痛，月经不调，崩漏，小便难，阴中痛，癫狂，膝股内侧痛。

（6）释名：阴者，前文已尽述，会阴、阴交、阴市、阴郄等之类。在此

"阴"指代经脉之阴经与部位在内之阴位。谷者，前文亦已述尽，合谷、阳谷、陷谷、通谷等之类。在此"谷"作深谷解。

阴谷，《灵枢·本输》言：肾"入于阴谷。阴谷，辅骨之后，大筋之下，小筋之上也，按之应手，屈膝而得之。为合。"《针灸甲乙经》记载与此相同。穴处腘窝横纹内侧端，乃肾经合穴，穴性属水，居阴之位，是处屈膝时当半腱肌、半膜肌之间的凹陷中，其形似谷，故名阴谷。

（7）文献辑要

《针灸甲乙经》卷十二：脊内廉痛，溺难，阴痿不用，少腹急引阴及脚内廉，阴谷主之……舌纵溁下，烦闷，阴谷主之……妇人漏血，腹胀满，不得息，小便黄，阴谷主之。

《针经指南》：连脐腹痛，泻足少阴之水。

《针灸大成》卷六：主膝痛如锥，不得屈伸。

《东医宝鉴》卷八十五：阴谷舌纵口流涎，腹胀烦满小便难，疝痛阴痿及痹病，妇人漏下亦能痊。

11. 横骨

（1）异名：下极（《针灸甲乙经》），屈骨（《千金要方》），屈骨端（《千金翼方》），下横（《神灸经纶》），横谷、曲骨端（《针灸大全》）。

（2）穴源：首见于《脉经》。

（3）定位：在下腹部，当脐中下 5 寸，前正中线旁开 0.5 寸。

（4）穴性：足少阴经、冲脉之会。

（5）主治：阴部痛，少腹痛，遗精，阳痿，遗尿，小便不通，疝气。

（6）释名：横者，横平之谓，对之于竖、纵。说见太阴脾经大横穴。骨者，骨骼之谓，乃"肉之核"，前文已尽述，曲骨、巨骨、京骨、束骨等之类。横骨，古解剖名，即耻骨，或耻骨联合。《灵枢·骨度》："天枢以下至横骨，长六寸半。"《释骨》："髑骬直下横两股间者，曰横骨，曰股际骨。"《类经·经络类》注："横骨，阴毛中曲骨也。"又有横骨指附于舌根的舌骨，当区别之。

《灵枢·忧恚无言》："横骨者，神气所使，主发舌者也。"

横骨一穴，《脉经》言："尺脉浮，下热风，小便难……横骨、关元泻之。"《针灸甲乙经》言："在大赫下一寸，冲脉、足少阴之会。"穴居下腹，平齐曲骨，其下为横骨，骨穴同名，故名横骨。

（7）文献辑要

《针灸甲乙经》卷九：少腹痛，溺难，阴下纵，横谷主之。

《千金要方》卷二：治妇人遗尿不知出时方：……灸横骨当阴门七壮。

《针灸大成》卷六：主……目赤痛从内眦始，五脏虚竭，失精。

12. 大赫

（1）异名：阴维、阴关（《针灸甲乙经》）。

（2）穴源：首见于《针灸甲乙经》。

（3）定位：在下腹部，当脐中下4寸，前正中线旁开0.5寸。

（4）穴性：足少阴经、冲脉之会。

（5）主治：阴部痛，子宫脱垂，遗精，带下，月经不调，痛经，不妊，泄泻，痢疾。

（6）释名：大者，大小之谓，对之于小，前文尽述。赫者，泛指赤色，引为光明、炽热、显赫等意。《说文·赤部》："火赤貌。从二赤。"《诗经·邶风》："赫如渥赭，公言锡爵。"《诗经·大雅》："赫赫炎炎，云我无所。"《国语·楚语》："赫赫楚国，而君临之。"《庄子·田子方》："至阴肃肃，至阳赫赫。"

大赫，《针灸甲乙经》言："在气穴下一寸。冲脉、足少阴之会。"穴居下腹，平齐中极与归来，足少阴脉气所发，冲脉与少阴肾经交会穴，内景应胞宫、精室，此处为人身下焦精元生发、旺盛之地，喻此穴脉气之盛大，精气之阜聚，蕴有赫赫之势，故名大赫。

（7）文献辑要

《针灸甲乙经》卷十一：男子精溢，阴上缩，大赫主之。

《针灸大成》卷六：目赤痛从内眦始。

13. 气穴

（1）异名：胞门、子户（《针灸甲乙经》），子宫（《杨敬斋针灸全书》）。

（2）穴源：首见于《针灸甲乙经》。

（3）定位：在下腹部，当脐中下 3 寸，前正中线旁开 0.5 寸。

（4）穴性：足少阴经、冲脉之会。

（5）主治：月经不调，白带，小便不通，泄泻，痢疾，腰脊痛，阳痿。

（6）释名：气者，人身之精微物质，属阳，对之于血。前文尽述，气海、气户、气舍、气冲等之类。穴者，腧穴之谓，蕴穴藏之义。《说文·穴部》："土室也。"《说文解字段注》："引申之凡空窍皆为穴。"《玉篇》："孔穴也。"《易·系辞》："上古穴居而野处。"《诗经·大雅》："陶复陶穴。"笺："未有寝庙，故覆穴而居。"又《孟子·滕文公下》："钻穴隙相窥。"《左传·襄公二十三年》："夫鼠，昼伏夜动，不穴于寝庙，畏人故也。"

气穴本为人身腧穴之统称，《素问·气穴论》明示矣。气穴作为具体腧穴名称，《针灸甲乙经》言："在四满下一寸。冲脉、足少阴之会。"穴居下腹，平齐关元与水道，冲脉、足少阴之会，内应丹田。此处乃人身原气生发、关藏之地，穴属肾脉，肾主纳气，为气之根，此穴为肾气归聚之穴，由此而行纳气之功，故以气穴名之。

（7）文献辑要

《针灸甲乙经》卷十二：月水不通，奔豚泄气，上下引腰脊痛，气穴主之。

《铜人腧穴针灸图经》卷四：泄利不止。

《针灸大成》卷六：目赤痛从内眦始。

《循经考穴编》：妇人子宫久冷，不能成孕，赤白淋沥。

《东医宝鉴》卷八十六：子户能刺衣不下，更刺子死在腹中。

14. 四满

（1）异名：髓府（《针灸甲乙经》），髓中（《针灸聚英》）。

（2）穴源：首见于《针灸甲乙经》。

（3）定位：在下腹部，当脐中下 2 寸，前正中线旁开 0.5 寸。

（4）穴性：足少阴经、冲脉之会。

（5）主治：月经不调，崩漏，带下，不孕，产后恶露不净，小腹痛，遗精，遗尿，疝气，便秘，水肿。

（6）释名：四乃数名，倍二为四。《易·系辞》："两仪生四象。"说见阳明胃经四白穴。满者，盈满、满溢等之谓。《墨子·公输》："荆有云梦，犀兕麋鹿满之。"说见阳明胃经承满穴。

四满，《针灸甲乙经》言："在中注下一寸。冲脉、足少阴之会。"穴居下腹，平齐石门与大巨。腹下之地，道家称之为丹田之处，乃人身原气之生发处，关乎人身之本。原气者，由命门、肾所主，充盈精室、子宫，人始得生长、生殖。命门、肾、精室、子宫，此四者精气充满，溢于此穴，故名四满，其治症亦多与此四者相关。此穴为全身精气凝聚之处，故本穴别称髓府、髓中。

（7）文献辑要

《针灸甲乙经》卷八：脐下积聚疝瘕，胞中有血，四满主之……振寒，大腹石水，四满主之。

《千金要方》卷三：月事不利，奔豚上下并无子，灸四满三十壮。

《针灸大成》卷六：目内眦赤痛。

15. 中注

（1）异名：无。

（2）穴源：首见于《针灸甲乙经》。

（3）定位：在下腹部，当脐中下 1 寸，前正中线旁开 0.5 寸。

（4）穴性：足少阴经、冲脉之会。

（5）主治：月经不调，腰腹疼痛，大便燥结，泄泻，痢疾。

（6）释名：中者，方位之谓，四方之中为中，有不偏之义。前文已尽述，中庭、中脘、脊中、中枢、中府等之类。注者，输注、注入、转注等之谓。《说文·水部》："灌也。"《增韵》："水流射也。"《诗经·大雅》："丰水东注，维禹之绩。"《灵枢·本输》："所注为输。"张介宾注："灌注也。"注，又有聚集之义。《周礼·天官》："及弊田，令禽注于虞中。"

中注，《针灸甲乙经》言："在肓俞下一寸。冲脉、足少阴之会。"穴居中腹，平齐阴交、外陵，脉气由四满上输而来，转注于中，故名中注。中者，蕴意颇多。一言脉气转注冲脉，盖因此穴与冲脉交会，冲脉居肾脉之中；一言脉气转注任脉之阴交穴，由此而下，入胞中，任脉、胞宫均居中间之位；一言脉气转注五中，五中即五脏。《素问·阴阳类论》："五中所主，何脏最贵？"《素问·脉要精微论》："五脏者，中之守也。"一言脉气转注丹田，丹田者，脐下之谓，肾气相火由本穴注入丹田。种种皆言本穴为肾气、肾精之转注，言其精气之满盛。

（7）文献辑要

《针灸甲乙经》卷九：大便难，中注及太白主之。

《针灸大成》卷六：泄气，上下引腰脊痛，目内眦赤痛，女子月事不调。

《针灸聚英》卷一下：小腹有热，大便坚燥不利，泄气，上下引腰脊痛，目内眦赤痛，女子月事不调。

16. 肓俞

（1）异名：无。

（2）穴源：首见于《针灸甲乙经》。

（3）定位：在腹中部，当脐中旁开0.5寸。

（4）穴性：足少阴经、冲脉之会。

（5）主治：腹痛绕脐，呕吐，腹胀，痢疾，泄泻，便秘，疝气，月经不调，腰脊痛。

（6）释名：肓者，肓膜之谓，太阳膀胱经膏肓、肓门穴中已述。俞者，孔穴之谓，背俞各穴中已尽述。

肓俞，《针灸甲乙经》言："在商曲下一寸，直脐旁五分。冲脉、足少阴之会。"穴在脐旁，与神阙、天枢齐平，此处乃肓膜所在，穴居其中，故名肓俞，言此穴通于诸肓之膜，而为之俞也。《古法新解会元针灸学》云："肓俞者，胞之膜，肓由是而过，上通胸膈之部，连系带脉，主肓之原，包裹脐中，故名肓俞。"《医经精义》谓："肓俞，肓膜之要会在此也，入于肾，上络心，循喉咙，挟舌本。"本穴为肾脉由此循行深入肓膜之处，亦为肓俞之义。本穴与足太阳之肓门前后相应，治症也颇相似。

（7）文献辑要

《针灸甲乙经》卷九：大肠寒中，大便干，腹中切痛，肓俞主之。

《铜人腧穴针灸图经》卷四：治大腹寒疝。

《针灸大成》卷六：腹满响响然不便，心下有寒，目赤痛从内眦始。

17. 商曲

（1）异名：高曲（《千金要方》），商言（《宝鉴》），商谷（《针灸集成》）。

（2）穴源：首见于《针灸甲乙经》。

（3）定位：在上腹部，当脐中上2寸，前正中线旁开0.5寸。

（4）穴性：足少阴经、冲脉之会。

（5）主治：腹痛，泄泻，便秘，腹中积聚。

（6）释名：商者，由外而内揣度之义，又为五音之一，肺所主。说见少商、商阳等穴。曲者，弯曲、不直之谓，前文尽述，曲骨、曲池、曲垣、曲差等之类。

商曲，《针灸甲乙经》言："在石关下一寸。冲脉、足少阴之会。"穴居中腹，平齐下脘、太乙，此处为胃之下口，通肠之地。本穴内景应胃肠，乃位于大肠之间，胃肠均具屈曲之象，故名之以"曲"。肺气在音为商，肺商之气"下络大肠，还循胃口"，与食物由此下降进入肠曲。又，商为秋金之令，于六气为阳明，胃与大肠俱属阳明燥金之经，俱属喜燥恶湿之性，且具秋商肃敛之气。由之，故名本穴为商曲。商言穴之性能，曲言穴之内在部位。

（7）文献辑要

《针灸甲乙经》卷八：腹中积聚，时切痛，商曲主之。

《铜人腧穴针灸图经》卷四：治腹中积聚，肠中切痛，不嗜食。

《针灸大成》卷六：主腹痛……目赤痛从内眦始。

18. 石关

（1）异名：石阙（《千金要方》），右关（《惠方》），石门（《西方子明堂灸经》）。

（2）穴源：首见于《针灸甲乙经》。

（3）定位：在上腹部，当脐中上3寸，前正中线旁开0.5寸。

（4）穴性：足少阴经、冲脉之会。

（5）主治：呕吐，腹痛，便秘，产后腹痛，妇人不孕。

（6）释名：石者，土石、山石之谓，喻坚硬不通。《物理论》："土精为石，石气之核也。气之生石，犹人筋络之生爪牙也。"《春秋说题辞》："石，阴中之阳，阳中之阴，阴精补阳，故山含石。"说见任脉经石门穴。关者，关口、关隘、关键等之谓，前文尽述，关元、阳关、下关、关门等之类。

石关，《针灸甲乙经》言："在阴都下一寸。冲脉、足少阴之会。"穴居中腹，与关门、建里等穴齐平。此处正当胃之幽门，为水谷下入肠道的关隘，关隘不通，呕吐、噎膈、便秘、石水诸疾并起。故以石喻其坚，名之石关。有别称食关者，谓石为土之精，土生万物，粮食也为土之精，故以食言之，名食关。

（7）文献辑要

《针灸甲乙经》卷七：痉，脊强，口不开，多唾，大便难，石关主之。卷十二：妇人子脏中有恶血，内逆满痛，石关主之。

《千金要方》卷三十：主大便闭，寒气结，心坚满。

《针灸大成》卷六：主……气淋，小便黄，大便不通，心下坚满，脊强不利，多唾，目赤痛从内眦始。

《循经考穴编》：呕逆气喘，脾胃虚寒，饮食不消，翻胃吐食。

19. 阴都

（1）异名：食宫（《针灸甲乙经》），食吕、石宫（《铜人腧穴针灸图经》），通关（《纲目》）。

（2）穴源：首见于《针灸甲乙经》。

（3）定位：在上腹部，当脐中上 4 寸，前正中线旁开 0.5 寸。

（4）穴性：足少阴经、冲脉之会。

（5）主治：腹胀，肠鸣，腹痛，便秘，妇人不孕，胸胁满，疟疾。

（6）释名：阴者，阴阳之谓，对之于阳。阴阳者，一言其状，日光之向背；一言其性，寒热之称；一言其位，阴阳之位。如此种种，前文已尽述。都者，都市、都会、聚集之谓。一言宗庙所在，一言人之所聚，一言水之所聚，说见太阴脾经大都穴。

阴都，《针灸甲乙经》言："在通谷下一寸。冲脉、足少阴之会。"穴居中腹，平齐中脘、梁门，其下为胃弯，内聚水谷。水谷本为阴，生精化气乃为阳。腹为阴，阴中之阴，肾也。肾者，主水，肾经者，属水，水为阴液。本穴又为少阴肾经与冲脉之交会，乃诸阴之会聚，故名阴都。

（7）文献辑要

《针灸甲乙经》卷九：心满气逆，阴都主之。

《千金要方》卷十四：小肠热满，灸阴都随年壮。

《针灸大成》卷六：肠鸣，肺胀气抢，胁下热痛，目赤痛从内眦始。

《类经图翼》：大便难……妇人无子，藏有恶血，腹绞痛。

20. 腹通谷

（1）异名：无。

（2）穴源：首见于《针灸甲乙经》。

（3）定位：在上腹部，当脐中上 5 寸，前正中线旁开 0.5 寸。

（4）穴性：足少阴经、冲脉之会。

（5）主治：腹痛，腹胀，呕吐，心痛，心悸，胸痛，暴喑。

（6）释名：腹者，言其部位也。通谷之说，足通谷中已明示。通者，有交通、通畅、通达等之意，谷者，除溪谷、山谷以及"肉之大会"外，在此也有水谷之"谷"意。

腹通谷，《针灸甲乙经》言："在幽门下一寸陷者中。冲脉、足少阴之会。"穴居上腹之下，齐平上脘、承满等穴，是处为肾脉、冲脉通过之所，上胸而散。本穴之下内应胃之上口，乃通行水谷之必经关口，水谷由此而入胃之宫都。穴之表正是腹部肌肉大会之处，肉间自有小溪、小谷，以通脉气，故名腹通谷。本穴之上为幽门穴，路通山中为谷，穴近幽门，似曲径通幽，肾经至此，似经过屈曲委细之小径，犹通深山之幽谷，故名通谷。此为一说，亦通。

（7）文献辑要

《针灸甲乙经》卷十二：食饮善呕，不能言，通谷主之……舌下肿，难言，舌纵，喝戾不端，通谷主之。

《千金要方》卷十三：通谷主心中愦愦，数欠，癫，心下悸，心中澹澹恐。

《针灸大成》卷六：主失欠口呿，食饮善呕，暴喑不能言，结积留积，痃癖胸满，食不化，心恍惚，喜呕，目赤痛从内眦始。

《类经图翼》：主清涕，项似拔不可回顾。

《循经考穴编》：主心气攻注，两胁疼痛，口吐清涎。

21. 幽门

（1）异名：上门（《针灸甲乙经》），上关（《经穴纂要》）。

（2）穴源：首见于《针灸甲乙经》。

（3）定位：在上腹部，当脐中上 6 寸，前正中线旁开 0.5 寸。

（4）穴性：足少阴经、冲脉之会

（5）主治：腹痛，呕吐，善哕，消化不良，泄泻，痢疾。

（6）释名：幽者，幽深、幽暗等之谓，蕴阴而隐义。《说文解字》："隐也。"《诗经·小雅》："秩秩斯干，幽幽南山。"《礼记·儒行》："幽居而不淫，上通而不困。"《易·系辞》："无有远近幽深。"《玉篇》："幽，不明。"《尔雅·释诂》："幽，微也。"《楚辞·惜誓》："方世俗之幽昏兮。"《史记·乐书》："极幽而不隐。"《战国策·秦策》："南阳之弊幽。"《周书·谥法》："雍遏不通曰幽。"《管子·形势》："虎豹得幽，而威可载也。"门者，门户、通道、关要等之谓，前文尽述。

幽门，《针灸甲乙经》言："在巨阙两旁各五分陷者中。冲脉、足少阴之会。"穴居上腹，平齐巨阙、不容，内应横膈。本穴为少阴肾经与冲脉之交会，冲脉至此而上，散于胸中，以后肾经诸穴不再言"少阴、冲脉之会"，由此两阴交尽。《素问·至真要大论》有言："两阴交尽，故曰幽。"足少阴之气，行至本穴以后，即出腹部之阴，而达于胸廓之阳也。此后诸穴均在膈上。足少阴之气由腹入胸，本穴为其一大关键，为走出幽隐之初步，故名幽门。别称上门者，为少阴脉气上通，脱离腹腔之门也。

幽门又为七冲门之一。《难经·四十四难》言"太仓下口为幽门"，指胃的下口，与腧穴名幽门义同。

（7）文献辑要

《针灸甲乙经》卷九：胸胁背相引痛，心下溷溷，呕吐多唾，饮食不下，幽门主之。

《千金要方》卷十三：胸中痛引腰背，心下呕逆，面无滋润，各灸随年壮。穴在侠巨阙两边相去各半寸。

《铜人腧穴针灸图经》卷四：泄利脓血，少腹胀满，呕沫吐涎，喜唾，女子心痛，逆气善吐，食不下。

《针灸大成》卷六：目赤痛从内眦始。

《循经考穴编》：妇人乳汁不通，乳痈，乳疬。

22. 步廊

（1）异名：步郎（《千金要方》）。

（2）穴源：首见于《针灸甲乙经》。

（3）定位：在胸部，当第 5 肋间隙，前正中线旁开 2 寸。

（4）穴性：属足少阴经。

（5）主治：胸痛，咳嗽，气喘，呕吐，不嗜食，乳痈。

（6）释名：步者，步履、行步等之谓。《说文·步部》："行也。"《尔雅·释宫》："堂上谓之行，堂下谓之步。彼相对为名耳，散则可以通，故步为行也。"《楚辞·招魂》："轩辌既低，步骑罗些。兰薄户树，琼木篱些。"注："乘马为骑，徒行为步。"《小尔雅》："跬，一举足也。倍跬谓之步。"《礼记·祭义》："跬步而不敢忘，孝也。"《左传·襄公二十六年》："见夫人之步马者。"《尚书·召诰》："王朝步自周。"《战国策·齐策》："晚食以当肉，安步以当车。"《释名·释姿容》："徐行曰步。步，捕也，如有所伺捕务安详也。"廊者，廊庑、回廊之谓。《说文·广部》："东西序也。"《玉篇》："廊，庑下也。"《广韵》："殿下外屋也。"《韩非子·十过》："平公恐惧，伏于廊室之间。"《汉书·窦婴传》："所赐金，陈廊庑下。"

步廊，《针灸甲乙经》言："在神封下一寸六分陷者中。足少阴脉气所发，仰而取之。"穴居胸之下部，在膈上，与中庭、乳根齐平。本经左右两线夹任脉，沿胸骨两侧各肋骨歧间，均有穴位，犹中庭两侧房廊相对也，各穴排列匀整，如有尺度。又因足太阴肾经从足走胸，乃由本穴转而向上走胸，犹如即此而步入胸之廊庑，故名步廊。

（7）文献辑要

《针灸甲乙经》卷九：胸胁榰满，鬲逆不通，呼吸少气，喘息不得举臂，步廊主之。

《针灸大成》卷六：主胸胁支满，痛引胸，鼻塞不通，呼吸少气，咳逆，呕吐，不嗜食。

23. 神封

（1）异名：无。

（2）穴源：首见于《针灸甲乙经》。

（3）定位：在胸部，当第 4 肋间隙，前正中线旁开 2 寸。

（4）穴性：属足少阴经。

（5）主治：咳嗽，气喘，胸胁支满，呕吐，不嗜食，乳痈。

（6）释名：神者，心之所藏，神明、神情等之谓。前文已尽述，神阙、神道、神庭、神门、神堂等之类，均关乎人身之精神活动。封者，本意为疆界、田界，引为封赏、册封、封藏等意。《说文·土部》："爵诸侯之土也。从土，从寸，守其制度也。"《周礼·春官》："所封封域皆有分星。"《左传·僖公三十年》："既东封郑，又欲肆其西封。"《吕氏春秋·乐成》："使田有封洫。"《礼记·檀弓下》："于是封之，崇四尺。"《康熙字典·寸部》："聚土曰封。"《周礼·地官》："以爵等为丘封之度与其树数。"

神封，《针灸甲乙经》言："在灵墟下一寸六分陷者中。足少阴脉气所发，仰而取之。"穴居胸之下部，与膻中、天池等齐平，内景应心。《素问·六节藏象论》言："心者，生之本，神之变也……肾者，主蛰，封藏之本，精之处也。"心藏神，膻中为心主之宫城，神之居也。神无形质，喜居清虚境界，上焦胸腔至虚空旷，犹神识封藏处也，故名为神封。

（7）文献辑要

《针灸甲乙经》卷九：胸胁楛满，不得息，咳逆，乳痈，洒淅恶寒，神封主之。

《千金要方》卷三十：主乳痈，寒热短气，卧不安。

《针灸大成》卷六：呕吐，不嗜食。

24. 灵墟

（1）异名：灵虚（《医学入门》）。

（2）穴源：首见于《针灸甲乙经》。

（3）定位：在胸部，当第 3 肋间隙，前正中线旁开 2 寸。

（4）穴性：属足少阴经。

（5）主治：咳嗽，气喘，痰多，胸胁胀痛，呕吐，乳痛。

（6）释名：灵者，神灵、通灵等之谓。说见督脉经灵台、少阴心经灵道等穴。墟者，大丘之谓，即高起的土堆。《说文解字》："大丘也。"《礼记·檀弓》："墟墓之间，未施哀于民而民哀。"《孔子家语》："墟土之人大，沙土之人细。"又大壑。《列子·汤问》："渤海之东有大壑焉……名曰归墟。"又废址，故城。《左传·昭公七年》："谢息迁桃。"《吕氏春秋·贵直》："使人之朝为草而国为墟。"又场所。《康熙字典·土部》："商贾货物辐凑处，古谓之务，今谓之集，又谓之墟。"《庄子·天运》："古之至人，假道于仁，托宿于义，以游逍遥之墟。"此处作处所解。

灵墟，《针灸甲乙经》言："在神藏下一寸六分陷者中。足少阴脉气所发，仰而取之。"穴居胸部之中，齐平与玉堂、膺窗等穴，内景应心。心主藏神，神者曰灵。阳精为神，阴精为灵。心在脏属阴，在位属阳，故神与灵皆心之象也。此处乃心之所居，神灵之所，又在胸膺突起处，故名灵墟。

（7）文献辑要

《针灸甲乙经》卷九：胸胁榰满，痛引膺，不得息，闷乱烦满，不得饮食，灵墟主之。

《针灸大成》卷六：咳逆，呕吐，不嗜食。

25. 神藏

（1）异名：无。

（2）穴源：首见于《针灸甲乙经》。

（3）定位：在胸部，当第 2 肋间隙，前正中线旁开 2 寸。

（4）穴性：属足少阴经。

（5）主治：咳嗽，气喘，胸痛，烦满，呕吐，不嗜食。

（6）释名：神之义，前文已述。藏者，隐藏、隐匿等之谓。《说文·艹部》："匿也。"徐铉曰："《汉书》通用臧字。从艹，后人所加。"《易·乾卦》："潜龙勿用，阳气潜藏。"《易·系辞》："君子藏器于身，待时而动。"《墨子·

三辩》："农夫春耕夏耘，秋敛冬藏。"《吕氏春秋·察今》："见瓶水之冰，而知天下之寒，鱼鳖之藏也。"又通"脏"。《白虎通》："人有五藏六府，何法，法五行六合也。"《庄子·齐物论》："百骸九窍六藏。"

神藏，《针灸甲乙经》言："在彧中下一寸六分陷者中。足少阴脉气所发，仰而取之。"穴居胸上，与紫宫、屋翳等穴齐平，内景应心。本穴在紫宫之侧，灵墟之上，胸腔为至清至虚之府，故有玉堂、紫宫诸名，喻之人居清静之地，则神识为之清朗，犹神灵内守，得其安居也，故名神藏。

（7）文献辑要

《针灸甲乙经》卷九：胸满咳逆，喘不得息，呕吐，烦满，不得饮食，神藏主之。

《针灸大成》卷六：主呕吐，咳逆，喘不得息，胸闷，不嗜食。

26. 彧中

（1）异名：彧中（《千金要方》），域中（《医学入门》）。

（2）穴源：首见于《针灸甲乙经》。

（3）定位：在胸部，当第1肋间隙，前正中线旁开2寸。

（4）穴性：属足少阴经。

（5）主治：咳嗽，气喘，痰壅，胸胁胀满，不嗜食。

（6）释名：彧，本作彧，文貌，喻为繁华茂盛，同"郁"。《说文·有部》："有文章也。"《说文解字段注》："有彣彰也。彣彰各本作文章，误。"《广雅》："文也。"《玉篇》："彧彧，茂盛貌。"《诗经·小雅》："疆场翼翼，黍稷彧彧。曾孙之稿，以为酒食。"《尚书·大传》："夏伯之乐，舞谩彧，其歌声比中谣，名曰《初虑》。"注："长貌。言万物之滋曼彧然也。"中者，方位之谓，此指胸中。

彧中，《针灸甲乙经》言："在输府下一寸六分陷者中。足少阴脉气所发，仰而取之。"穴在胸之上，平齐华盖、库房等穴。本穴内应心肺，居神藏之上，胸中之气郁郁而在上，如云如雾，神者内藏，彧乎其中，故名彧中。《古法新解会元针灸学》则言："彧中者，彧人不倦，中藏水火，上朝天池，下通丹田，彧上彧下，皆与任脉相通，故名彧中。"

（7）文献辑要

《针灸甲乙经》卷九：咳逆上气，涎出多唾，呼吸喘悸，坐卧不安，彧中主之。

《针灸大成》卷六：主咳逆喘息不能食，胸胁支满。

27. 俞府

（1）异名：输府（《千金要方》），腧府（《针灸资生经》）。

（2）穴源：首见于《针灸甲乙经》。

（3）定位：在胸部，当锁骨下缘，前正中线旁开2寸。

（4）穴性：属足少阴经。

（5）主治：咳嗽，气喘，胸痛，呕吐，不嗜食。

（6）释名：俞，通"腧""输"，孔穴之谓，指气血之转输、流布，前文尽述此意。府，府藏、府第等之谓。说见督脉经风府、太阴肺经中府等穴。

俞府，《针灸甲乙经》言："在巨骨下，去璇玑旁各二寸陷者中。足少阴脉气所发，仰而取之。"穴居胸之最上，平齐于璇玑、气户、云门等穴。胸为心肺之府，肾经之脉借血气之灵运，由足至胸，此处即肾经之脉气传输聚合之处，由此下输内府，上输咽喉，故名俞府，彧输府、腧府。有道是"肺朝百脉"，本穴在肺之上，全身以"俞"命名的各穴皆在其下，犹如诸俞之首府，足见此穴之重。

（7）文献辑要

《针灸甲乙经》卷九：咳逆上气，喘不得息，呕吐，胸满，不得饮食，俞府主之。

《针灸大成》卷六：胸中痛久喘。

《循经考穴编》：主久嗽吐痰，亦治骨蒸及妇人血热妄行。

第十一章　手厥阴心包经

一、经脉

1. 循行　心主手厥阴心包络之脉，起于胸中，出属心包络，下膈，历络三焦。

其支者，循胸出胁，下腋三寸，上抵腋下，循臑内，行太阴少阴之间，入肘中，下臂，行两筋之间，入掌中，循中指，出其端。

其支者，别掌中，循小指次指，出其端（《灵枢·经脉》）。

2. 病候　是动则病，手心热，臂肘挛急，腋肿，甚则胸胁支满，心中憺憺大动，面赤，目黄，喜笑不休。

是主脉所生病者，烦心，心痛，掌中热（《灵枢·经脉》）。

二、腧穴

手厥阴心包经经穴分布在乳旁，上肢掌侧面中间及中指末端。起于天池，止于中冲，左右各9穴。

1. 天池

(1) 异名：天会（《针灸甲乙经》）。

(2) 穴源：首见于《灵枢·本输》。

(3) 定位：在胸部，当第4肋间隙，乳头外1寸，前正中线旁开5寸。

(4) 穴性：手厥阴、足少阳之会。

(5) 主治：胸闷，心烦，咳嗽，痰多，气喘，胸痛，腋下肿痛，瘰疬，疟疾，乳痛。

（6）释名：天者，高也，上也，对之于地。《白虎通》："天者，镇也，居高理下，为人镇也。"《正字通》："至尊莫如天。"《程子遗书》："天之苍苍，岂是天之形。"《释名·释天》："天，显也，在上高显也。"《素问·阴阳应象大论》："积阳为天，积阴为地。"说见任脉经天突、阳明大肠经天鼎、太阴脾经天溪等穴。池者，聚水之处。《诗经·小雅》："或降于阿，或饮于池。"《国语·周语》："薮有圃草，囿有林池。"《中文大辞典》："穿地畜水，圆者曰池，方者曰塘。"

天池，水名。《庄子·逍遥游》："穷发之北有冥海者，天池也。""南冥者，天池也。"成玄英疏："大海洪川原夫造化，非人所作，故曰天池也。"又山名。《山海经·北山经》："天池之山。"又星名。《晋书·天文志上》："九坎间十星，曰天池。"

天池作为腧穴名，《灵枢·本输》言："腋下三寸，手心主也，名曰天池。"《针灸甲乙经》言："在乳后一寸，腋下三寸，着胁，直腋撅肋间。手厥阴、足少阳脉之会。"穴居胸部，与膻中、神封等穴齐平，部位属天，穴处凹陷似池，应天池星名，故名天池。又：本穴位于乳旁，为乳汁所存之处，似上天之池，故名。

（7）文献辑要

《针灸甲乙经》卷八：寒热胸满，头痛，四肢不举，腋下肿，上气，胸中有声，喉中鸣，天池主之。

《针灸大成》卷七：主胸中有声，胸膈烦满，热病汗不出，头痛，四肢不举，腋下肿，上气，寒热疟疾，臂痛，目䀮䀮不明。

《循经考穴编》：主胁肋疼痛，马刀瘰疬。

2. 天泉

（1）异名：天温（《针灸甲乙经》），天湿（《外台秘要》）。

（2）穴源：首见于《针灸甲乙经》。

（3）定位：在臂内侧，当腋前纹头下2寸，肱二头肌的长、短头之间。

（4）穴性：属手厥阴经。

（5）主治：心痛，胸胁胀满，咳嗽，胸背及上臂内侧痛。

（6）释名：天之意，前文已述，在此指部位。人与天相应，腰以上为天位，高也。泉者，水聚而处之处，泉水也。说见任脉经廉泉、太阴脾经阴陵泉等穴。

天泉，星名。《史记·天官书》："困敦岁：岁阴在子，星居卯。以十一月与氐、房、心晨出，曰天泉。"又古时池名，在洛阳东，为晋人游宴之处。《初学记》卷四引晋陆翙《邺中记》："华林园中千金堤，作两铜龙，相向吐水，以注天泉池。"

天泉一穴，《针灸甲乙经》言："在曲腋下去臂二寸，举臂取之。"手厥阴心包经从胸走手，本穴承接天池之气，自上而下也，犹如泉源之水溢流而下。穴居腋前，乃天位，接近手少阴之极泉及手太阴之天府，肱二头肌长、短头之间，陷凹似泉眼，故名天泉，应星名。别称天温、天湿者，一言其位，一言其性，细辨而明。

《古法新解会元针灸学》云："天泉者，天部之泉，根通于肾经，如泉之居下，而冲上入肢流也，故名天泉。又名天湿者，言腋下居天部，常有津津湿液，显于外，如天阴时之潮湿，故又名天湿。"

（7）文献辑要

《针灸甲乙经》卷十：足不收，痛不可以行，天泉主之。

《外台秘要》：主心痛，胸中痛，胁支满痛，膺背胛间两臂内廉痛。

《针灸大成》卷七：主目䀮䀮不明，恶风寒，心病。

《针方》：主咳逆，心胸烦满，胁下支痛，臂内廉痛，肘中挛急。

3. 曲泽

（1）异名：无。

（2）穴源：首见于《灵枢·本输》。

（3）定位：在肘横纹中，当肱二头肌腱的尺侧缘。

（4）穴性：手厥阴经之合穴。

（5）主治：心痛，善惊，心悸，胃疼，呕吐，转筋，热病，烦躁，肘臂痛，上肢颤动，咳嗽。

（6）释名：曲者，屈曲、不直之谓，前文已尽述，曲骨、曲池、曲垣、曲差等之类皆是。泽者，水泽、润泽等之谓。《左传·宣公十二年》："众散为弱，川壅为泽。"说见太阴肺经尺泽、太阳小肠经少泽等穴。

曲泽，《灵枢·本输》言："入于曲泽。曲泽，肘内廉下陷者之中也，屈而得之。为合。"《针灸甲乙经》言："曲泽者，水也。在肘内廉下陷者中，屈肘得之。手心主脉之所入也，为合。"穴居肘内，陷凹似谷，聚水而为泽。本穴为厥阴心包经之合穴，承井、荥、输、经之气，至此脉气渐大渐深，似江似海，喻心包经血气所归也。又：取用本穴，需屈肘而得，故名曲泽。

（7）文献辑要

《针灸甲乙经》卷七：心憺憺然善惊，身热，烦心，口干，手清，逆气，呕血，肘瘛，善摇头，颜青，汗出不过肩，伤寒温病，曲泽主之。

《千金要方》卷三十：曲泽主逆气呕涎……咳喘，曲泽，出血立已。又主卒咳逆，逆气。

《铜人腧穴针灸图经》卷五：治心痛善惊，身热烦渴，口干逆气，呕血，风疹，臂肘手腕善动摇。

《类经图翼》：心痛善惊，身热烦渴，臂肘摇动，掣痛不能伸，伤寒，呕吐，气逆。

《针方》：九种心痛及风冷臂痛肘痛，腋肿，胸胁支满，善惊，身热烦渴，逆气，呕血，风疹，搐搦。

4. 郄门

（1）异名：四白《循经考穴编》。

（2）穴源：首见于《针灸甲乙经》。

（3）定位：在前臂掌侧，当曲泽与大陵的连线上，腕横纹上5寸。

（4）穴性：手厥阴经之郄穴。

（5）主治：心痛，心悸，胸痛，心烦，咳血，呕血，衄血，疔疮，癫疾。

（6）释名：郄者，空隙、裂缝等之谓，与隙、郤同。《荀子·赋》："充盈大字而不窕，入郄穴而不偪者与？"《庄子·知北游》："人生天地之间，若白驹之过郄，忽然而已。"说见少阴心经阴郄穴。门者，门户、通道等之谓，前文已尽述，石门、命门、哑门、云门、梁门、风门等之类皆是。

郄门，《针灸甲乙经》言："手心主郄，去腕五寸。"穴居桡骨与尺骨之间的骨隙中，两筋之间，两侧似门，其穴深大，又为心包经之郄穴，汇聚厥阴心包经之脉气，故以郄门名之。

（7）文献辑要

《针灸甲乙经》卷九：心痛，衄，哕，呕血，惊恐畏人，神气不足，郄门主之。

《针灸大成》卷七：主呕血，衄血，心痛。

《类经图翼》：主呕血，衄血，心痛，呕哕，惊恐，神气不足，久痔。

5. 间使

（1）异名：鬼路（《千金要方》）。

（2）穴源：首见于《灵枢·本输》。

（3）定位：在前臂掌侧，当曲泽与大陵的连线上，腕横纹上3寸，掌长肌腱与桡侧腕屈肌腱之间。

（4）穴性：手厥阴经之经穴。

（5）主治：心痛，心悸，胃痛，呕吐，热病，烦躁，疟疾，癫狂，痫证，腋肿，肘挛，臂痛。

（6）释名：间者，间隙、空隙等之谓。说见督脉经强间、阳明胃经二间等穴。使者，使令、臣使、治事等之谓。《说文·人部》："伶也。"《说文解字段注》："令也。大徐令作伶，误。令者，发号也。释诂：使，从也。其引申之义也。"《礼记·曲礼》："六十曰耆，指使。"注："指事使人也。"《管子·枢言》："天以时使，地以材使，人以德使，鬼神以祥使，禽兽以力使。"《论语·学而》："节用而爱人，使民以时。"《商君书·外内》："民之外事，莫难于战，故轻法不可以使之。"《史记·陈涉世家》："扶苏以数谏故，上使外将兵。"

间使，《灵枢·本输》言："行于间使。间使之道，两筋之间，三寸之中也。有过则至，无过则止。为经。"《针灸甲乙经》所言与此大同小异。《素问·邪客》谓："心者，五脏六腑之大主也，精神之所舍也，其脏坚固，邪弗能容也。容之则心伤，心伤则神去，神去则死矣。故诸邪之在心者，皆在于心之包络。包络者，心主之脉也。"心包乃心之臣使，主心的一切功能。本穴位于前臂掌侧，掌长肌腱与桡侧腕屈肌腱之间凹陷中，为心包"所行"之经穴，脉气流行至此，为心之外使也，故名间使。

间使治症多主心疾，祛痰开窍，养心安神，对精神异常、心痛、多惊、癫狂等疾病有显效，似鬼斧神工。《东医宝鉴》谓："如鬼神使其间。"故间使又别称鬼路。

（7）文献辑要

《针灸甲乙经》卷七：热病烦心善呕，胸中澹澹，善动而热，间使主之。卷十：头身风，善呕怵寒中少气，掌中热，肘急腋肿，间使主之。

《肘后备急方》：治霍乱干呕者，灸手腕后三寸，两筋间是，左右各七壮，名间使者。若正厥呕绝，灸之便通。

《扁鹊神应针灸玉龙经》：脾家之症最可怜，有寒有热两相煎，间使二穴针泻动，热泻寒补病俱痊。

《针灸聚英》卷四：狂言盗汗如见鬼，惺惺间使便下针。

《针灸大成》卷七：主伤寒结胸，心悬如饥，卒狂，胸中澹澹，恶风寒，呕沫，怵惕，寒中少气，掌中热，腋肿肘挛，卒心痛，多惊，中风气塞，涎上昏危，喑不得语，咽中如梗，鬼邪，霍乱干呕，妇人月水不调，血结成块，小儿客忤。

《东医宝鉴》卷八十五：间使主治脾寒证，九种心疼疟渴生，兼治瘰疬生项下，左右针灸自然平。

6. 内关

（1）异名：阴维（《扁鹊神应针灸玉龙经》）。

（2）穴源：首见于《灵枢·经脉》。

（3）定位：在前臂掌侧，当曲泽与大陵的连线上，腕横纹上 2 寸，掌长肌腱与桡侧腕屈肌腱之间。

（4）穴性：手厥阴经之络穴；八脉交会穴之一，通阴维脉。

（5）主治：心痛，心悸，胸痛，胃痛，呕吐，呃逆，失眠，癫狂，痫证，郁证，眩晕，中风，偏瘫，哮喘，偏头痛，热病，产后血晕，肘臂挛痛。

（6）释名：内者，方位之谓，里也，对之于外、表。又有接纳、向内之义。阳明胃经内庭穴中已述。关者，联络、关隘、关要等之谓。前文已尽述，关元、阳关、髀关、石关等之类。

内关，《灵枢·经脉》言："手心主之别，名曰内关。去腕二寸，出于两筋之间。"《针灸甲乙经》言："内关，手心主络，在掌后去腕二寸，别走少阳。"穴居前臂掌侧，两筋（掌长肌腱与桡侧腕屈肌腱）之间陷凹中，为厥阴经之络穴，由此处厥阴经别走联络少阳三焦经，是为关要之地，犹如关隘。内者，内侧之意，本穴又能联络内脏，主内脏之疾，故名内关，亦与外侧之外关穴相对也。因内关又为八脉交会穴之一，通阴维脉，故以阴维为其别称。又有疾病名"内关"者，胸膈痞塞不通之类。如《灵枢·终始》"溢阴为内关，内关不通，死不治"。本穴可治，亦为内关之一说。

（7）文献辑要

《针灸甲乙经》卷七：面赤皮热，热病汗不出，中风热，目赤黄，肘挛腋肿，实则心暴痛，虚则烦心，心惕惕不能动，失智，内关主之。

《千金要方》卷三十：内关主手中风热。

《铜人腧穴针灸图经》卷五：治目赤，支满，中风肘挛。

《针经指南》：胸满腹痛刺内关。

《扁鹊神应针灸玉龙经》：腹中气块痛难当，穴法宜向内关防……八法有名阴维穴，腹中之疾永安康。

《针灸聚英》卷四：胸中之病内关担。

《针灸大成》卷七：主手中风热，失志，心痛，目赤，支满肘挛。实则心暴痛泻之，虚则头强补之。

《针方》：主治心腹一切痛苦，肘臂挛病，腋痛，胸胁烦满，失志狂言，心中大动，喜笑悲哭，面赤目黄，五痫久疟，中指不用，诸痛，宜吐不得吐者。

《东医宝鉴》卷七十九：中满心胸多痞胀，肠鸣泄泻及脱肛，食难下膈伤于酒，积块坚硬横胁旁，妇女胁疼并心痛，里急腹痛势难当，伤寒不解结胸病，疟疾内关可独当。

7. 大陵

（1）异名：心主（《脉经》），鬼心（《针灸大全》）。

（2）穴源：首见于《灵枢·九针十二原》。

（3）定位：在腕掌横纹的中点处，当掌长肌腱与桡侧腕屈肌腱之间。

（4）穴性：手厥阴经之输穴、原穴。

（5）主治：心痛，心悸，胃痛，呕吐，惊悸，癫狂，痫证，胸胁痛，腕关节疼痛，喜笑悲恐。

（6）释名：大者，高大、巨大之谓。前文已尽述，大椎、大迎、大巨、大包等之类。陵者，地势隆高之意。《释名·释山》："大阜曰陵。陵，隆也，体高隆也。"说见阳明胃经外陵穴。

大陵，《灵枢·九针十二原》言："阳中之太阳，心也，其原出于大陵。"《灵枢·本输》言："注于大陵。大陵掌后两骨之间方下者也。为俞。"《针灸甲乙经》载录与此基本相同。穴居掌根骨节突起处，具陵丘之象，故名大陵。

陵又作陵墓之义，尤指帝王之墓。《国语·齐语》："陵为之终。"《玉篇》："冢也。"杜牧《将赴吴兴登乐游原》："乐游原上望昭陵。"《明史·太祖纪二》："庚午，遣使祭历代帝王陵寝，并加修葺。"陵者，安息之地，故大陵治症以心疾为主，主静，尤以心悸、癫狂、睡眠不安等为主。

大陵又为星名，主死丧陵墓之事，在积尸星下。杨炯《浑天赋》："大陵积尸之肃杀，参旗九斿之部伍。"大陵、积尸两星名意，与其应征事物之理，则大陵之星与本穴治症颇为合洽，其或古人参合星象，而命此穴之名也。

（7）文献辑要

《针灸甲乙经》卷七：热病烦心而汗不止，肘挛腋肿，善笑不休，心中痛，目赤黄，小便如血，欲呕，胸中热，苦不乐，太息，喉痹嗌干，喘逆，身热如火，头痛如破，短气胸痛，大陵主之。

《肘后备急方》：治霍乱若碗者，灸手腕第一约理中七壮，名心主，当中指。

《千金要方》卷三十：大陵主咳逆寒热发。

《针经指南》：抑又闻心胸病，求掌后之大陵。

《扁鹊神应针灸玉龙经》：心胸之病大陵泻，气攻胸腹一般针。

《针灸大成》卷七：主热病汗不出，手心热，肘臂挛痛，腋肿，善笑不休，烦心，心悬饥饥，心痛掌热，喜悲泣惊恐，目赤目黄，小便如血，呕哕无度，狂言不乐，喉痹，口干，身热头痛，短气，胸胁痛，疬疮疥癣。

《针方》：妇人乳痛，手痛破裂者，灸此穴良。

8. 劳宫

（1）异名：五里（《针灸甲乙经》），鬼路（《千金要方》），掌中（《类经·人之四海》）。

（2）穴源：首见于《灵枢·本输》。

（3）定位：在手掌心，当第2、3掌骨之间偏于第3掌骨，握拳屈指的中指尖处。

（4）穴性：手厥阴经之荥穴。

（5）主治：中风昏迷，中暑，心痛，癫狂，痫证，口疮，口臭，鹅掌风。

（6）释名：劳者，操劳、劳苦等之谓，疾苦也。《说文·力部》："剧也。

从力……用力者劳。"《尔雅·释诂》："劳，勤也。"《易·兑卦》："悦以先民，民志其劳。"《庄子·天运》："是犹推舟于陆地，劳而无功。"《孟子·滕文公上》："或劳心，或劳力；劳心者治人，劳力者治于人。"《左传·僖公三十二年》："师劳力竭，远主备之，无乃不可乎？"劳又有功绩之义。《康熙字典·力部》："事功曰劳。"《礼记·儒行》："先劳而后禄。"《战国策·赵策》："位尊而无功，奉厚而无劳。"宫者，宫室之谓，指代房屋、处所。《释名·释宫室》："宫，穹也。屋见于垣上，穹隆然也。"说见任脉经紫宫穴。

劳宫，《灵枢·本输》言："溜于劳宫。劳宫，掌中中指本节之内间也。为荥。"《针灸甲乙经》言："劳宫者，火也。一名五里，在掌中央动脉中，手心主脉之所留也。为荥。"穴居掌中，是处乃中宫之位。此穴为心包经之荥穴，臣使之官，代心主之官行政而劳，故名劳宫。穴名亦颇合手任劳作之义。

（7）文献辑要

《针灸甲乙经》卷七：热病发热，烦满而欲呕哕，三日以往不得汗，怵惕，胸胁痛，不可反侧，咳满，溺赤，大便血，衄不止，呕吐血，气逆，噫不止，嗌中痛，食不下，善渴，舌中烂，掌中热，饮呕，劳宫主之。

《铜人腧穴针灸图经》：治中风善怒，悲笑不休，手痹。

《针经指南》：劳宫退胃翻心痛亦何疑。

《针灸大成》：口有疮蚀龈，臭秽气冲人，灸劳宫二穴，各一壮。

《东医宝鉴》卷八十五：痰火胸疼刺劳宫，小儿口疮针自轻，兼刺鹅掌风证候，先补后泻效分明。

9. 中冲

（1）异名：无。

（2）穴源：首见于《灵枢·本输》。

（3）定位：在手中指末节尖端中央。

（4）穴性：手厥阴经之井穴。

（5）主治：中风昏迷，舌强不语，中暑，昏厥，小儿惊风，热病，舌下肿痛。

（6）释名：中者，中间之谓，对之于内外、表里等。此说前文尽述，中脘、脊中、中枢、中府、中膂俞等之类皆是。冲者，冲要、关口等之谓，说见气冲、冲阳、少冲、冲门等穴。

中冲，《灵枢·本输》言："心出于中冲。中冲，手中指之端也。为井木。"《针灸甲乙经》言："心主出中冲。中冲者，木也。在手中指之端，去爪甲角如韭叶，陷者中。手心主脉之所出，为井。"穴居中指之末端，其经中道而行，其穴为厥阴心包经所出之井穴，心包经脉气由此而冲出，为其冲要之地，故名中冲。

（7）文献辑要

《灵枢·厥病》：耳鸣，取手中指爪甲上，左取右，右取左。

《针灸甲乙经》卷七：热病烦心，心闷而汗不出，掌中热，心痛，身热如火，浸淫烦满，舌本痛，中冲主之。

《肘后备急方》：卒心痛，灸手中央长指端三壮。

《千金要方》卷三十：中冲……主手掌热，肘中痛。

第十二章 手少阳三焦经

一、经脉

1. 循行 三焦手少阳之脉，起于小指次指之端，上出两指之间，循手表腕，出臂外两骨之间，上贯肘，循臑外，上肩，而交出足少阳之后，入缺盆，布膻中，散落心包，下膈，循属三焦。

其支者，从膻中上出缺盆，上项系耳后，直上出耳上角，以屈下颊至𬱖。

其支者，从耳后入耳中，出走耳前，过客主人前，交颊，至目锐眦。

2. 病候 是动则病，耳聋，浑浑焞焞，嗌肿，喉痹。

是主气所生病者，汗出，目锐眦痛，颊痛，耳后、肩、臑、肘、臂外皆痛，小指次指不用。

二、腧穴

手少阳三焦经经穴分布在无名指外侧，手背，上肢外侧面中间，肩部，颈部，耳翼后缘，眉毛外端。起于关冲，止于丝竹空，左右各23穴。

1. 关冲

(1) 异名：无。

(2) 穴源：首见于《灵枢·本输》。

(3) 定位：在手环指末节尺侧，距指甲角0.1寸。

(4) 穴性：手少阳经之井穴。

(5) 主治：头痛，目赤，耳聋，耳鸣，喉痹，舌强，热病，心烦。

（6）释名：关者之义，前文已述，关元、下关、髀关、石关等穴均可参阅。在此之"关"，除了上述蕴意外，一是通"贯"，贯通、贯穿之意。《礼记·杂记下》："见轮人以其杖关毂而转辖者。"《汉书·司马迁传》："其次关木索，被箠楚受辱。"二是通"弯"，引弓、弯弓之意。《孟子·告子下》："越人关弓而射之。"《集韵》："持弓关矢也。"《左传·昭公二十一年》："将注豹则关矣。"注："关，引弓。"《小尔雅·广诂》："关，引也。"冲者，指为关隘、关口等，前文亦已尽述，气冲、冲阳、冲门、中冲之类皆是。

关冲，《灵枢·本输》言："三焦者，上合手少阳，出于关冲。关冲者，手小指次指之端也。为井金。"《针灸甲乙经》言："关冲者，金也。在手小指次指之端，去爪甲角如韭叶。手少阳脉之所出也，为井。"穴居无名指指端，为少阳三焦经之所出井穴，此处为厥阴、少阳之关界，既联系着手厥阴，又是少阳所出、脉气冲上之始点，乃关要之地，故名关冲。又：人之无名指不能单独伸直，故又称之环指。《孟子·告子下》："今有无名之指，屈而不信。"关通"弯"，弯者，曲也，喻之为环指。穴在环指指端，又为要冲之地，故名关冲。

（7）文献辑要

《针灸甲乙经》卷十：肘痛不能自带衣，起头眩，颔痛面黑，肩背痛不可顾，关冲主之。

《铜人腧穴针灸图经》卷五：治喉痹，舌卷，口干，头痛，霍乱，胸中气噎，不嗜食，臂肘痛不可举，目生翳膜，视物不明。

《扁鹊神应针灸玉龙经》：三焦热气壅上焦，口苦舌干岂易调，针刺关冲出毒血，口生津液病俱消。

《类经图翼》：主三焦邪热，口渴唇焦，口气，宜泻出血。

《针灸逢源》卷五：小眦痛，关冲。

2. 液门

（1）异名：腋门（《针灸甲乙经》），掖门（《千金要方》）。

（2）穴源：首见于《灵枢·本输》。

（3）定位：在手背部，当第4、5指间，指蹼缘后方赤白肉际处。

（4）穴性：手少阳经之荥穴。

（5）主治：头痛，目赤，耳痛，耳鸣，耳聋，喉痹，疟疾，手臂痛。

（6）释名：液者，水液之谓。《说文·水部》："津也。"《楚辞·九章》："观炎气之相仍兮，窥烟液之所积。"《素问·腹中论》："先闻腥臊臭，出清液。"《素问·调经论》："人有精气津液。"注："精之渗于空窍，留而不行者为液也。"《灵枢·五癃津液别》篇："津液各走其道，故三焦出气以温肌肉，充皮肤，为其津，其流而不行者为液。"门者之义，前文尽述。医学上将门、户、关等喻为人体之关要处，盖因这些地方是经气出入通行或转输的关键之处。

液门，《灵枢·本输》言：三焦者"溜于液门。液门，小指次指之间也。为荥。"《针灸甲乙经》言："在小指次指间陷者中。手少阳脉之所溜也，为荥。"三焦者"决渎之官，水道出焉"，水液代谢是三焦的重要功能之一。液门穴居第4、5掌指关节前，其形似门，又为三焦之荥穴，穴性属水，荥者小水，脉气由此转输，渐入河海，此处为关要之处，故名液门。

（7）文献辑要

《针灸甲乙经》卷八：风寒热，液门主之。卷九：胆眩寒厥，手臂痛，善惊，妄言，面赤，泣出，液门主之。

《铜人腧穴针灸图经》卷五：治惊悸妄言，咽外肿，寒厥，手臂痛，不能自上下，痎疟寒热，目赤涩，头痛，暴得耳聋，齿龋痛。

《东医宝鉴》卷八十五：主治咽喉外肿，齿龈痛，手臂红肿，耳暴聋，不得眠等症。

3. 中渚

（1）异名：中注（《针灸甲乙经》），下都（《奇效良方》）。

（2）穴源：首见于《灵枢·本输》。

（3）定位：在手背部，当环指本节（掌指关节）的后方，第4、5掌骨间凹陷处。

（4）穴性：手少阳经之输穴。

（5）主治：头痛，目眩，目赤，目痛，耳聋，耳鸣，喉痹，肩背肘臂酸痛，手指不能屈伸，脊膂痛，热病。

（6）释名：中者，方位之谓，对之于左右、上下等，又有里、内之义，对之于表、外等。此意前文已尽述。渚者，古时水名，即渚水。渚又解为水中之洲。《说文·水部》："水。在常山，中出常山中，丘逢山，东入渭。"又通"陼"。《说文·阜部》："如渚者陼丘，水中高者也。"《尔雅·释水》："小洲曰渚，小渚曰沚。"《释名·释水》："小洲曰渚。渚，遮也，体高能遮水使从旁也。"《庄子·秋水》："泾流之大，两涘渚涯之间。"《九歌·湘君》："朝骋骛兮江皋，夕弭节兮北渚。"《诗经·召南》："江有渚，之子归，不我与。"《国语·齐语》："渠弭于有渚，环山于有牢。"

中渚，《灵枢·本输》言：三焦"注于中渚。中渚，本节之后陷者中也。为俞。"《针灸甲乙经》言："中渚者，木也。在手小指次指本节后陷者中。手少阳脉之所注也，为俞。"《素问·灵兰秘典论》有言："三焦者，决渎之官，水道出焉。"三焦水道似江，穴居其中如渚。本穴在第4、5掌指关节后凹陷中，为三焦经"所注"之输穴。三焦者，少阳也，半表半里之谓，居表里之中，其经脉亦居太阳、阳明之中间，故曰"中"。本穴穴性属木，木能遮水，使水旁回，犹言三焦之脉由关冲至此，过环指本节，似水流绕洲而成渚也，故名中渚。

（7）文献辑要

《针灸甲乙经》卷七：疟，发有四时，面上赤，眽眽无所见，中渚主之。

《铜人腧穴针灸图经》卷五：治热病，汗不出，目眩头痛，耳聋，目生翳膜，久疟，咽肿，肘臂痛，手五指不得屈伸。

《针经指南》：脊间心后者，针中渚而立痊。

《针灸大全》卷一：五指不伸中渚取。

《针灸聚英》卷四：久患伤寒肩背痛，但针中渚得其宜。

《东医宝鉴》卷八十五：中渚穴，主治四肢麻木，战振，蜷挛无力，肘臂连肩红肿疼痛，手背痈毒等证。

4. 阳池

(1) 异名：别阳（《针灸甲乙经》）。

(2) 穴源：首见于《灵枢·本输》。

(3) 定位：在腕背横纹中，当指总伸肌腱的尺侧缘凹陷处。

(4) 穴性：手少阳经之原穴。

(5) 主治：腕痛，肩臂痛，耳聋，疟疾，消渴，口干，喉痹。

(6) 释名：阳者，阴阳之谓，对之于阴，乃世间万事万物之内在本质。此说前文已尽述。在此，阳者，一言其位，为手之背侧；一言其属，为少阳三焦之脉。池者，水聚之所。说见心包经天池穴。

阳池，《灵枢·本输》言：三焦"过于阳池。阳池，在腕上陷者之中也。为原。"《针灸甲乙经》言："在手表上腕上陷者中。手少阳脉之所过也。为原。"穴居手背腕横纹中，部位属阳，其穴为手少阳三焦之原穴，穴处凹陷如池，为少阳脉气留止之处，故名阳池。

(7) 文献辑要

《针灸甲乙经》卷十：肩痛不能自举，汗不出，颈痛，阳池主之。

《外台秘要》：治寒热痎疟……颈肿。

《铜人腧穴针灸图经》卷五：治寒热疟，或因折伤手腕，提物不得，肩臂痛，不得举。

《针灸大成》卷七：主消渴，口中烦闷。卷八：中风手不能举，阳池。

5. 外关

(1) 异名：阳维（《扁鹊神应针灸玉龙经》）。

(2) 穴源：首见于《灵枢·经脉》。

(3) 定位：在前臂背侧，当阳池与肘尖的连线上，腕背横纹上 2 寸，尺骨与桡骨之间。

（4）穴性：手少阳经之络穴；八脉交会穴之一，通阳维脉。

（5）主治：热病，头痛，颊痛，耳聋，耳鸣，目赤肿痛，胁痛，肩背痛，肘臂屈伸不利，手指疼痛，手颤。

（6）释名：外者，方位之谓，对之于内。此处指前臂背侧，为外。关者，关要、关隘等之谓，言其关键也。前文尽述此意，关元、阳关、下关、石关等之类皆是。

外关，《灵枢·经脉》言："手少阳之别，名曰外关。去腕二寸，外绕臂，注胸中，合心主。"《针灸甲乙经》言："手少阳络，在腕后二寸陷者中，别走心者。"穴居前臂背侧，尺骨与桡骨之间陷凹中，为三焦经之络穴，少阳之脉由此而别络手厥阴，此处乃关隘之地。又因本穴对之于前臂掌侧之内关，故名外关。本穴系八脉交会穴之一，通阳维脉，故有"阳维"之别称。

（7）文献辑要

《针灸甲乙经》卷十：肘中濯濯，臂内廉痛，不可及头，外关主之。卷十二：耳焞焞浑浑聋无所闻，外关主之。

《铜人腧穴针灸图经》卷五：治肘臂不得屈伸，手五指尽痛，不能握物，耳聋无所闻。

《针灸聚英》卷四：伤寒在表并头痛，外关泻动自然安。

《医学入门》：一切风寒暑湿邪，头痛发热外关起。

《针灸大成》卷七：主耳聋，浑浑焞焞无闻，五指尽痛，不能握物。实则肘挛，泻之；虚则不收，补之。

6. 支沟

（1）异名：飞虎（《针灸甲乙经》），童门（《针灸大全》），飞处（《神灸经纶》）。

（2）穴源：首见于《灵枢·本输》。

（3）定位：在前臂背侧，当阳池与肘尖的连线上，腕背横纹上3寸，尺骨与桡骨之间。

（4）穴性：手少阳经之经穴。

（5）主治：暴喑，耳聋，耳鸣，肩背酸痛，胁肋痛，呕吐，便秘，热病。

（6）释名：支者，分支、支离等之谓。说见太阳小肠经支正穴。支，又通肢。《康熙字典·支部》："与胑肢通。"《易·坤卦》："美在其中，而畅于四支。"疏："四支，犹人手足。"《管子·小匡》："尽其四支之力，以疾从事于田野。"《淮南子·原道》："四支不勤。"沟者，泛指水道，犹言穿地为沟。《释名·释水》："水注谷曰沟，田间之水亦曰沟；沟，构也，纵横相交构也。"说见督脉经水沟穴。中医将经气通过比较狭窄处的腧穴常以"沟""渎"命名。

支沟，《灵枢·本输》言：三焦"行于支沟。支沟，上腕三寸两骨之间陷者中也。为经。"《针灸甲乙经》言："支沟者，火也。在腕后三寸，两骨之间陷者中。手少阳脉之所行也。为经。"位于前臂背侧，尺、桡骨之间。一言：穴居上肢，穴处其形似沟，故名支沟。又言：古时穿地为沟，三焦有支脉直透手厥阴之间使穴，其脉所行，犹水之注入沟壑之中，故名之支沟。

（7）文献辑要

《针灸甲乙经》卷十：马刀肿瘘，目痛，肩不举，心痛楂满，逆气，汗出，口噤不可开，支沟主之。卷十一：热病汗不出，互引颈嗌外肿，肩臂酸重，胁腋急痛，四肢不举，痂疥，项不可顾，支沟主之。

《铜人腧穴针灸图经》卷五：治热病汗不出，肩臂酸重，胁腋痛，四肢不举，霍乱呕吐，口噤不开，暴痦不能言，可灸二七壮。

《针经指南》：胁疼肋痛针飞虎。

《扁鹊神应针灸玉龙经》：若是肋疼并闭结，支沟奇妙效非常。

《医学入门》：大便虚闭补支沟。

《针灸大成》卷七：心闷不已，卒心痛，鬼击，伤寒结胸，瘑疮疥癣，妇人妊脉不通，产后血晕，不省人事。

《东医宝鉴》卷八十五：支沟中恶卒心痛，大便不通胁肋疼，能泻三焦相火盛，兼治血脱晕迷生。

7. 会宗

（1）异名：无。

（2）穴源：首见于《针灸甲乙经》。

（3）定位：在前臂背侧，当腕背横纹上3寸，支沟尺侧，尺骨的桡侧缘。

（4）穴性：手少阳经之郄穴。

（5）主治：耳聋，痫证，上肢肌肤痛。

（6）释名：会者，会合、聚会等之谓。《广雅·释诂三》："会，聚也。"《诗经·大雅》："肆伐大商，会朝清明。"《礼记·月令》："以会天地之藏。"《公羊传·桓公十年》："会者何，期辞也。"说见任脉经会阴、膀胱经会阳等穴。宗者，宗庙、宗祠等之谓，喻为尊崇、汇聚等意。《说文·宀部》："尊祖庙也。"《说文解字段注》："凡言大宗小宗，皆谓同所出之兄弟所尊也。尊莫尊于祖庙，故谓之宗庙。"《白虎通》："宗者何？宗有尊也，为先祖主也，宗人之所尊也。"刑昺曰："宗者，本也。庙号不迁，最尊者祖，次曰宗，通称曰宗庙。"《礼记·祭法》："有虞氏祖颛顼而宗尧，夏后氏祖颛顼而宗禹，殷人祖契而宗汤，周人祖文王而宗武王。"《仪礼·士昏礼》："往迎尔相，承我宗事。"《周礼·肆师》："凡师甸，用牲于社宗。"《左传·成公三年》："若不获命，而使嗣宗职。"《诗经·大雅》："食之饮之，君之宗之。"

会宗，《针灸甲乙经》言："手少阳郄。在腕后三寸空中。"穴居支沟之尺侧，乃手少阳之郄穴，为脉气深聚、汇集之处，犹宗主之言，故名会宗。《古法新解会元针灸学》则言："会宗者，在腕后三寸为支沟，四寸是三阳络。上侧是手阳明经，下侧是手太阳经，经之阳气与宗气相通，此穴居中，在腕后三寸四寸间，按之中空，有气往来其间，而无定踪，故名会宗。"

（7）文献辑要

《针灸甲乙经》卷十二：聋，翳风及会宗下空主之。

《外台秘要》：主肌肉痛，耳聋，羊痫。

《铜人腧穴针灸图经》卷五：治肌肤痛，耳聋，风痫。

《针灸大成》卷七：主五痫，肌肤痛，耳聋。

8. 三阳络

(1) 异名：通门（《针灸聚英》），过门（《针灸大成》），通间（《类经图翼》）。

(2) 穴源：首见于《针灸甲乙经》。

(3) 定位：在前臂背侧，腕背横纹上 4 寸，尺骨与桡骨之间。

(4) 穴性：属手少阳经。

(5) 主治：暴喑，耳聋，手臂痛，龋齿痛。

(6) 释名：三与阳之义，前文已尽述。三阳，在此指代手之三阳，即手之阳明、少阳、太阳。络者，网络、联络等之谓。《灵枢·脉度》："经脉为里，支而横者为络。"说见太阳膀胱经络却穴。

三阳络，《针灸甲乙经》言："在臂上大交脉，支沟上一寸。"穴居前臂背侧，尺、桡骨之间，乃"大交"之脉，似言行之此处的手之三阳经脉互相联络、维系，是手之三阳所交会之处，犹足之三阴于三阴交处相交会，故名三阳络。

(7) 文献辑要

《针灸甲乙经》卷十：嗜卧，身体不能动摇，大温，三阳络主之。

《铜人腧穴针灸图经》卷五：治嗜卧，身体不欲动，耳卒聋，齿龋，暴痖不能言。

《针灸大成》卷七：主暴喑痖，耳聋，嗜卧，四肢不欲动摇。

9. 四渎

(1) 异名：无。

(2) 穴源：首见于《针灸甲乙经》。

(3) 定位：在前臂背侧，当阳池与肘尖的连线上，肘尖下 5 寸，尺骨与桡骨之间。

(4) 穴性：属手少阳经。

（5）主治：暴喑，暴聋，齿痛，呼吸气短，咽阻如梗，前臂痛。

（6）释名：四者，数名，阳明胃经四白、少阴肾经四满等穴中已述。渎者，水沟、小渠之谓，亦泛指河川。《说文·水部》："沟也。从水卖声，一曰邑中沟。"《说文解字段注》："凡水所行之孔曰渎，小大皆得称渎。"《尔雅·释水》："注浍曰渎。"《释名·释水》："渎，独也。各独出其所而入海也。"《白虎通》："渎者，浊也。中国垢浊，发源东注海，其功著大，故称渎。"《风俗通·山泽》篇："渎者，通也，所以通中国垢浊。"《周礼·雍氏》："掌沟渎浍池之禁。"《韩非子·五蠹》："有决渎于殷周之世者，必为汤武笑矣。"

四渎，古为四水之称。《尔雅·释水》："江、河、淮、济为四渎。四渎者，发源注海者也。"《释名·释水》："天下大水四，谓之四渎，江、河、淮、济是也。"《礼记·祭法》："天子祭天下名山大川，五岳视三公，四渎视诸侯。"《史记·殷本纪》："东为江，北为济，西为河，南为淮，四渎已修，万民乃有居。"四渎，又为星名，属井宿，共四颗。《晋书·天文志》："东井南垣之东四星曰四渎，江、河、淮、济之精也。"

四渎之谓腧穴名，《针灸甲乙经》言："在肘前五寸外廉，陷者中。"《灵枢·本输》有言："三焦者，中渎之腑也，水道出焉，属膀胱，是孤之腑也，是六腑之所与合者。"《素问·灵兰秘典论》亦谓："三焦者，决渎之官，水道出焉。"三焦与水液代谢极为相关。本穴居三阳络之后，穴通水道，犹汇细流而为大渎，故名四渎。手足少阳上下同气，故上肢有四渎，下肢有中渎。

（7）文献辑要

《针灸甲乙经》卷十二：卒气聋，四渎主之。卷十二：齿痛，四渎主之。

《千金要方》：主暴聋，呼吸气短，咽中如息肉状。

《铜人腧穴针灸图经》卷五：治暴气耳聋，齿龋痛。

10. 天井

（1）异名：无。

（2）穴源：首见于《灵枢·本输》。

（3）定位：在臂外侧，屈肘时，当肘尖直上 1 寸凹陷处。

（4）穴性：手少阳经之合穴。

（5）主治：偏头痛，胁肋、颈项、肩臂痛，耳聋，瘰疬，瘿气，癫痫。

（6）释名：天者，高也，对之于地，前文尽述。在此则言上肢，对之于下肢。井者，水井之谓。《正韵》："穴地出水曰井。"《释名·释宫室》："井，清也，泉之清洁者也。"《广雅》："深也。《易》有井卦。"《周礼·天官》："为其井匽，除其不蠲，去其恶臭。"《孟子·尽心章句上》："掘井九仞，而不及泉，犹为弃井。"韩愈《原道》："坐井观天，曰天小者，非天小也。"井，《说文解字》中作"丼"，言："八家一丼。"指为井田、井里、市井，引申为聚集、会聚等义。《孟子·滕文公下》："六里而井，井九百亩。"《释名·释州国》："四井为邑。邑，犹悒也，邑人聚会之称也。"《汉宫秋》："背井离乡，卧雪眠霜。"《玉篇》："穿地取水，伯益造之，因井为市也。"《管子·小匡》："处商必就市井。"《白虎通》："因井为市，故言市井。"井，又喻为法度、条理。《风俗通》："井，法也，节也。言法制居人，令节其饮食，无穷竭也。"《易·系辞》："井，共德之地也。"《荀子·儒效》："井井兮其有理也。"

天井，《灵枢·本输》言：三焦"入于天井。天井，在肘外大骨之上陷者中也。为合，屈肘而得之。"《针灸甲乙经》言："天井者，土也。在肘外大骨之后一寸，两筋间陷者中，屈肘得之。手少阳脉之所入也，为合。"穴居上肢肘后，屈肘，是处陷凹似井。此穴为手少阳合穴，为经气深集之所，似江似海，有井象，故名天井。又：本穴穴性属土，土者，地之体，地出水为井。三焦者，决渎之官，水道出焉。此为三焦之合，深聚三焦之脉气，亦蕴"天井"之意。

（7）文献辑要

《针灸甲乙经》卷七：疟，食时发，心痛，悲伤不乐，天井主之。卷九：胸痹心痛，肩肉麻木，天井主之。

《铜人腧穴针灸图经》卷五：治心胸痛，咳嗽上气，短气不得语，唾脓，不嗜食，惊悸，瘛疭，风痹，臂肘痛，捉物不得。

《扁鹊神应针灸玉龙经》：如今瘾疹疾多般，好手医人治亦难，天井二穴多着艾，纵生瘰疬灸皆安。

《针灸大成》卷七：嗜卧，扑伤腰髋疼，振寒颈项痛，大风默默不知所痛，悲伤不乐，脚气上攻。

11. 清冷渊

（1）异名：清冷渊（《针灸甲乙经》），清冷泉（《千金要方》），清昊（《西方子明堂灸经》），清灵（《普济方》）。

（2）穴源：首见于《针灸甲乙经》。

（3）定位：在臂外侧，屈肘时，当肘尖直上 2 寸，即天井上 1 寸。

（4）穴性：属手少阳经。

（5）主治：头痛，目黄，肩臂痛不能举。

（6）释名：清者，水清、清洁、清净等之谓。《说文·水部》："朖也，澄水之貌。"《说文解字段注》："朖者，明也，澄而后明，故云澄水之貌。引申之，凡洁曰清，凡人洁之亦曰清。"《释名·释言语》："清，青也。去浊远秽，色如青也。"《诗经·小雅》："原隰既平，泉流既清。"《史记·五帝本纪》："夙夜维敬，直哉惟静絜。"《楚辞·渔夫》："沧浪之水清兮，可以濯吾缨。"《淮南子·原道》："圣人守清道而抱雌节。"冷者，寒凉之谓。《说文·仌部》："寒也。"《南史·齐乐预传》："人笑褚公，至今齿冷。"《增韵》："清甚也。"渊者，深水、深渊等之谓，说见太阴肺经太渊穴。

清冷渊，《针灸甲乙经》又作"清泠渊"，言："在肘上一寸（一本作二寸），伸肘举臂取之。"《千金要方》中作"清冷泉""清泠泉"，《外台秘要》后诸家均称"清冷渊"。泠者，一为水名。《说文·水部》："水。出丹阳宛陵，西北入江。"又有清凉、冷清、清澈、轻妙等义。《吕氏春秋·任地》："子能使子之野尽为泠风乎？"《楚辞·七谏》："下泠泠而来风。"刘长卿《听弹琴》："泠泠七弦上，静听松风寒。"《庄子·齐物论》："列子御风而行，泠然善也。"注："轻妙之貌。"清冷，或清泠，古时均为水名。《山海经·中山经》："丰山……

神耕父处之，常游清冷之渊。"《水经注》："泠水，南出九疑山，北流经泠道县。"其义均为凉爽而略带寒意。

清冷渊作为腧穴名，意指三焦脉气行运至此，似水注入深潭，清洁而又凉爽，故名清冷渊，以应水名。《古法新解会元针灸学》言："清冷渊者，清者远秽也，冷者灵也。渊者深通源也。穴含原素，清洁于阴结之灵，达深渊之中，解先天遗毒，通身体构造之根原，故名清冷渊。"

本穴治症以清热为主，凡诸热毒之疾均可取之，盖因其能清泻三焦之实热也。

（7）文献辑要

《针灸甲乙经》卷七：头痛振寒，清冷渊主之。卷十：肩不可举，不能带衣，清冷渊主之。

《铜人腧穴针灸图经》卷五：治臑纵，肩臂不举，不得带衣。

《针灸大成》卷三：眼痛须觅清冷渊。

《类经图翼》：主治诸痹痛，肩臂肘臑不能举。

12. 消泺

（1）异名：无。

（2）穴源：首见于《针灸甲乙经》。

（3）定位：在臂外侧，当清冷渊与臑会连线中点处。

（4）穴性：属手少阳三焦经。

（5）主治：头痛，颈项强痛，臂痛，齿痛，癫疾。

（6）释名：消者，消散、耗损等之谓。《说文·水部》："尽也。"《说文解字段注》："未尽而将尽也。"《素问·皮部论》："热多则筋弛骨消。"《孟子·滕文公下》："险阻既远，鸟兽之害人者消，然后人得平土而居之。"《三国志·魏志》："诏求隐学之士能消灾复异者。"《易·泰》："内君子而外小人，君子道长，小人道消也。"《释名·释疾病》："消，弱也。如见割削，筋力弱也。"消，又作为疾病名，即三消，今之糖尿病。《释名·释疾病》："消，渴也。肾气不周于胸胃中，津润消渴，故欲得水也。"泺者，水名，泺水之谓，在今山东济南西南。《说文·水部》："齐鲁间水也。"《水经注》："泺水，出历县故城西南泉源上。"《玉篇》："水在济南。"《左传·桓公十八年》："公会齐侯于泺。"

消泺，《针灸甲乙经》言："在肩下，臂外开腋斜肘分下。"穴居清冷渊之后，上臂外侧之中，意为三焦乃全身水液通行之道，本穴之前，水液尚多，阴象颇显，故多以水命名。流经至此，逐渐消散，此后渐显阳象，似水气之消尽，故名消泺。

（7）文献辑要

《针灸甲乙经》卷七：头痛，项背急，消泺主之。

《铜人腧穴针灸图经》卷五：治寒热风痹，项痛，肩背急。

《针灸大成》卷七：肿痛寒热，头痛，癫疾。

13. 臑会

（1）异名：臑窌（《针灸甲乙经》），臑交（《针灸聚英》）。

（2）穴源：首见于《针灸甲乙经》。

（3）定位：在臂外侧，当肘尖与肩髎的连线上，肩髎下3寸，三角肌的后下缘。

（4）穴性：属手少阳经。《针灸甲乙经》：手阳明之络。《针灸聚英》：手少阳、阳维之会。

（5）主治：肩臂痛，瘿气，瘰疬，目疾，肩胛肿痛。

（6）释名：臑者，前臂之谓。《东医宝鉴》卷八十"周身名位骨度"："臑者，肩髀下内侧对腋处，高起软白肉也。"说见阳明大肠经臂臑、太阳小肠经臑俞等穴。会者，聚集、交会等之谓，前文尽述，会阴、会阳、会宗等穴。

臑会，《针灸甲乙经》言："在腕后三寸空中。"穴居肩下，为臑部，《素问·气府论》王冰注此穴为手阳明、手少阳经脉之会，故名臑会，因其部位也。以臑命名的腧穴还有臑俞、臂臑，皆在其附近。

（7）文献辑要

《针灸甲乙经》卷十：腠理气，臑会主之。

《外台秘要》：主项瘿，气瘤，臂痛，气肿，腠理气。

《铜人腧穴针灸图经》卷四：治项瘿气痛瘤，臂痛，不能举，气肿疼痛。

《针灸大成》卷七：主臂痛酸无力，痛不能举，寒热，肩肿引胛中痛，项瘿气瘤。

14. 肩髎

（1）异名：无。

（2）穴源：首见于《针灸甲乙经》。

（3）定位：在肩部，肩髃后方，当臂外展时，于肩峰后下方呈现凹陷处。

（4）穴性：属手少阳经。

（5）主治：臂痛，肩重不能举。

（6）释名：肩者，部位之名，肩部之谓。说见阳明大肠经肩髃、太阳小肠经肩贞与肩外俞等穴。髎者，骨空之谓，同窌。前文尽述，素髎、禾髎、颧髎、八髎等之类皆是。

肩髎，《针灸甲乙经》言："在肩端臑上，斜举臂取之。"穴居肩部，当臂外展时，当肩峰后下方呈现凹陷处，形似空旷而又深邃之骨空，故名肩髎。

（7）文献辑要

《针灸甲乙经》卷十：肩重不举，臂痛，肩髎主之。

《铜人腧穴针灸图经》卷四：治肩重不可举臂肘。

《针灸大成》卷七：主臂痛，肩重不能举。

15. 天髎

（1）异名：无。

（2）穴源：首见于《针灸甲乙经》。

（3）定位：在肩胛部，肩井与曲垣的中间，当肩胛骨上角处。

（4）穴性：属手少阳经。《针灸甲乙经》：手少阳、阳维之会。《素问·气府论》王冰注：手足少阳、阳维三脉之会。

（5）主治：肩臂痛，颈项强痛，胸中烦满。

（6）释名：天者，位高之谓，前文尽述。髎之义，上文已述。

天髎，《针灸甲乙经》言："在肩缺盆中，毖骨之间陷者中。手少阳、阳维之会。"毖骨指肩胛骨上角部，又称伏骨。穴居其间，其位高，乃天部。其处凹陷，似骨空，故名天髎。

（7）文献辑要

《针灸甲乙经》卷八：身热汗不出，胸中热满，天髎主之。

《铜人腧穴针灸图经》卷四：治肩肘痛，引颈项急，寒热，缺盆中痛，汗不出，胸中烦满。

16. 天牖

（1）异名：无。

（2）穴源：首见于《素问·气穴论》。

（3）定位：在颈侧部，当乳突的后下方，平下颌角，胸锁乳突肌的后缘。

（4）穴性：属手少阳经。

（5）主治：头晕，头痛，面肿，目昏，暴聋，项强。

（6）释名：天之义，上文已述。牖者，户牖、窗户之谓。《说文·片部》："穿壁以木为交窗也。"《说文解字段注》："交窗者，以木横直为之，即今之窗也。在墙曰牖，在屋曰窗，此则互明之。必言以木者，字从片也。古者室必有户有牖，牖东户西，皆南乡。"《诗经·召南》："于以奠之，宗室牖下。"又引申为通道义。《广雅·释诂三》："牖，道也。"《诗经·大雅》："天之牖民，如埙如篪。"毛传："牖，道也。"孔颖达疏："'牖'与'诱'古字通用，故以为道也。"

天牖，《素问·气穴论》言其名，"天牖二穴"。《针灸甲乙经》言其位，"在颈筋间，缺盆上，天容后，天柱前，完骨后，发际上。手少阳脉气所发。"穴居颈部，其位高，有天之象。牖以通气助明，颈部乃人迎脉所在，犹头面之户牖，为所过之经脉脉气所发，三焦之脉亦然，故名天牖，犹小肠经之天窗穴。正如张志聪所言："牖，窗也。头面之穴窍，如楼阁大牖，所以通气者也。"

（7）文献辑要

《灵枢·寒热病》：暴聋气蒙瞽，耳目不明，取天牖。

《针灸甲乙经》卷七：肩背痛，寒热，瘰疬绕颈，有大气，暴聋气蒙瞽，耳目不开，头颌痛，泪出，鼻衄不得息，不知香臭，风眩喉痹，天牖主之。

《铜人腧穴针灸图经》卷四：治头风面肿，项强不得回顾。

《针灸大成》卷七：夜梦颠倒，面青黄无颜色，头风面肿，项强不得回顾，目中痛。

17. 翳风

（1）异名：无。

（2）穴源：首见于《针灸甲乙经》。

（3）定位：在耳垂后方，当乳突与下颌角之间的凹陷处。

（4）穴性：属手少阳经。《铜人腧穴针灸图经》：手足少阳之会。

（5）主治：耳鸣，耳聋，口眼㖞斜，牙关紧闭，颊肿，瘰疬。

（6）释名：翳者，遮蔽、蔽藏等之谓，说见阳明胃经之屋翳穴。风者，六气之一，过则为淫，即致病之因。前文已述，风府、秉风、风门等之类皆是。

翳风，《针灸甲乙经》言："在耳后陷者中，按之引耳中。手、足少阳之会。"穴居耳后，喻为以耳为之遮蔽。此穴大致与风池、风府平齐，均为祛风之要穴，故名翳风，蕴以耳为之遮蔽风邪之入侵也。又有以本穴当衣领上缘，其形如遮蔽风邪屏翳之说，虽为臆说，姑妄存之。

（7）文献辑要

《针灸甲乙经》卷十二：口僻不正，失欠脱颌，口噤不开，翳风主之。

《铜人腧穴针灸图经》卷三：治耳聋，口眼歪斜，失欠脱颌，口噤不开，喑不能言，颊肿，牙车急痛。

《扁鹊神应针灸玉龙经》：耳聋气闭痛难言，须刺翳风穴始痊；亦治项上生瘈疭，下针泻动即安然。

《针灸大成》卷七：主耳鸣，耳聋，口眼㖞斜，脱颔颊肿，口噤不开，不能言，口吃，牙车急，小儿喜欠。

18. 瘈脉

（1）异名：资脉（《针灸甲乙经》），索脉（《纲目》），体脉（《经穴汇解》）。

（2）穴源：首见于《针灸甲乙经》。

（3）定位：在头部，耳后乳突中央，当角孙与翳风之间，沿耳轮连线的中、下1/3的交点处。

（4）穴性：属手少阳经。

（5）主治：头痛，耳聋，耳鸣，小儿惊痫，呕吐，泄痢。

（6）释名：瘈者，狂犬之谓。《说文·犬部》："狂犬也。"《集韵》："狂也。"《左传·襄公十七年》："国人逐瘈狗，瘈狗入于华臣氏。"瘈，又通"瘛"，指痉挛的症状，常表述为"瘛疭"。《说文·疒部》："小儿瘛疭病也。"《素问·玉机真藏论》："筋脉相引而急，病名曰瘛。"《素问·大奇论》："心脉满大，痫瘛筋挛。肝脉小急，痫瘛筋挛。"《伤寒论·辨温病脉》："太阳病……剧则如惊痫，时瘛疭。"脉者，经脉、血脉等之谓，说见太阳膀胱经之申脉穴。在此指耳后青筋络脉。

瘈脉，《针灸甲乙经》言："在耳本后鸡足青络脉。"穴居耳后青筋络脉，当肝阳暴怒或在惊风癫病等热病发作时，此处青筋怒张，连及全耳灼热，形如痉挛之状，故名瘈脉，或瘛脉。《古法新解会元针灸学》言："血脉越经而生狂络，遇急热则作跳动、耳赤。如耳干或枯黑，知其阳气不达，肾原虚亏，瘀形也，故名瘈脉。"

本穴清热散风之效显著，偏头痛之有掣痛者往往一针而效，《灵枢·五邪》谓："取耳间青脉，以去其掣。"

（7）文献辑要

《针灸甲乙经》卷十二：小儿痫瘈，呕吐，泄注，惊恐，失精，瞻视不明，眵，瘛脉及长强主之。

《铜人腧穴针灸图经》卷三：治头风耳鸣，小儿惊痫瘈疭，呕吐，泄痢无时，惊恐，眵瞢，目睛不明。

《针灸大成》卷七：主头风耳鸣，小儿惊痫瘈疭，呕吐，泄利无时，惊恐，眵瞢目睛不明。

《针灸资生经》：头风耳后痛，瘛脉、完骨。

19. 颅息

(1) 异名：颅囟（《针灸大全》）。

(2) 穴源：首见于《针灸甲乙经》。

(3) 定位：在头部，当角孙与翳风之间，沿耳轮连线的上、中 1/3 的交点处。

(4) 穴性：属手少阳经。

(5) 主治：头痛、耳鸣、耳痛、小儿惊痫，呕吐涎沫。

(6) 释名：颅者，头颅之谓。《说文·页部》："首骨也。"《战国策·秦策四》："首身分离，暴骨草泽，头颅僵仆，相望于境。"《后汉书·马融传》："役夫狂击，头陷颅碎。"息者，气息、休息、息止等之谓。《说文·心部》："喘也。"《说文解字段注》："人之气急曰喘，舒曰息。引申为休息之称，又引申为生长之称。引申之义行，而鼻息之义废矣。"《增韵》："一呼一吸为一息。"《汉书·苏武传》："武气绝，半日复息。"《灵枢·寒热》篇："胸满不得息。"《康熙字典·心部》："休也。"《诗经·大雅》："民亦劳止，汔可小息。"《周礼·春官》："击土鼓，以息老物。"注："休息之也。"《广雅》："息，安也。"《礼记·檀弓》："细人之爱人也以姑息。"注："犹安也。"《左传·昭公八年》："臣必致死礼以息楚。"《诗经·郑风》："维子之故，使我不能息兮。"《易·乾卦》："君子以自强不息。"

颅息，《针灸甲乙经》言："在耳后间青络脉，足少阳脉气所发。"穴居头颅之侧，耳后青筋之处，瘛脉之上，穴处有脉，应呼吸之律，故名颅息。又，《庄子·大宗师》有言："古之真人，其息深深，真人之息以踵，众人之息以喉。"深深者，息长而微；以踵者，心息相依，归乎其根也。故《庚桑楚》篇又云："欲静则气平。"颅者，脑之所藏，无杂念则心静，静则气息平和，气息平则耳旁瘛疭平舒、息止，此处乃应头颅之报息处，故名颅息。

（7）文献辑要

《针灸甲乙经》卷七：身热痛，胸胁痛不可反侧，颅息主之。

《铜人腧穴针灸图经》卷三：治身热头重，胁痛不得转侧，风痉，耳聋，小儿发痫，瘛疭，呕吐涎沫，惊恐失精，瞻视不明。

《针灸大成》卷七：主耳鸣痛，喘息，小儿呕吐涎沫，瘛疭发痫，胸胁相引，身热头痛，不得卧，耳肿及脓汁。

20. 角孙

（1）异名：无。

（2）穴源：首见于《灵枢·寒热病》。

（3）定位：在头部，折耳廓向前，当耳尖直上入发际处。

（4）穴性：属手少阳三焦经。《针灸甲乙经》：手足少阳、手阳明之会。《素问·气府论》王冰注：手太阳、手足少阳三脉之会。《铜人腧穴针灸图经》：手足少阳之会。

（5）主治：耳部肿痛，目赤肿痛，目翳，齿痛，唇燥，项强，头痛。

（6）释名：角者，兽角以及象角一样的物体之称，又有竞争、角落等之意。《说文·角部》："兽角也。象形，角与刀鱼相似。"《说文解字段注》："人体有称角者，如日月角、角犀丰盈之类。要是假借之辞耳。"《玉篇·角部》："角，兽头上骨出外也。"《诗经·周南》："麟之角，振振公族，于嗟麟兮。"《礼记·月令》："仲夏鹿角解，仲冬麋角解。"《大戴礼·易本命》："四足者无羽翼，戴角者无上齿。"《列子·黄帝》："傅翼戴角，谓之禽兽。"《尔雅·释地》："北方之美者，有幽都之筋角焉。"角，又为五音之一，为肝所主，生发在春。有谓人之有角者，额角之谓。《国语·郑语》："恶角犀丰盈。"《释名·释形体》："角者，生于额角也。"《礼记·内则》："男角女羁。"郑元注："夹囟曰角。"孔颖达疏："两旁当角之处留发不剪。"《东医宝鉴》卷八十"周身名位骨度"："头角，额两旁棱处之骨也。"在此指耳角。孙者，子之子谓孙，凡物之未成及未盛者皆可称孙。说见太阴脾经公孙穴。

角孙，《灵枢·寒热》言："足太阳有入頄遍齿者，名曰角孙。"《针灸甲乙经》言："在耳廓中间上，开口有孔。手足少阳、手阳明之会。"穴居耳廓之上尖端处，为耳角之地，由颅息而上，耳旁青筋渐细，手足少阳、手阳明会聚于此，乃细小之络脉也。《灵枢·脉度》言："络之别者为孙。"又有耳孙之谓者，俗称耳为孙。《汉书·惠帝纪》："上造以上及内外公孙耳孙，有罪当刑及。"颜师古注引应劭曰："耳孙者，玄孙之子也。言去其曾高益远，但耳闻之也。"由此种种，故名角孙。喻少阳生发之气初生而未盛之象也，其治症主筋脉抽搐、少阳风火上干诸病，为其佐证也。

（7）文献辑要

《针灸甲乙经》卷十二：齿牙不可嚼，龈肿，角孙主之。

《铜人腧穴针灸图经》卷三：治目生肤翳，齿龈肿。

《针灸大成》卷七：主目生肤翳，齿龈肿，唇吻强，齿牙不能嚼物，龋齿，头项强。

《东医宝鉴》：主治目中生翳。

21. 耳门

（1）异名：无。

（2）穴源：首见于《灵枢·骨度》。

（3）定位：在面部，当耳屏上切迹的前方，下颌骨髁状突后缘，张口有凹陷处。

（4）穴性：属手少阳经。

（5）主治：耳聋，耳鸣，聤耳，齿痛，颈颔痛，唇吻强。

（6）释名：耳者，人体器官名，引为听觉、听力。《说文·耳部》："主听也。象形。"《释名·释形体》："耳，弭也。耳有一体，属着两边，弭弭然也。"弭，音"耐"，古代剃去颊须、以示惩处的一种轻刑，在此指耳旁胡须，指代耳朵。《管子·水地》篇："肾发为耳。"《淮南子·精神训》："肝主耳。"《白虎通》：“耳者，肾之候也。”《春秋·元命苞》：“耳者，心之候。”《鬼谷子·权篇》：“耳目者，心思之助也。”《康熙字典·耳部》：“凡物象耳形者，皆曰耳。”《史记·封禅书》：“有雉登鼎耳。”门者，门户、通道之谓，前文尽述。

耳门，《灵枢·骨度》言：“耳前当耳门者，广一尺三寸。”《针灸甲乙经》言：“在耳前起肉当耳缺者。”穴居耳屏上切迹前方，听宫之上，正当外耳道口前，犹如声音入耳之门户，故名耳门。《古法新解会元针灸学》云：“耳门者，肾气朝耳之所入，三焦之原气和于胆之所出。连系于脑，通知觉而达听闻声音。辨别善恶，入于神系。阴复出阳复入，识觉声分别之门，通耳出入阴阳之机关，故名耳门。”

（7）文献辑要

《针灸甲乙经》卷十二：耳聋鸣，头颔痛，耳门主之。

《铜人腧穴针灸图经》卷三：治耳有脓汁出，生疮，聤耳，聤耳，鸣耳如蝉声，重听，无所闻，齿龋。

《针灸大成》卷七：主耳鸣如蝉声，聤耳脓汁出，耳生疮，重听无所闻，齿龋，唇吻强。

22. 耳和髎

（1）异名：无。

（2）穴源：首见于《针灸甲乙经》。

（3）定位：在头侧部，当鬓发后缘，平耳廓根之前方，颞浅动脉的后缘。

（4）穴性：属手少阳经。《针灸甲乙经》：手足少阳、手太阳之会。

（5）主治：头重痛，耳鸣，牙关拘急，颔肿，鼻准肿痛，口渴。

（6）释名：耳之义，上文已述。和者，和谐、协调等之谓。《说文·口部》：“相应也。”《广雅》：“和，谐也。”《广韵》：“顺也，谐也，不坚不柔也。”《尚书·尧典》：“百姓昭明，协和万邦。”《老子·道德经》：“高下相倾，音声相和。”《易·中孚卦》：“鸣鹤在阴，其子和之。”《中庸》：“发而皆中节谓之和。”《礼记·檀弓》：“竽笙备而不和。”髎，同“窌”，骨间空隙之谓，前文尽述。

耳和髎，《针灸甲乙经》言："在耳前锐发下横动脉。手足少阳、手太阳之会。"人有五和，肺和则鼻能知臭香，心和则舌能知五味，肝和则目能辨五色，脾和则口能知五谷，肾和则耳能闻五音（《灵枢·脉度》）。此穴位于耳前，鬓发后缘，张口似有孔而开，穴主耳鸣、耳聋等一切耳疾，使耳得闻五音，故名耳和髎，或和髎。

（7）文献辑要

《针灸甲乙经》卷十二：头重颔痛，引耳中，恼恼嘈嘈，和髎主之。

《铜人腧穴针灸图经》卷三：治牙车引急，头重痛，耳中嘈嘈，颔颊肿。

《针灸大成》卷七：鼻涕，面风寒，鼻准上肿，痫痛，招摇视瞻，瘈疭，口僻。

23. 丝竹空

（1）异名：巨窌（《针灸甲乙经》），目窌（《外台秘要》）。

（2）穴源：首见于《针灸甲乙经》。

（3）定位：在面部，当眉梢凹陷处。

（4）穴性：属手少阳经。《针灸甲乙经》：足少阳脉气所发。

（5）主治：头痛，目眩，目赤痛，眼睑跳动，齿痛，癫痫。

（6）释名：丝者，细小、发丝等之谓。《说文·丝部》："蚕所吐也。"《尚书·禹贡》："厥贡漆丝。"《诗经·召南》："羔羊之皮，素丝五紽。"《周礼·天官》："嫔妇化治丝枲。"《后汉书·列女传》："一丝而累，以至于寸。"竹者，竹子、竹叶等之谓，从"竹"的字大部分是乐器、竹器和记载文字的东西。《礼记·乐记》："金石丝竹，乐之器也，谓弦也。"说见太阳膀胱经攒竹穴。空者，内无所有之称，又为孔穴之义，即"空"通"孔"。《说文·穴部》："窍也。"《说文解字段注》："今俗语所谓孔也，天地之间亦一孔耳。"《管子·五辅》："仓廪实而囹圄空。"空，又有虚、大等意。《水经注·江水》："常有高猿长啸，属引凄异，空谷传响。"《诗经·小雅》："小东大东，杼柚其空。"

丝竹空,《针灸甲乙经》言:"在眉后陷者中。足少阳脉气所发。"穴居眉梢,眉形似竹叶,眉梢似叶之细小者,穴处眉梢凹陷之处之,故名丝竹空。又有言,丝竹乃音乐之总称,丝谓琴瑟,竹谓箫管,穴在眉梢之陷凹中,似箫管之孔,故名丝竹空。别称巨窌、目窌者,言其状、其位也,无他义。

(7) 文献辑要

《针灸甲乙经》卷十:眩,头痛,刺丝竹空主之。

《铜人腧穴针灸图经》卷三:治目眩、头痛、目赤,视物眩眩。风痫,目戴上不识人,眼睫毛倒。发狂,吐涎沫,发即无时。

第十三章　足少阳胆经

一、经脉

1. 循行　胆足少阳之脉，起于目锐眦，上抵头角，下耳后，循颈，行手少阳之前，至肩上，却交出手少阳之后，入缺盆。

其支者，从耳后入耳中，出走耳前，至目锐眦后。

其支者，别锐眦，下大迎，合于手少阳，抵于颛，下加颊车，下颈，合缺盆，以下胸中，贯膈，络肝，属胆，循胁里，出气街，绕毛际，横入髀厌中。

其直者，从缺盆下腋，循胸，过季胁，下合髀厌中，以下循髀阳，出膝外廉，下外辅骨之前，直下抵绝骨之端，下出外踝之前，循足跗上，入小指次指之间。

其支者，别跗上，入大指之间，循大指歧骨内，出其端，还贯爪甲，出三毛（《灵枢·经脉》）。

2. 病候　是动则病，口苦，善太息，心胁痛，不能转侧，甚则面微有尘，体无膏泽，足外反热，是为阳厥。

是主骨所生病者，头痛，颔痛，目锐眦痛，缺盆中肿痛，腋下肿，马刀侠瘿，汗出振寒，疟，胸胁、肋、髀、膝外至胫、绝骨、外踝前及诸节皆痛，小指次指不用（《灵枢·经脉》）。

二、腧穴

足少阳胆经经穴分布在目外眦，颞部，耳后，肩部，下肢外侧，膝外侧，外踝的前下方，足第四趾端等部位。起于瞳子髎，止于足窍阴，左右各44穴。

1. 瞳子髎

（1）异名：目外眦（《素问·气府论》），目瞳子（《素问·气穴论》），太阳、前关（《千金要方》），后曲（《外台秘要》），前间（《西方子明堂灸经》），鱼尾（《扁鹊神应针灸玉龙经》）。

（2）穴源：首见于《针灸甲乙经》。

（3）定位：在面部，目外眦旁，当眶外侧缘处。

（4）穴性：手太阳、手足少阳之会。

（5）主治：头痛，目赤，目痛，怕光羞明，迎风流泪，远视不明，内障，目翳。

（6）释名：瞳者，眼珠之谓。《玉篇》："目珠子也。"《释名·释形体》："瞳子：瞳，重也，肤幕相裹重也；子，小称也，主谓其精明者也。或曰眸子。眸，冒也，相裹冒也。"瞳子即瞳孔、瞳仁，在此指代眼睛。《灵枢·寒热》篇："反其目视之，其中有赤脉，上下贯瞳子，见一脉，一岁死。"《灵枢·大惑论》："骨之精为瞳子，筋之精为黑眼。"髎者，骨间之空隙，同"窌"。前文尽述，诸"髎"穴即是。

瞳子髎，《针灸甲乙经》言："在目外去眦五分。手太阳、手足少阳之会。"穴居目外眦旁，眶骨上，按之有凹。此穴横直瞳仁，故名瞳子髎。《灵枢·大惑论》有言："五脏六腑之精气，皆上注于目而为之精。""目者，五脏六腑之精也，营卫魂魄之所常营也，神气之所生也。"故眼睛关联到人体脏腑气血的盛衰。

瞳子髎有诸多别称，多因其部位而得名。

（7）文献辑要

《铜人腧穴针灸图经》卷三：治青盲目无所见，远视䀮䀮，目中肤翳，白膜，头痛，目外眦赤痛。

《玉龙歌》：两睛红肿痛难熬，怕日羞明心自焦，只刺睛明鱼尾穴，太阳出血自然消。

《针灸大成》卷七：主目痒，翳膜白，青盲无见，远视晾晾，赤痛泪出多眵矇，内眦痒，头痛，喉闭。

《类经图翼》：兼少泽，能治妇人乳肿。

2. 听会

（1）异名：听呵、后关（《针灸资生经》），听河（《类经·人之四海》）。

（2）穴源：首见于《针灸甲乙经》。

（3）定位：在面部，当耳屏间切迹的前方，下颌骨髁突的后缘，张口有凹陷处。

（4）穴性：属足少阳经。

（5）主治：耳鸣，耳聋，齿痛，下颌脱臼，口眼歪斜，面痛，头痛。

（6）释名：听者，聆听、听觉等之谓，耳受声而能听。说见太阳小肠经听宫穴。会者，交会、汇集等之谓，前文尽述，会阴、百会、会阳、臑会等之类皆是。

听会，《针灸甲乙经》言："在耳前陷者中，张口得之，动脉应手。少阳脉气所发。"穴居耳前，为足少阳胆经脉气在耳部的会集处，主听觉病，故名听会。本穴之上有听宫、耳门、耳和髎，均与耳关联，此穴最下，亦可理解为司听之会，故名之听会。

（7）文献辑要

《针灸甲乙经》卷八：寒热头痛，喘喝，目不能视……其目泣出头不痛者，听会主之。卷十二：聋，耳中癫溲，癫溲者若风，听会主之。

《扁鹊神应针灸玉龙经》：耳聋之症不闻声，痛痒蝉鸣不快情，红肿生疮须用泻，宜从听会用针行。

《针灸大成》卷七：主耳鸣耳聋，牙车白脱，相离一二寸，牙车急不得嚼物，齿痛恶寒物，狂走瘛疭，恍惚不乐，中风口㖞斜，手足不随。

3. 上关

（1）异名：客主人（《针灸甲乙经》），客主、容主（《针灸大全》），太阳

（《医垒元戎》）。

（2）穴源：首见于《灵枢·本输》。

（3）定位：在耳前，下关直上，当颧弓的上缘凹陷处。

（4）穴性：属足少阳经。《针灸甲乙经》：手少阳、足阳明之会。《素问·气府论》王冰注：手足少阳、足阳明三脉之会。《铜人腧穴针灸图经》足阳明、少阳之会。

（5）主治：头痛，耳鸣，耳聋，聤耳，口眼歪斜，面痛，齿痛，惊痫，瘛疭。

（6）释名：上者，高也，对之于下，此说前文已尽述。关者，关隘、机关、关要等之谓，前文亦已阐述，关元、内关、外关、下关等之类皆是。

上关，《灵枢·本输》言："刺上关者，呿不能欠。刺下关者，欠不能呿。"《针灸甲乙经》言："在耳前上廉起骨端，开口有孔。手少阳、足阳明三脉之会。"穴居耳前，颧弓上缘。沈彤《释骨》言："在耳前者曰关。"本穴对之于阳明胃经之下关穴，故名上关。本穴为手足少阳、足阳明三脉之会，少阳为主，阳明为客，此穴如主客相会，故又别称"客主人"。

（7）文献辑要

《针灸甲乙经》卷十二：耳痛聋鸣，上关主之……上齿龋痛，恶寒者，上关主之。

《铜人腧穴针灸图经》卷三：治唇吻强……目眩，牙车不开，口噤，嚼食耳鸣，偏风口眼㖞斜，耳中状如蝉声。

4. 颔厌

（1）异名：无。

（2）穴源：首见于《针灸甲乙经》。

（3）定位：在头部鬓发上，当头维与曲鬓弧形连线的上 1/4 与下 3/4 交点处。

（4）穴性：属足少阳经。《针灸甲乙经》：手少阳、足阳明之会。《素问·气府论》王冰注：手足少阳、足阳明之会。《外台秘要》：足少阳、阳明之会。

《铜人腧穴针灸图经》手足少阳、阳明之会。

（5）主治：头痛，眩晕，目外眦痛，齿痛，耳鸣，惊痫。

（6）释名：颔，《说文·页部》："面黄也。"未知其义。查考《说文解字》另有"顄"字，释为"颐也。"颐，《说文解字》释之为"顄也。"又有"颌"字，《说文解字》释为"顄也。"顄、颐、颌为互释。颔，一般指人体部位。《释名·释形体》"辅车"条下："或曰颔。颔，含也，口含物之车也。"指下颌部。又有"颐"解："颐，养也。动于下，止于上，上下咀物以养人也。"《东医宝鉴》卷八十"周身名位骨度"："颔者，颏下结喉上，两侧肉之空软处也。"与《释名》解有异。《释骨》："耳下曲骨载颊在颔后者，曰颊车，曰曲颊。"推断"颔"似在"颊车（下颌角）"前。又有张介宾言："颔，颔角也。"不知所出。由上种种，颔最为普遍的意思为人的下巴，即颈上方、下颌下方的柔软处。厌，《说文·厂部》："笮也。一曰合也。"《说文解字段注》："笮者，迫也。此义今人字作压，乃古今字之殊。"《荀子·解蔽》："厌目而视者，视一以为两。"《周礼·春官》："王后厌翟。"注："次其羽，使相迫也。"厌，后作"餍"，饱食、满足之义。《论语·述而》："学而不餍，诲人不倦，何有于我哉？"《孟子·公孙丑》："我学不餍。"

颔厌，《针灸甲乙经》言："在曲周颞颥上廉，手少阳、足阳明之会。"穴居侧头部，当颞肌中，咀嚼之时，下颌骨运动，本穴所处之地颞肌应合而动，故名颔厌。

（7）文献辑要

《针灸甲乙经》卷十二：目眩无所见，偏头痛，引外眦而急，颔厌主之。

《铜人腧穴针灸图经》：耳鸣，多嚏，颈项痛。

《针灸大成》卷七：惊痫，手卷手腕痛，目无见，目外眦急，好嚏，颈痛，历节风汗出。

《类经图翼》：目眩，齿痛，瘛疭，口噤不能嚼物。

5. 悬颅

（1）异名：耳前角下（《素问·气府论》王冰注），髓空（《经穴汇解》），髓孔（《素问直解》）。

（2）穴源：首见于《灵枢·寒热病》。

（3）定位：在头部鬓发上，当头维与曲鬓弧形连线的中点处。

（4）穴性：手足少阳、足阳明之会。

（5）主治：偏头痛，面肿，目外眦痛，齿痛。

（6）释名：悬者，系也，挂也，亦有关联、联系等义。《管子·朋法》："吏者，民之所悬命也。"《史记·平原君虞卿列传》："王之命悬于遂手。"说见督脉经悬枢穴。颅者，头颅、颅骨等之谓。说见少阳三焦经颅息穴。

悬颅，《灵枢·寒热病》言："足阳明有挟鼻入于面者，名曰悬颅。"《针灸甲乙经》言："在曲周颞颥中。足少阳脉气所发。"穴居侧头部，颔厌之下，状若悬于额颅之旁，故名悬颅。本穴主症多以眩晕、头痛等为主，犹人之悬空无依附、两足无根之状。

（7）文献辑要

《针灸甲乙经》卷七：热病头痛身重，悬颅主之……热病头痛，引目外眦而急，烦满汗不出，引颔齿，面赤皮痛，悬颅主之。

《针灸大成》卷七：鼻洞浊下不止，传为衄，目昏瞢瞑目。

6. 悬厘

（1）异名：无。

（2）穴源：首见于《针灸甲乙经》。

（3）定位：在头部鬓发上，当头维与曲鬓弧形连线的上 3/4 与下 1/4 交点处。

（4）穴性：手足少阳、阳明之会。

（5）主治：偏头痛，面肿，目外眦痛，耳鸣，上齿痛。

（6）释名：悬之义，上文已述。厘，繁体写作"釐"，从"里"，故其意当与家庭有关，本义为幸福、家福等之义。《说文·里部》："家福也。"《汉书·贾谊传》："上方受厘坐宣室。"扬雄《甘泉赋》："逆厘三神者。"注："福也。"厘，有治理、改正等之义。《尚书·尧典》："允厘百工，庶绩咸熙。"《诗经·

臣工》："王厘尔成。"笺："理也。"《国语·周语》："厘改制量。"《后汉书·梁统传》："施行日久，岂一朝所厘？"孔颖达《毛诗正义》序："先君宣父，厘正遗文，缉其精华，褫其烦重。"厘，也作为长度单位，常与毫并称，言物之微小、微细。《前汉·东方朔传》："正其本，万事理，失之毫厘，差以千里。"《淮南子·主术训》："是故审毫厘之计者，必遗天下之大数。"葛洪《抱朴子·汉过》："官高势重，力足拔才，而不能发毫厘之片言，进益时之翘俊也。"厘，通"牦"，指牦牛尾部的长毛，也指代物之细微。《说文解字段注》："有假厘为牦者。经解云差若毫牦，或作厘是也。"《列子·殷汤》："以牦悬虱于牖。"《史记·苏秦传》："豪牦不伐，将用斧柯。"《前汉·律历志》："不失豪牦。"注："孟康曰：十豪为牦。"

悬厘，《针灸甲乙经》言："在曲周颞颥下廉。手足少阳、阳明之会。"穴居侧头部，悬颅之下，是处为鬓发所覆。一言本穴与悬颅穴同悬托于颅之侧部，两者之位置，尤其是治症相差均在毫厘之间，"止争毫厘"，故名悬厘。亦有言本穴与悬颅之别当辨之毫厘，如悬颅仅为"足少阳脉气所发"，而悬厘为"手足少阳、阳明之会"等等。又言：悬者，提也；厘者，治也，理也。本穴悬提于侧头部，少阳之脉气行运至此，本穴可为之厘正，以顺应少阳之经在侧头部的屈曲循行，应之其治症，多以偏头痛、耳鸣等，故名悬厘。也有从"厘"通"牦"解。牦乃牛马之尾部长毛，强曲之毛亦曰牦。《汉书·王莽传》："以牦装衣。"颜注："毛之强曲者曰牦，以装褚衣中，令其张起也。"穴处鬓发之间，鬓毛常强之使屈，悬之不使下垂，穴当其处，故名。

（7）文献辑要

《针灸甲乙经》卷七：热病偏头痛，引目外眦，悬厘主之。

《千金要方》卷三十：悬厘主面皮赤痛；主癫疾互引，善惊羊鸣，多烦满汗不出。

《铜人腧穴针灸图经》卷三：治热病汗不出……烦心不欲食。

7. 曲鬓

（1）异名：曲发（《针灸大全》）。

（2）穴源：首见于《针灸甲乙经》。

（3）定位：在头部，当耳前鬓角发际后缘的垂线与耳尖水平线交点处。

（4）穴性：足太阳、少阳之会。

（5）主治：偏头痛，颔颊肿，牙关紧闭，呕吐，齿痛，目赤肿痛，项强不得顾。

（6）释名：曲者，弯曲、不直等之谓，全文尽述此意，曲骨、曲池、曲垣、曲差等之类皆是。鬓者，鬓角、鬓发之类。《说文·彡部》："颊发也。"《说文解字段注》："发以项为下，上至于顶，至于脑盖，而旁至于颊则谓之鬓。鬓者，发之滨也。"《释名·释形体》："鬓，峻也，所生高峻也。""其上连发曰鬓。鬓，滨也；滨，崖也。为面颊之崖岸也。"《国语·晋语》："美鬓长大则贤。"注："鬓，发类也。"《魏书·高车传》："萦曲发鬓而缀之，有似轩冕。"左思《娇女》诗："鬓发覆广额，双耳似连璧。"

曲鬓，《针灸甲乙经》言："在耳上，入发际，曲隅陷者中，鼓颔有空。足太阳、少阳之会。"穴居侧头，耳前发角曲弯之处，故名曲鬓，又名曲发。

（7）文献辑要

《针灸甲乙经》卷十：颈颔榰满，痛引牙齿，口噤不开，急痛不能言，曲鬓主之。

《针灸大成》卷七：颈项不得四顾，脑两角痛为癫风，引目眇。

8. 率谷

（1）异名：蟀谷（《外台秘要》），率骨（《针灸大全》）。

（2）穴源：首见于《针灸甲乙经》。

（3）定位：在头部，当耳尖直上入发际 1.5 寸，角孙直上方。

（4）穴性：足太阳、少阳之会。

（5）主治：头痛，眩晕，呕吐，小儿惊风。

（6）释名：率者，带领、循沿等之谓，其义颇广，古今之义相差亦远。《说文·率部》："捕鸟毕也。象丝罔，上下其竿柄也。"《左传·宣公十二年》：

"率师以来，惟敌是求。"《吕氏春秋·简选》："选练角材，欲其精也；统率士民，欲其教也。"《玉篇》："遵也。"《广韵》："循也。"《尚书·太甲》："率乃祖攸行。"《诗经·大雅》："不愆不忘，率由旧章。"《晋书·阮籍传》："时率意独驾，不由径路。"谷者，峡谷、山谷、谷物，以及"肉之大会"等之义，前文已尽述，合谷、阳谷、漏谷等之类皆是，各因其意，各从其解。

率谷，《针灸甲乙经》言："在耳上，入发际一寸五分。足太阳、少阳之会。嚼而取之。"穴居头侧骨与颞颥骨之合缝处，似峡谷之隙，又正当颞肌处，似肉之会，少阳胆经在此循沿此谷而行，故名率谷，亦名率骨，骨者，骨缝之谓。又有言率乃表率、榜样等之义。《汉书·韩延寿传》："幸得备位，为郡表率。"诸"谷"之穴，均在肢体，独率谷一穴居头部，乃诸谷穴之表率，喻为诸谷穴之统帅，以统率诸谷等穴，故名。

（7）文献辑要

《针灸甲乙经》卷七：醉酒风热，发两角眩痛，不能饮食，烦满呕吐，率谷主之。

《铜人腧穴针灸图经》卷三：治膈胃寒痰。

《针灸大成》卷七：主痰气膈痛……皮肤肿。

9. 天冲

（1）异名：天衢（《千金要方》）。

（2）穴源：首见于《针灸甲乙经》。

（3）定位：在头部，当耳根后缘直上入发际2寸，率谷后0.5寸。

（4）穴性：足太阳、少阳之会。

（5）主治：头痛，齿龈肿痛，癫痫，惊恐，瘿气。

（6）释名：天者，高也。《广雅·释言》："天，颠也。"此说前文已尽述，在此喻为头部。冲者，冲要、关口、通道等之谓，又有上冲、冲荡等义，前文亦已述。

天冲，星名。《晋书·天文志》："七曰天冲，出如人，苍衣赤头。"作为腧穴名，《针灸甲乙经》言："在耳上如前三分。"穴居头侧，率谷之后，位在天部，为足太阳、少阳之会集处，为少阳之脉关要之处，少阳脉气由此通行于天，上应星名，故名天冲。本穴异名天衢，衢，四达也，与"冲"意同，故名。

（7）文献辑要

《针灸甲乙经》卷十一：癫疾呕沫……其不呕沫。

《千金要方》卷三十：天冲主头痛，癫疾互引，数惊悸。

《铜人腧穴针灸图经》卷三：牙龈肿，善惊恐。

《针灸聚英》卷四：反张悲哭，仗天冲、大横须精。

10. 浮白

（1）异名：无。

（2）穴源：首见于《素问·气穴论》。

（3）定位：在头部，当耳后乳突的后上方，天冲与完骨的弧形连线的中 1/3 与上 1/3 交点处。

（4）穴性：足太阳、少阳之会。

（5）主治：头痛，颈项强痛，耳鸣，耳聋，齿痛，瘰疬，瘿气，臂痛不举，足痿不行。

（6）释名：浮者，泛溢、漂浮、表浅等之谓。《说文·水部》："泛也。"《广雅》："浮，漂也，浮游也。"《诗经·小雅》："泛泛杨舟，载沉载浮。"《论语·公冶长》："道不行，乘桴浮于海。"《尚书·禹贡》："浮于济漯，达于河。"《礼记·坊记》："君子与其使食浮于人也，宁使人浮于食。"白者，颜色之谓，西方之色，通于肺。此说太阴肺经侠白、太阴脾经隐白等穴中已述。《说文·白部》："阴用事，物色白。"在此借以喻阴。

浮白，《素问·气穴论》言："目瞳子浮白二穴。"《针灸甲乙经》言："在耳后，入发际一寸。足太阳、少阳之会。"本穴上为天冲，下为头窍阴，上阳下阴，脉气浮行于经，满者溢，下沉入阴，以白喻阴，故名浮白。《古法新解会元针灸学》则言："浮白者，厥阴之气燥盛，忧愁伤心，厥阴不荣发，乘肝阳上浮两耳上，鬓发颁白，故发入药为血余。经言：年六八岁肾气衰，齿脱发堕，肾不养肝，肝阳上浮，发白，故名浮白。"

有一典故相关于浮白者，出于汉代刘向《说苑·善说》，现录之如下：

魏文侯与大夫饮酒，使公乘不仁为觞政。曰："饮不釂者，浮以大白。"文侯饮而不尽釂，公乘不仁举白浮君，君视而不应。侍者曰："不仁退，君已醉矣。"公乘不仁曰："《周书》曰：前车覆，后车戒。盖言其危，为人臣者不易，为君亦不易。今君已设令，令不行，可乎？"君曰："善。"举白而饮，饮毕曰："以公乘不仁为上客。"

后称满饮或畅饮酒为浮白，陆游《游凤凰山》诗中有"一樽病起初浮白，连焙春迟未过黄"，即为此意。

（7）文献辑要

《铜人腧穴针灸图经》卷三：治发寒热，喉痹，咳逆痰沫，胸中满不得喘息，耳鸣嘈嘈无所闻，颈项痛肿及瘿气，肩背不举。

《针灸大成》卷七：主足不能行，耳聋耳鸣。

《类经图翼》：一传治眼目四时疼痛，头风痛。

11. 头窍阴

（1）异名：窍阴（《针灸甲乙经》），首窍阴（《圣济总录》），枕骨（《类经·人之四海》）。

（2）穴源：首见于《针灸甲乙经》。

（3）定位：在头部，当耳后乳突的后上方，天冲与完骨的弧形连线的中1/3与下1/3交点处。

（4）穴性：足太阳、少阳之会。

（5）主治：头痛，眩晕，颈项强痛，胸胁痛，口苦，耳鸣，耳聋，耳痛。

（6）释名：头者，部位之称，窍阴言头者，以别之于足。《说文·页部》："首也。"《释名·释形体》："头，独也，于体高而独也。"《春秋·元命苞》：

"头者，神所居。"《礼记·玉藻》："头容直。"头又喻为物体的两端或万事万物的开端。窍者，孔窍之谓，又指耳鼻目口等器官之孔。《说文·穴部》："空也。"《礼记·礼运》："地秉阴窍于山川。"疏："谓地秉持于阴气，为孔于山川，以出纳其气。"《周礼·天官》："两之以九窍之变。"阴者，阴阳之谓，对之于阳，乃天地之大道，借喻万事万物的属性。在此言部位之属性及五脏之属性。

头窍阴，《针灸甲乙经》言："在完骨上，枕骨下，摇动应手。足太阳、少阳之会。"穴居脑后耳旁，枕骨下，颞肌下缘，头之阴部。以口嚼物，是处有应，似孔窍开阖，故名头窍阴。又有言五脏属阴，皆开窍于头，肝开窍于目，心开窍于舌，脾开窍于口，肺开窍于鼻，肾开窍于耳，此五脏之窍皆属阴，本穴对耳目口舌鼻诸窍之疾，均有调摄之功，故以头窍阴名之。

（7）文献辑要

《针灸甲乙经》卷十：头痛引颈，窍阴主之。

《铜人腧穴针灸图经》卷三：项痛，引头目痛。

《针灸大成》卷七：主四肢转筋，目痛，头项颔痛引耳嘈嘈，耳鸣无所闻，舌体出血，骨劳，痈疽发历，手足烦热，汗不出，舌强胁痛，咳逆喉痹，口中恶苦。

12. 完骨

（1）异名：无。

（2）穴源：首见于《素问·气穴论》。

（3）定位：在头部，当耳后乳突的后下方凹陷处。

（4）穴性：足太阳、少阳之会。

（5）主治：头痛，颈项强痛，颊肿，喉痹，龋齿，口眼歪斜，癫痫，疟疾。

（6）释名：完者，完备、齐全等之义。《说文·宀部》："全也。"《荀子·劝学》："巢非不完也，所系者然也。"《史记·廉颇蔺相如列传》："完璧归赵。"《庄子·天地》篇："不以物挫志之谓完。"《三国志·华佗传》："果得一死男，手足完具。"完骨，古时骨骼名。《灵枢·骨度》："耳后当完骨者，广九寸。"张介宾注："耳后高骨曰完骨。"沈彤《释骨》："（玉枕骨）其旁下高以长在耳后者曰完骨。"《东医宝鉴》卷八十"周身名位骨度"："耳后之棱骨，名曰完骨，在枕骨下两旁之棱骨也。"大致为今之颞骨下部乳突部分。

完者一穴，《素问·气穴论》仅言："完骨二穴"四字，《针灸甲乙经》言："在耳后，入发际四分。足太阳、少阳之会。"完骨作为骨骼名，蕴有完备、坚固等义，以此拱卫脑府。穴居骨处，骨穴同名，故名完骨。

（7）文献辑要

《针灸甲乙经》卷九：卷十：风头，耳后痛，烦心及足痛不收，失履，口喎僻，头项摇瘛痛，牙车急，完骨主之。

《千金要方》卷三十：主头面气肘肿……主牙齿龋痛……主项强急痛不可以顾……主头痛，寒热汗出，不恶寒……主足痿失履不收……主痎疟热。

13. 本神

（1）异名：无。

（2）穴源：首见于《针灸甲乙经》。

（3）定位：在头部，当前发际上 0.5 寸，神庭旁开 3 寸，神庭与头维连线的内 2/3 与外 1/3 交点处。

（4）穴性：足少阳、阳维之会。

（5）主治：头痛，目眩，癫痫，小儿惊风，颈项强痛，胸胁痛，半身不遂。

（6）释名：本者，原意为草木之根，喻为事物之根本。《说文·木部》："木下曰本。从木，一在其下。"《康熙字典·木部》："草木之根柢也。"《尔雅》："柢本也，凡物之本，必在底下。"《诗经·大雅》："颠沛之揭，枝叶未有害，本实先拨。"《国语·晋语》："伐木不自其本，必复生。"《左传·昭公元年》："木水之有本原。"《礼记·大学》："物有本末，事有始终。"《孟子·梁惠王上》："盖亦反其本矣。"神者，情志、神情等之谓，为心（脑）之所藏，此说前文已尽述，神庭、神道、神门、神藏等诸"神"穴是也。

本神，《针灸甲乙经》言："在曲差两旁各一寸五分，在发际。足少阳、阳维之会。"穴居头额发际处，其下为脑，乃本穴之内应。头者，精明之府，诸阳之神气，上合于头。脑者，元神之府，神之根本也。神乃人身之根本，《灵枢》有"本神"之篇目，言神之重也。本穴为脑神所通，主惊、痫、癫等神不守舍之神志疾患，故名本神。

（7）文献辑要

《针灸甲乙经》卷七：头痛目眩，颈项强急，胸胁相引，不得倾侧，本神主之。

《千金要方》：治诸风，灸本神二处，各七壮。

《针灸大成》卷七：主……偏风。

14. 阳白

（1）异名：无。

（2）穴源：首见于《针灸甲乙经》。

（3）定位：在前额部，当瞳孔直上，眉上1寸。

（4）穴性：属足少阳经。《针灸甲乙经》：足少阳、阳维之会。《奇经八脉考》：手足少阳、阳明、阳维五脉之会。

（5）主治：头痛，目眩，目痛，外眦疼痛，雀目。

（6）释名：阳者，光所照也，言其位高与阳经也。此说前文已尽述，阳关、阳溪、阳纲、冲阳等之类皆是。白者，素色之谓，又蕴有虚白、广白等之义，前文亦已述，侠白、四白等之类皆是。

阳白，《针灸甲乙经》言："在眉上一寸直瞳子。足少阳、阳维之会。"穴居前额，其位高，又为足少阳、阳维之会，属阳。其地广，空阔、光明之地，言其白。又其治症以目疾为主，使目光明，故名阳白。

又：《素问·风论》曾论及五脏之风，各在面部有候。肺风之状，"诊在眉上，其色白"；心风之状，"诊在口，其色赤"；肝风之状，"诊在目下，其色青"；脾风之状，"诊在鼻上，其色黄"；肾风之状，"诊在肌上，其色黑"。本穴正应其位，故名之阳白，亦为一说。

（7）文献辑要

《针灸甲乙经》卷七：头目瞳子痛，不可以视，颈项强急，不可以顾，阳白主之。

《千金要方》卷三十：阳白主目瞳子痛痒，远视晄晄，昏夜无所见……主目系急，目上插。

《针灸大成》卷七：目痛目眵，背膘寒栗，重衣不得温。

15. 头临泣

（1）异名：目临泣（《圣济总录》）。

（2）穴源：首见于《针灸甲乙经》。

（3）定位：在头部，当瞳孔直上入前发际 0.5 寸，神庭与头维连线的中点处。

（4）穴性：足太阳、少阳、阳维之会。

（5）主治：头痛，目眩，目赤痛，流泪，目翳，鼻塞，鼻渊，耳聋，小儿惊痫，热病。

（6）释名：头者，部位之义。《东医宝鉴》卷八十"周身名位骨度"："头者，人之首也。凡物独出之首，皆名曰头。"说见本经头窍阴穴。临者，临下、面临等之谓。《说文·卧部》："监临也。"《尔雅·释诂》："临，视也。"《诗经·卫风》："日居月诸，照临下土。"《诗经·大雅》："上帝临女，无贰尔心。"《礼记·曲礼》："临诸侯，畛于鬼神。"疏："以尊适卑曰临。"《荀子·劝学》："不临深溪，不知地之厚也。"《墨子·尚贤下》："临众发政而治民。"《宋史·赵普传》："今陛下君临四方。"泣者，眼泪、哭泣等之谓。说见阳明胃经承泣穴。

头临泣，《针灸甲乙经》言："当目上眦直入发际五分陷者中。足太阳、少阳、阳维之会。"穴居前额，阳白直上，下与目对，有居高临下之义，因其治症主目窍、鼻窍之疾，故名头临泣。目者，泣之所出；鼻者，涕之所出。未发生之哭，悲情也，必涕泣皆出。又，"临"本身有"哭"之义。《增韵》："丧哭。"颜师古曰："众哭曰临。"《左传·宣公十二年》："楚子围郑，旬有七日。郑人卜行成，不吉。卜临于大宫，且巷出车，吉。"注："临，哭也。"哭而泣出，故名临泣。

（7）文献辑要

《针灸甲乙经》卷七：颊清，不得视，口沫泣出，两目眉头痛，临泣主之。

《铜人腧穴针灸图经》卷三：治卒中风不识人，目眩鼻塞，目生白翳，多泪。

《针灸聚英》卷四：眼目之症诸疾苦，更须临泣用针担。

《针灸大成》卷七：枕骨合颅痛，恶寒鼻塞，惊痫反视，大风，目外眦痛。

《东医宝鉴》卷八十五：惊痫反视卒暴厥，日哺发热胁下痛。

16. 目窗

（1）异名：至荣（《针灸甲乙经》），至营（《外台秘要》），至宫（《普济方》）。

（2）穴源：首见于《针灸甲乙经》。

（3）定位：在头部，当前发际上1.5寸，头正中线旁开2.25寸。

（4）穴性：足少阳、阳维之会。

（5）主治：头痛，目眩，目赤肿痛，远视，近视，面浮肿，上齿龋肿，小儿惊痫。

（6）释名：目者，眼也，有此而能视物，五脏精气皆上注于目。《说文·目部》："人眼。象形。重童子也。"《春秋·元命苞》："肝之使也。"《韩诗外传》："目者，心之符也。"《礼记·郊特牲》："气之清明者也。《易》说卦离为目。"窗者，户牖、窗口等之谓。说见阳明胃经膺窗、太阳小肠经天窗等穴。

目窗，《针灸甲乙经》言："一名至营。在临泣后一寸。足少阳、阳维之会。"穴居头临泣之后，足少阳、阳维之会，主目疾，喻此为目窍之天窗，目之精华皆上达此处，故名目窗。《古法新解会元针灸学》言："目窗者，目外视而内聪明也。直目向阳之空窍，与顶囟相通，如天之有窗，列于两旁，与目相通，故名目窗。至者，到达也，目窗之后乃正营，古又别称此穴为至营，至正营之谓也。"

（7）文献辑要

《针灸甲乙经》卷十二：青盲无所见，远视肮肮，目中淫肤，白膜覆瞳子，目窗主之……上齿龋肿，目窗主之。

《铜人腧穴针灸图经》卷三：治头面浮肿，痛引目外眦赤痛，忽头旋，目肮肮，远视不明。

《针灸大成》卷七：寒热汗不出。

17. 正营

（1）异名：无。

（2）穴源：首见于《针灸甲乙经》。

（3）定位：在头部，当前发际上 2.5 寸，头正中线旁开 2.25 寸。

（4）穴性：足少阳、阳维之会。

（5）主治：头痛，头晕，目眩，唇吻强急，齿痛。

（6）释名：正者，平正、不偏斜之谓，其义颇广，正气、正当、纯正、正直等等皆是。《说文·正部》："是也。从止，一以止。"徐锴曰："守一以止也。"《贾谊新书·道术》："方直不曲谓之正。"《易·乾卦》："刚健中正。"《论语·乡党》："席不正不坐。"《吕氏春秋·君守》："有绳不以正。"注："正，直也。"此处有正气、正当、正中等之义。营者，营地、营治、营气等之谓。《说文·宫部》："市居也。"《说文解字段注》："引申之为经营、营治。凡有所规度皆谓之营。"《礼记·月令》："孟春之月，日在营室。"《诗经·大雅》："经始灵台，经之营之。"《广雅》："营，度也。"《楚辞·天问》："圜测九重，孰营度之?"《老子·道德经》："载营魄抱一，能无离乎。"注："营，魂也。一曰卫也。"《灵枢·营卫生会》："营在脉中，卫在脉外。"

正营，《针灸甲乙经》言："在目窗后一寸。足少阳、阳维之会。"穴居头颅正顶之上，正当足少阳、阳维之交会，正气营聚，脉气荣茂旺盛，故名正营。《灵枢·营卫生会》有言："营卫者，精气也，血者，神气也，故血之与气，异名同类焉。"营有营血、营气之指代，目得血则明，脑得血则聪，此穴内景应脑，下通于目，故其治症亦以脑、目之疾为主，偏正头痛、目视不明之类，皆因本穴营血脉气之充足也。

（7）文献辑要

《针灸甲乙经》卷十二：上齿龋痛，恶风寒，正营主之。

《千金要方》卷三十：主唇吻强。

《铜人腧穴针灸图经》卷三：治牙齿痛……头项偏痛。

《针灸大成》卷七：主目眩瞑。

18. 承灵

（1）异名：无。

（2）穴源：首见于《针灸甲乙经》。

（3）定位：在头部，当前发际上 4 寸，头正中线旁开 2.25 寸。

（4）穴性：足少阳、阳维之会。

（5）主治：头痛，眩晕，目痛，鼻渊，鼻衄，鼻窒，多涕。

（6）释名：承者，承接、承受等之义，上承下继之谓。说见阳明胃经承泣穴。灵者，神灵、精灵之义，人之精神、思维之谓。说见督脉经灵台、少阴心经灵道等穴。

承灵，《针灸甲乙经》言："在正营后一寸五分。足少阳、阳维之会。"本穴经气承继目窗、正营而来，与通天、百会相临，穴当元神所居之头顶，头顶骨古时又称天灵盖，喻本穴承天之灵，主人身之灵动、灵思，故名承灵。

（7）文献辑要

《针灸甲乙经》卷七：脑风头痛，恶见风寒，鼽衄鼻窒，喘息不通，承灵主之。

19. 脑空

（1）异名：颞颥（《针灸甲乙经》）。

（2）穴源：首见于《针灸甲乙经》。

（3）定位：在头部，当枕外隆凸的上缘外侧，头正中线旁开 2.25 寸，平脑户。

（4）穴性：足少阳、阳维之会。

（5）主治：头痛，颈项强痛，目眩，目赤肿痛，鼻痛，耳聋，癫痫，惊悸，热病。

（6）释名：脑者，脑髓聚居之所，主人之精神、神志。此说督脉经脑户穴中已述，可参阅。空者，空无、无有等之谓，通"孔"，孔窍、孔穴之类，又有空大、广大等之义。说见少阳三焦经丝竹空穴。

脑空，《针灸甲乙经》言："在承灵后一寸五分，侠玉枕骨下陷者中。足少阳、阳维之会。"穴居后枕部，旁有玉枕、脑户等穴，此处正当枕骨、颞骨、顶骨三者形成的人字缝处，新生儿时谓此处为乳头囟，成人后细细揣摩，此处有陷凹。此穴为通脑之孔（空）窍处，主脑疾，故名脑空。又言，本穴内应大小脑之夹间，即脑之空隙处也，故名，亦为一说。

（7）文献辑要

《针灸甲乙经》卷七：头痛身热，引两颔急，脑空主之。

《铜人腧穴针灸图经》卷三：治脑风头痛不可忍，目瞑心悸，发即为癫风，引目眇，劳疾羸瘦体热，颈项强，不得回顾……魏公苦患头风，发即心闷乱目眩，华佗当针立愈。

《扁鹊心书》：治偏头痛，眼欲失明，灸此穴七壮自愈。若风入太阳，则偏头风，或左或右，痛连两目及齿，灸脑空穴二十一壮。

20. 风池

（1）异名：无。

（2）穴源：首见于《灵枢·热病》。

（3）定位：在项部，当枕骨之下，与风府相平，胸锁乳突肌与斜方肌上端之间的凹陷处。

（4）穴性：足少阳、阳维之会。

（5）主治：头痛，眩晕，颈项强痛，目赤痛，目泪出，鼻渊，鼻衄，耳聋，气闭，中风，口眼歪斜，疟疾，热病，感冒，瘿气。

（6）释名：风者，六气之一，过则为淫，乃病气。此说前文已尽述，风府、风市、风门、秉风、翳风等诸"风"穴皆是。池者，水之聚者，引为聚集、汇聚之所等义，曲池、天池、阳池等诸"池"穴中已述。

风池，《灵枢·热病》仅言："风池二"三字，《针灸甲乙经》言："在颞颥后发际陷者中。足少阳、阳维之会。"穴居脑后，枕骨下，局部凹陷如池，平齐风府穴，常为风邪侵入处，又为祛风之要穴，故名风池。

（7）文献辑要

《针灸甲乙经》卷七：颈痛，项不得顾，目泣出，多眵𥉂，鼻鼽衄，目内眦赤痛，气厥，耳目不明，咽喉偻引项筋挛不收，风池主之。

《铜人腧穴针灸图经》卷三：腰伛偻引项，筋无力不收。

《针经指南》：头晕目眩，要觅于风池。

《扁鹊神应针灸玉龙经》：偏正头风有两般，有无痰饮细推观，若然痰饮风池刺，倘无痰饮合谷安。

《针灸大成》卷七：大风中风，气塞涎上，不语昏危。

《类经图翼》：一传治中风不语，牙关紧闭，汤水不能入口。

《东医宝鉴》卷八十五：治肺受风寒及偏正头风。

21. 肩井

（1）异名：肩解（《素问·气穴论》王冰注），膊井（《铜人腧穴针灸图经》），髆井（《圣济总录》）。

（2）穴源：首见于《针灸甲乙经》。

（3）定位：在肩上，前直乳中，当大椎与肩峰端连线的中点上。

（4）穴性：手足少阳、阳维之会。

（5）主治：肩背痹痛，手臂不举，颈项强痛，乳痈，中风，瘰疬，难产，诸虚百损。

（6）释名：肩者，人体部位名，肩部、肩胛等之谓。《释名·释形体》："肩，坚也。"前文已尽述，肩髃、肩髎、肩中俞等之类皆是。井者，凹陷深处之称，多为水聚之处。说见少阳三焦经天井穴，可参阅。

肩井，《针灸甲乙经》言："在肩上陷者中，缺盆上大骨前。手少阳、阳维之会。"穴居肩部，当缺盆直上之凹陷处，乃少阳胆经脉气深聚之处，故名肩井。《古法新解会元针灸学》言："肩井者，在肩部阳气冲出显明之处，而通于五脏，推荡瘀血，而生青阳之气，如泉涌出，以安经络，以实五脏，而开阴窍。居肩部饭匙骨，与大筋，共肩夹骨，连项骨，四骨之间，如井之状，故名肩井。"

（7）文献辑要

《针灸甲乙经》卷十：肩背痹痛，臂不举，寒热凄索，肩井主之。

《千金要方》卷二：难产针两肩井，入一寸，泻之，须臾即分娩。

《铜人腧穴针灸图经》卷四：治五劳七伤，颈项不得回顾，背髆闷，两手不得向头，或因仆伤腰髋疼，脚气上攻……若妇人堕胎后手足厥逆，针肩井立愈。

《针经指南》：肩井除两臂难任。

《扁鹊神应针灸玉龙经》：急疼两臂气攻胸，肩井分明穴可攻，此穴原来真气聚，补多泻少应其中。

《针灸大成》卷七：主中风，气塞涎上，不语，气逆。

22. 渊腋

（1）异名：泉腋、腋门（《千金要方》），泉液（《针灸大成》）。

（2）穴源：首见于《灵枢·经脉》。

（3）定位：在侧胸部，举臂，当腋中线上，腋下3寸，第4肋间隙中。

（4）穴性：属足少阳经。

（5）主治：胸满，胁痛，腋下肿，臂痛不举。

（6）释名：渊者，深也，如临深渊、积水成渊、鱼潜在渊、学识渊博等皆是。说见太阴肺经太渊穴。腋，原字本作"亦"，腋下、腋窝之谓。《说文·亦部》："人之臂亦也。从大，象两亦之形。"《广韵》："肘腋，胳也，在肘后。"《增韵》："左右胁之间曰腋。"《史记·商君列传》："千羊之皮，不如一狐之腋。"《东医宝鉴》卷八十"周身名位骨度"："腋者，肩之下胁之上际，俗名胳肢窝。"

渊腋，《灵枢·经脉》言："脾之大络，名曰大包。出渊腋下三寸，布胸胁。"《针灸甲乙经》言："在腋下三寸宛宛中，举臂取之。"足少阳之脉，下肩井后，行于腋下，由身侧下行。此穴居腋下侧胸部，深藏腋窝之下，足少阳脉气所发，故名渊腋。本穴与天泉、极泉、天溪等旁近，皆有"渊深"之义。

（7）文献辑要

《针灸甲乙经》卷九：胸满马刀，臂不得举，渊腋主之。

《铜人腧穴针灸图经》卷四：治胸满无力，臂不举。

《针灸大成》卷七：主寒热，马刀疡，胸满无力，臂不举。

23. 辄筋

（1）异名：胆募（《针灸聚英》），神光（《针灸大成》）。

（2）穴源：首见于《针灸甲乙经》。

（3）定位：在侧胸部，渊腋前1寸，平乳头，第4肋间隙中。

（4）穴性：足太阳、少阳之会。

（5）主治：胸胁痛，喘息，呕吐，吞酸，腋肿，肩臂痛。

（6）释名：辄者，从"车"，当与车辆有关。《说文·车部》："车两輢也。"輢，音"倚"，乃车旁之谓，《说文解字段注》："輢者，言人所倚也。"由此，"辄"指古代车箱两旁左右板上端向外翻出的部分，也称作"车耳"。筋，筋肉之谓，说见督脉经筋缩穴。

辄筋，《针灸甲乙经》言："在腋下三寸，复前行一寸，着胁。足少阳脉气所发。"此穴位于侧胸第4肋间，上下两肋，如车之两輢，穴居其间筋肉处，故名辄筋。《针灸聚英》认为此穴为胆经之募穴，故别称之为"胆募"。

（7）文献辑要

《针灸甲乙经》卷九：胸中暴满，不得卧喘息，辄筋主之。

《针灸大成》卷七：太息善悲，小腹热，欲走，多唾，言语不正，四肢不收，呕吐宿汁，吞酸。

24. 日月

（1）异名：神光、胆募（《千金要方》）。

（2）穴源：首见于《脉经》。

（3）定位：在上腹部，当乳头直下，第7肋间隙，前正中线旁开4寸。

（4）穴性：胆经之募穴；足太阴、少阳之会。

（5）主治：胁肋疼痛，胀满，呕吐，吞酸，呃逆，黄疸。

（6）释名：日者，太阳之谓。《说文·日部》："实也，太阳之精不亏。"《释名·释天》："日，实也，光明盛实也。"《易·乾卦》："与日月合其明。"又《系辞》："县象著明，莫大乎日月。"《周礼·大司徒》："以土圭之法，正日景求地中。"《礼记·曾子问》："天无二日，土无二王。"《列子·汤问》："日初出，大如车盖。"日，引为白天、昼夜等。《庄子·至乐》："夫贵者，夜以继日，思虑善否。"《孟子·离娄下》："仰而思之，夜以继日。"《诗经·邶风》："有怀于卫，靡日不思。"《尚书·洪范》："日月星辰，太阳也。岁月日时，亦即曰日。"月者，月亮之称。《说文·月部》："阙也，大阴之精。象形。"《说文解字段注》："象形，象不满之形。"《释名·释天》："月，缺也，满则缺也。"《诗经·小雅》："如月之恒，如日之升。"《尚书·洪范》："月之从星，则以风雨。"《仪礼·觐礼》："礼月与四渎于北门外。"《礼记·祭义》："日出于东，月生于西。"月，又喻为阴之精华。《易·系辞》："阴阳之义配日月。"《史记·天官书》注："月者，阴精之宗。"《淮南子·天文训》："水气之精者为月。"

日月，《脉经》言："胆俞在背第十椎，募在日月。"《针灸甲乙经》言："胆募也。在期门下一寸五分。足太阴、少阳之会。"日照乎昼，月照乎夜，同耀齐明，一如《诗经·邶风》所言"日居月诸，照临下土"。本穴为胆之募穴，胆为中精之府，中正之官，决断所出，而十一脏皆取决于胆，决断务求其明，以明察秋毫。明者，日月之光耀也，故以日月借喻胆募之穴，中精之汁，精气所藏，如日月之明，故名日月。别称日月为"神光"者，盖因日月之光有神圣、圣洁等寓意，故以神光称之。

又：道经以双目为日月。《黄庭内景经》肺部章："日月之华救老残。"注："左目为日，右目为月。目主肝，配东方木行也。"又曰："外应眼瞳鼻柱间。"注："外应眼瞳，目之所主于胆，胆之所仰于目。"肝胆互为表里，双目为肝胆所主，承肝胆之精气而能明视，故以日月而名之胆经之募穴，言胆经之精气聚集也。

日月，又为山名。《山海经·大荒南经》："大荒之中，有山名日月山，天枢也。"又为旗名。《周礼·春官》："司常掌九旗之物名，各有属，以待国事，日月为常。"《释名·释兵》："九旗之名，日月为常。谓画日月于其端，天子所建，言常明也。"

（7）文献辑要

《素问·奇病论》：此人者，数谋虑不决，故胆虚，气上溢而口为之苦，治之以胆募、俞。

《针灸甲乙经》卷十一：太息善悲，少腹有热，欲走，日月主之。

《铜人腧穴针灸图经》卷四：多唾，言语不正，四肢不收。

25. 京门

（1）异名：气府、气俞（《针灸甲乙经》），肾募（《针灸大成》）。

（2）穴源：首见于《脉经》。

（3）定位：在侧腰部，章门后 1.8 寸，当第 12 肋骨游离端的下方。

（4）穴性：肾经之募穴。

（5）主治：肠鸣，泄泻，腹胀，腰胁痛。

（6）释名：京者，高、大之义。《方言》："燕之北鄙，齐楚之郊，凡人之大谓之京。"此说太阳膀胱经京骨穴中已述，可参阅。门者，门户、要道等之义，前文已尽述，石门、哑门、命门、云门、梁门等诸"门"穴皆是。

京门，《脉经》言："肾俞在背第十四椎，募在京门。"《针灸甲乙经》言："京门，肾募也。一名气府，一名气俞，在监骨下，腰中侠脊，季肋下一寸八分。"穴在第12肋骨游离端的下方，形似大阜，其下成凹犹门第，似胸廓大丘之门，故名京门。是穴为少阴肾经之募穴，喻肾气结聚于此，故别称肾募。京者，又有"原"之义，《康熙字典·宀部》："与原同。"肾间动气由肾出，为人身之原气，募者，募原之谓。本穴为肾脏原气募聚之处，故名京门，喻肾气募集出入之大门。京门之别称气府、气俞之义，亦言原气之穴居也。

（7）文献辑要

《针灸甲乙经》卷七：痉，脊强反折，京门主之。卷八：寒热，腹膜胀，快快然不得息，京门主之。卷十：溢饮，水道不通，溺黄，小腹痛，里急，肿，洞泄，体痛引骨，京门主之。

《针灸大成》卷七：主肠鸣，小肠痛，肩背寒，痉，肩胛内廉痛……髀枢引痛。

26. 带脉

（1）异名：无。

（2）穴源：首见于《灵枢·癫狂》。

（3）定位：在侧腹部，章门下1.8寸，当第12肋骨游离端下方垂线与脐水平线的交点上。

（4）穴性：足少阳、带脉之会。

（5）主治：月经不调，赤白带下，疝气，腰胁痛。

（6）释名：带者，佩带、腰带等之谓。《说文·巾部》："绅也。男子鞶带，妇人带丝。象系佩之形，佩必有巾，从巾。"《释名·释衣服》："带，蒂也。着于衣，如物之系蒂也。"《易·讼卦》："或锡之鞶带。"疏："鞶带，大带也。"《诗经·卫风》："心之忧矣，之子无带。"《左传·桓公二年》："带裳幅舄，衡紘纮綖。"《墨子·公输》:"子墨子解带为城,以牒为械。"《楚辞·涉江》:"带长铗之陆离兮。"脉者,经脉、络脉、筋脉等之谓。《灵枢·经脉》:"脉道以通,血气乃行。"《灵枢·本脏》:"经脉者,所以行血气而营阴阳,濡筋骨,利关节者也。"说见少阳三焦经瘛脉穴。

带脉,奇经八脉之一。《奇经八脉考》:"带脉者,起于季胁足厥阴之章门穴,同足少阳循带脉穴,围身一周,如束带然。"带脉横行腰腹,绕身一周,总束腰以下诸脉。

带脉作为腧穴名,《灵枢·癫狂》言:"灸带脉于腰相去三寸。"《针灸甲乙经》言:"在季胁下一寸八分。"此穴在章门穴直下,与脐相平处,当带脉之所过,与衣带所系之处,为足少阳经与带脉之会穴,故名为带脉,经、穴同名。又言本穴主症以妇女经带病为主,故名。

(7) 文献辑要

《针灸甲乙经》卷十二:妇人少腹坚痛,月水不通,带脉主之。

《铜人腧穴针灸图经》卷四:带下赤白,里急瘛疭。

《扁鹊神应针灸玉龙经》:带脉、关元多灸,肾败堪攻。

《针灸大成》卷七:主腰腹纵,溶溶如囊水之状。

《东医宝鉴》卷八十五:带脉主灸一切疝,偏坠木肾尽成功,兼灸妇人浊带下,丹田温暖自然停。

27. 五枢

(1) 异名:无。

(2) 穴源:首见于《针灸甲乙经》。

(3) 定位:在侧腹部,当髂前上棘的前方,横平脐下 3 寸处。

(4) 穴性:足少阳、带脉之会。

(5) 主治:阴挺,赤白带下,月经不调,疝气,少腹痛,便秘,腰胯痛。

(6) 释名:五者,数名,五为中数。又为五行之义。此说在阳明大肠经手五里中已述,可参阅。枢者,枢要、关键等之义。《素问·阴阳离合论》:"少阳为枢。"王冰注："枢者，所以主动转之微。"张景岳谓："谓气在表里之间，可出可入，如枢机也。"可参阅督脉经中枢穴。

五枢，《针灸甲乙经》言："在带脉下三寸。一曰：在水道旁一寸五分。"少阳胆经腹部有五穴，本穴之上为京门、带脉，其下为维道、居髎，是穴居中数之位，足少阳、带脉之会，为胆经脉气转输之枢要之处，故名五枢。又：此穴正当人身长度之折中处，扭转身躯或跪拜五体投地时，本穴在腰部转折近髀枢处，故名五枢。五枢，即中枢之意也。

（7）文献辑要

《针灸甲乙经》卷九：男子阴疝，两丸上下，小腹痛，五枢主之。卷十二：妇人下赤白，里急瘛疭，五枢主之。

《资生经》：五枢主小腹痛。

《扁鹊神应针灸玉龙经》：五枢亦治腰间痛，得穴方知病顿轻。

28. 维道

（1）异名：外枢（《针灸甲乙经》）。

（2）穴源：首见于《针灸甲乙经》。

（3）定位：在侧腹部，当髂前上棘的前下方，五枢前下0.5寸。

（4）穴性：足少阳、带脉之会。

（5）主治：腰胯痛，少腹痛，阴挺，疝气，带下，月经不调，水肿。

（6）释名：维者，维系、维络等之谓。《楚辞·天问》："斡维焉系，天极焉加？"《仪礼·大射》："中离维纲，扬触梱复。"《后汉书·陈蕃传》："人君者，摄天地之政，秉四海之维。"说见阳明胃经头维穴。道者，道路、通道之谓，亦有事物规律、到达等之义。说见督脉经神道、阳明胃经水道等穴。

维道，《针灸甲乙经》言："在章门下五寸三分。足少阳、带脉之会。"少阳胆经由五枢后向腹前行至本穴，又从本穴折而后行。是穴为少阳胆经与带脉之交会穴，带脉维系诸脉，本穴为少阳胆经通达带脉之主要通道，维系阴阳脉络之道路，故名维道。带脉、五枢、维道均为胆经与带脉之交会，脉气出入由维道一穴加以维系，体现了本穴对两经脉气输达的关键作用，有别于五枢之枢转，故又别称外枢。

（7）文献辑要

《针灸甲乙经》卷九：咳逆不止，三焦有水气，不能食，维道主之。

29. 居髎

（1）异名：无。

（2）穴源：首见于《针灸甲乙经》。

（3）定位：在髋部，当髂前上棘与股骨大转子最凸点连线的中点处。

（4）穴性：属足少阳经。《针灸甲乙经》：阳跷、足少阳之会。《奇经八脉考》：阳维、足少阳之会。

（5）主治：腰腿痹痛，瘫痪，足痿，疝气。

（6）释名：居，本义作"蹲"，后作"踞"。《说文·尸部》："蹲也。从尸古者，居从古。踞，俗居从足。"徐铉曰："居从古者，言法古也。"《说文解字段注》："古人有坐，有跪，有蹲，有箕踞。跪与坐皆膝着于席，而跪耸其体，坐下其脽……若蹲则足底着地。而下其脽，耸其膝曰蹲。其字亦作竣，原壤夷俟。谓蹲踞而待，不出迎也。若箕踞，则脽着席而伸其脚于前，是曰箕踞。"《左传·哀公元年》："居不重席，室不崇坛。"又坐也。《论语·阳货》："居，吾语女。"又居住、居所。《易·系辞下》："则居可知矣。"《吕氏春秋·达郁》："卒不居赵地。"《谷梁传·僖公二十四年》："居者，居其所也。"《左传·宣公二年》："问其名居，不告而退。"《素问·平人气象论》："肝者，罢极之本，魂之居也。"又占据。《广雅·释言》："居，据也。"《诗经·召南》："维鹊有巢，维鸠居之。"在此，居蕴含更多的是蹲、坐等义。髎者，同"窌"，骨间空隙之谓，前文诸"髎"穴已述。

居髎，《针灸甲乙经》言："在章门下八寸三分，监骨上陷者中。阳跷、足少阳之会。"监骨即今之髂骨，穴居髂骨上陷凹处，当蹲位或端坐位时，其陷凹尤广、尤深，故名居髎。

（7）文献辑要

《铜人腧穴针灸图经》卷四：治腰引少腹痛，肩引胸臂挛急，手臂不得举而至肩。

《类经图翼》：主治肩引胸臂挛急不得举，腰引小腹痛。

30. 环跳

（1）异名：枢中（《素问·缪刺论》），髀厌（《素问·气穴论》王冰注），髀枢（《针灸甲乙经》），镮铫（千金），膑骨（《针灸大全》），分中（《针方》）。

（2）穴源：首见于《针灸甲乙经》。

（3）定位：在股外侧部，侧卧屈股，当股骨大转子最凸点与骶管裂孔连线的外 1/3 与中 1/3 交点处。

（4）穴性：足少阳、太阳之会。

（5）主治：腰胯疼痛，半身不遂，下肢痿痹，遍身风疹，挫闪腰疼，膝踝肿痛不能转侧。

（6）释名：环者，环绕、旋转等之谓。说见太阳膀胱经白环俞穴。跳者，跃起之谓。《说文·足部》："蹶也。从足兆声。一曰跃也。"《释名·释姿容》："条也，如草木枝条务上行也。"《庄子·逍遥游》："东西跳梁，不避高下。"《史记·司马相如传》："驰波跳沫，汩潏漂疾。"《列子·汤问》："邻人京城氏之孀妻有遗男，始龀，跳往助之。"《相马经》："此马好跳，不堪御也。"

环跳，《针灸甲乙经》言："在髀枢中，侧卧伸下足，屈上足取之。足少阳脉气所发。"环与跳，皆言人之状也，环腿方能跃起。穴居髀枢之臀部，取之必环腿（侧卧，屈上腿、伸下腿），是处有凹陷，故名环跳。又有从其治症而言者，环腿难伸，不能跳跃，为腿病的必然之象，本穴为治腿疾之要穴，故名。《东医宝鉴》卷八十九："环跳者，髋骨外向之凹，其形似臼，以纳髀骨之上端如杵者也，名曰机，又名髀枢，即环跳穴处也。"

（7）文献辑要

《针灸甲乙经》卷十：腰胁相引痛急，髀筋瘈，胫痛不可屈伸，痹不仁，环跳主之。

《千金要方》卷三十：主胸胁痛无常处……主髀枢中痛，不可举。

《铜人腧穴针灸图经》卷五：治冷风湿痹，风疹，偏风半身不随，腰胯痛不得转侧。

《针灸大成》卷七：环跳穴痛，恐生附骨疽。

31. 风市

（1）异名：垂手（《医学原始》）。

（2）穴源：首见于《肘后备急方》。

（3）定位：在大腿外侧部的中线上，当腘横纹上 7 寸。或直立垂手时，中指尖处。

（4）穴性：属足少阳经。

（5）主治：中风半身不遂，下肢痿痹，麻木，遍身瘙痒，脚气。

（6）释名：风者，风邪之谓，前文已尽述，风池、翳风、风门等诸"风"穴皆是。市者，市集、聚集等之谓。说见阳明胃经阴市穴。

风市，《肘后备急方》"治风毒脚弱痹满上气又方"中言："次乃灸风市百壮。"是为风市穴最早之载述，《针灸甲乙经》中未载。风为百病之长，风邪伤人，上先受之，然《春秋繁露·五行对》谓："地出云为雨，起气为风。"故下肢亦为易遭受风邪侵袭之部位。穴居大腿外侧，为风气集结之所，与风池同为治风之要穴，偏于治外风，一上一下，风邪无所遁行矣，故名风市。

（7）文献辑要

《千金要方》卷三十：风市主缓纵痿痹，腨肠疼冷不仁……风市主两膝挛痛，引胁拘急，髀胻，或青或焦，或枯或黧如腐木。

《扁鹊神应针灸玉龙经》：膝腿无力身立难，原因风湿致伤残，倘知二市能灸，步履悠然渐自然。

《针灸大成》卷七：主中风腿膝无力，脚气，浑身瘙痒，麻痹，厉风疮。

《东医宝鉴》：主治腿中风湿，疼痛无力，脚气，浑身瘙痒，麻痹等证。

32. 中渎

（1）异名：下渎、大骨外（《医学入门》），中犊（《纲目》）。

（2）穴源：首见于《针灸甲乙经》。

（3）定位：在大腿外侧，当风市下 2 寸，或腘横纹上 5 寸，股外侧肌与股二头肌之间。

（4）穴性：属足少阳经。《铜人腧穴针灸图经》：足少阳络。

（5）主治：下肢痿痹、麻木，半身不遂。

（6）释名：中者，方位之谓，四方之中央为中，左右之间亦为中，并有内义，前文已尽述。渎者，沟渠之谓，泛指河川，说见少阳三焦经四渎穴。

中渎，《针灸甲乙经》言："在髀骨外，膝上五寸，分肉间陷者中。足少阳脉气所发也。"穴居大腿外侧之中，是处由股二头肌与股外侧肌形成间隙，形如大川之沟，脉气通过，如水行于沟渠之中，故名中渎。又有言足之三阳经，由髀枢而下，并列顺行，如川渎之就下者，故喻之为"渎"，本穴在太阳、阳明两经之间，居中，足少阳脉气所发，故名。手足少阳上下同气，下肢之中渎与上肢之四渎有互相应称之意，故有下渎之别称。

（7）文献辑要

《针灸甲乙经》卷十：寒气在分肉间，痛攻上下，筋痹不仁，中渎主之。

《铜人腧穴针灸图经》卷五：治寒气入于分肉之间，痛攻上下，筋痹不仁。

33. 膝阳关

（1）异名：寒府（《素问·骨空论》张介宾注），关阳（《千金要方》），阳陵（《针灸大全》），关陵（《针灸大成》）。

（2）穴源：首见于《针灸甲乙经》。

（3）定位：在膝外侧，当股骨外上髁上方的凹陷处。

（4）穴性：属足少阳经。

（5）主治：膝膑肿痛，腘筋挛急，小腿麻木。

（6）释名：膝者，人身组织及部位名，即膝盖、膝部。古时写作"厀"。《说文·卩部》："胫头卩也。"卩，古时同"节"。《说文解字段注》："厀者在胫之首，股与脚间之卩也。"徐曰："今俗作膝。膝，人之节也。"《释名·释形体》："膝，伸也，可屈伸也。"阳关之义，参阅督脉经腰阳关一穴。

膝阳关，《针灸甲乙经》言："在阳陵泉上三寸，犊鼻外陷者中。"穴居膝部外侧，当股骨外上髁上方的凹陷处，为膝之枢要、关键之处，外属阳位，故名膝阳关，用以区别腰部之腰阳关。

（7）文献辑要

《针灸甲乙经》卷十：膝外廉痛，不可屈伸，胫痹不仁，阳关主之。

《千金要方》卷三十：阳关主呕不止，多涎，主筋挛，膝不得以屈伸，不可以行。

34. 阳陵泉

（1）异名：阳陵（《神应经》）。

（2）穴源：首见于《灵枢·九针十二原》。

（3）定位：在小腿外侧，当腓骨小头前下方凹陷处。

（4）穴性：足少阳经之合穴；八会穴之一，为筋会。

（5）主治：半身不遂，下肢痿痹、麻木，膝肿痛，脚气，胁肋痛，口苦，呕吐，黄疸，小儿惊风，破伤风。

（6）释名：阳者，阴阳之谓，前文尽述，在此指下肢外侧而言。陵者，大阜也，高大、突出之谓，前文亦已尽述。泉者，水出之处，尤以水自地而出者，喻经气之深聚而出也，极泉、水泉、阴陵泉等皆是。

阳陵泉，《灵枢·九针十二原》言："疾高而外者，取之阳之陵泉也。"《灵枢·本输》言：胆"入于阳之陵泉。阳之陵泉，在膝外陷者中也。为合，伸而得之。"《针灸甲乙经》言："在膝下一寸，外廉陷者中。足少阳脉之所入也，为合。"穴居下肢小腿外侧，当腓骨小头前下方凹陷处，是处骨高似陵，穴乃足少阳脉之所入之合穴，经气深聚似泉，内与阴陵泉遥相对应，故名阳陵泉。

《素问·脉要精微论》谓："膝者，筋之府。"本穴为八会穴之筋会，治症主筋病，半身不遂、下肢痿痹之类。

（7）文献辑要

《灵枢·邪气藏府病形》：胆病者，善太息，口苦，呕宿汁，心下澹澹，恐人将捕之，嗌中吩吩然，数唾，在足少阳之本末，亦视其脉之陷下者，灸之。其寒热者，取阳陵泉。

《针灸甲乙经》卷十：髀痹引膝、股外廉痛，不仁，筋急，阳陵泉主之。

《铜人腧穴针灸图经》卷五：治膝伸不得屈，冷痹脚不仁，偏风半身不遂，脚冷无血色。

《扁鹊神应针灸玉龙经》：膝盖红肿鹤膝风，阳陵二穴亦堪攻。

35. 阳交

（1）异名：阳维郄、别阳、足窌（《针灸甲乙经》），阳维（《铜人腧穴针灸图经》），足髎（《类经图翼》）。

（2）穴源：首见于《针灸甲乙经》。

（3）定位：在小腿外侧，当外踝尖上 7 寸，腓骨后缘。

（4）穴性：阳维脉之郄穴。《奇经八脉考》：阳维、足少阳之会。

（5）主治：胸胁胀满疼痛，面肿，惊狂，癫疾，瘈疭，膝股痛，下肢痿痹。

（6）释名：阳与交之义，前文均已尽述。阳者，在此一言小腿之外侧，一言阳经经脉。交者，乃交会、交互之义。

阳交，《针灸甲乙经》言："在内踝上七寸，斜属三阳分肉间。"所言："三阳"者，足阳明、足太阳、阳维之谓，少阳胆经与三阳相交会，即足部四阳相会，又阳维能维系诸阳，本穴即为诸阳之交会，故名阳交。穴居小腿外侧，为阳维之郄，阳维之脉气由此输注。阳交之别称阳维郄、别阳、阳维等，蕴义均同此。又别称足窌、足髎者，言其穴处腓骨与腓肠肌之间，是处凹陷有隙，故有此别称，部位之意会也。

（7）文献辑要

《针灸甲乙经》卷十一：寒热癫疾，噤吤，瘛疭，惊狂，阳交主之。

《千金要方》卷三十：阳交主喉痹，胸满塞，寒热……主胸满肿……主髀枢膝骨痹不仁。

《铜人腧穴针灸图经》卷五：治寒厥，惊狂……面肿；寒痹膝胻不收。

36. 外丘

(1) 异名：外邱（《东医宝鉴》）。

(2) 穴源：首见于《针灸甲乙经》。

(3) 定位：在小腿外侧，当外踝尖上 7 寸，腓骨前缘，平阳交。

(4) 穴性：足少阳经之郄穴。

(5) 主治：颈项强痛，胸胁痛，疯犬伤毒不出，下肢痿痹，癫疾，小儿龟胸。

(6) 释名：外者，方位之称，与内对言，外关、外陵、肩外俞等穴中已明示。丘者，土丘、陵丘等之谓，说见阳明胃经梁丘等穴。

外丘，《针灸甲乙经》言："足少阳郄，少阳所生。在外踝上七寸。"穴居小腿外侧，外踝尖上 7 寸，腓骨前缘，正当腓骨长肌之肌腹隆起处与趾总伸肌之肌腹隆起处之间，其状如丘，故名外丘。为足少阳胆经之郄穴，经气深聚。

(7) 文献辑要

《针灸甲乙经》卷十：肤痛痿痹，外丘主之。

《铜人腧穴针灸图经》卷五：颈项痛，恶风寒，癫疾。

《针灸大成》卷七：癫疾，小儿龟胸。

37. 光明

(1) 异名：无。

(2) 穴源：首见于《灵枢·经脉》。

(3) 定位：在小腿外侧，当外踝尖上 5 寸，腓骨前缘。

(4) 穴性：足少阳经之络穴。

(5) 主治：目痛，夜盲，乳胀痛，膝痛，下肢痿痹，颊肿。

(6) 释名：光者，明也；明者，亮也。《素问·四气调神大论》："天气清净光明者也。"《易·谦》:"天道下济而光明,地道卑而上行。"孔颖达疏:"光明者,谓三光垂耀而显明也。"光明二字字义相同,可参阅太阳膀胱经承光、睛明两穴。光明,在人身多与眼之功能相关。《尚书·洪范》:"视曰明。"《道藏》:"左目神,字英明;右目神,字玄光。"合左右二目之神,称双目即为光明。

光明,《灵枢·经脉》言:"足少阳之别,名曰光明。去踝五寸,别走厥阴,下络足跗。"《针灸甲乙经》言:"足少阳络,在足外踝上五寸,别走厥阴者。"穴居外踝尖上5寸,是处广阔而又明亮,穴属胆经之络穴,少阳经由此别走厥阴肝经。肝胆互为表里,两脉皆上通于目,其精华注于目,肝更是"开窍于目",目能反映肝胆乃指五脏气血之盛衰。本穴具有明目之功,故名光明。

(7)文献辑要

《素问·骨空论》篇:淫泺胫酸,不能久立,治少阳之维,在外踝上五寸。

《针灸甲乙经》卷十:虚则痿躄,坐不能起;实则厥,胫热膝痛,身体不仁,手足偏小,善啮颊,光明主之。

《千金要方》卷三十:光明主腹足清,寒热汗不出。

《针灸大成》卷七:热病汗不出,卒狂。

38. 阳辅

(1)异名:分肉(《针灸大成》)。

(2)穴源:首见于《灵枢·本输》。

(3)定位:在小腿外侧,当外踝尖上4寸,腓骨前缘稍前方。

(4)穴性:足少阳经之经穴。

(5)主治:偏头痛,目外眦痛,缺盆中痛,腋下痛,瘰疬,胸、胁、下肢外侧痛,疟疾,半身不遂。

(6)释名:阳之义,上文已述,在此指小腿外侧。辅者,原意指车辅,引申为辅助等义。《说文·车部》:"人颊车也。"按:"当作木夹车也。"《说文解字段注》:"引申之义为凡相助之称,今则借义行而本义废。"《正韵》:"车辅,两旁夹车木也。"《诗经·小雅》:"其车既载,乃弃尔辅。"疏:"辅以佐车,可解脱之物。今人缚杖于辐,以孩辅车也。"《左传·僖公五年》:"辅车相依,唇亡齿寒。"《易·泰卦》:"辅相天地之宜。"《尚书·说命》:"朝夕纳诲,以辅台德。"《孙子·谋攻》:"夫将者,国之辅也。"辅,在此为辅骨之谓,言辅助之骨。辅骨之义,因其部位不同,所言之骨也不同。在面者,下颌骨称辅车。《释名·释形体》:"辅车,其骨强所以辅持口也,或曰牙车。"手臂部有言辅骨者。《释骨》:"肘大骨之上两起者曰肘外辅骨。"《东医宝鉴》卷八十九:"臂骨者,自肘至腕有正辅二根:其在下而形体长大,连肘尖者为臂骨;其在上而形体短细者,为辅骨,俗名缠骨。"即指尺骨。下肢小腿部也言辅骨者。《释骨》:"侠膝之骨曰辅骨,内曰内辅,外曰外辅。"《东医宝鉴》卷八十九:"胻骨,即膝下踝上之小腿骨,俗名臁胫骨者也。其骨二根,在前者名成骨,又名骭骨,其形粗。在后者名辅骨,其形细,又俗名劳堂骨。"指腓骨。阳辅之辅,当指腓骨而言。

阳辅,《灵枢·本输》言:胆"行于阳辅。阳辅外踝之上辅骨之前及绝骨之端也。为经。"《针灸甲乙经》言:"在足外踝上四寸,辅骨前,绝骨端,如前三分,去丘墟七寸。足少阳脉之所行也。为经。"穴居小腿腓骨之前缘,为少阳胆经"所行"之经穴,腓骨乃辅骨之谓,故名阳辅。

(7)文献辑要

《针灸甲乙经》卷八:寒热酸痟,四肢不举,腋下肿,马刀瘘,喉痹,髀膝胫骨摇,酸痹不仁,阳辅主之。

《千金要方》卷三十:阳辅主胸胁痛。

《铜人腧穴针灸图经》卷五:治腰溶溶如坐水中,膝下肤肿,筋挛,诸节尽痛,痛无常处……风痹不仁。

《针灸大成》卷七:厥逆,口苦太息,心胁痛,面尘,头角颔痛,目锐眦痛,缺盆中肿痛,汗出振寒,疟,胸中、胁、肋、髀、膝外至绝骨外踝前痛,善洁面青。

《金鉴歌》卷八十五:阳辅主治膝酸痛,腰间溶溶如水浸,肤肿筋挛诸瘘痹,偏风不遂灸功深。

39. 悬钟

（1）异名：髓孔（《灸法图残卷》），绝骨（《千金要方》）。

（2）穴源：首见于《针灸甲乙经》。

（3）定位：在小腿外侧，当外踝尖上3寸，腓骨前缘。

（4）穴性：八会穴之一，为髓会。《针灸甲乙经》：足三阳络。《铜人腧穴针灸图经》：足三阳之大络。

（5）主治：半身不遂，颈项强痛，胸腹胀满，胁肋疼痛，膝腿痛，脚气，腋下肿。

（6）释名：悬乃托空不着物之称，悬空、悬挂之类，说见督脉经悬枢、本经悬颅及悬厘等穴。钟乃酒器、乐器等之谓，引申为聚集、钟聚等义，说见太阴肾经大钟穴。

悬钟，《针灸甲乙经》言："在足外踝上三寸动者脉中，足三阳络，按之阳明脉绝乃取之。"穴居小腿之下部，少阳胆经至此向下垂行，未及于足，有如悬象。是处有"动者脉"，即胫前动脉，血气行于其中，汩汩有声，似钟乐之音，故名悬钟。又言，此处为昔时小儿悬带响铃似钟而得名，为一说。此穴又名绝骨，乃胫部两骨似合而又不合，间有隔绝之处，故名。此穴为八会穴之髓会，髓者，骨之精髓之谓，为肾所主，乃人身之根本。髓海不足，则脑转耳鸣，目视不明，"钟漏并歇"。耳不得闻钟乐之声，目不得视漏刻之明，本穴主之，盖因此穴钟聚髓海之精气也。

（7）文献辑要

《针灸甲乙经》卷九：腹满，胃中有热，不嗜食，悬钟主之。

《铜人腧穴针灸图经》卷五：足不收履，坐不能起。

《针灸聚英》卷四：四肢回还脉气浮，须晓阴阳倒换求，寒则须补绝骨是，热则绝骨泻无忧。

《针灸大成》卷七：脑疽，大小便涩，鼻中干，烦满狂易，中风手足不随。

40. 丘墟

（1）异名：坵墟（《医学入门》），邱墟（《东医宝鉴》）。

（2）穴源：首见于《灵枢·本输》。

（3）定位：在外踝的前下方，当趾长伸肌腱的外侧凹陷处。

（4）穴性：足少阳经之原穴。

（5）主治：颈项痛，腋下肿，胸胁痛，下肢痿痹，外踝肿痛，疟疾，疝气，目赤肿痛，目生翳膜，中风偏瘫。

（6）释名：丘者，陵丘、土丘等之谓。前文已述，参见阳明胃经梁丘、本经外丘等穴。墟者，大丘之称，说见少阴肾经灵墟穴。

丘墟，《灵枢·本输》言：胆"过于丘墟。丘墟，外踝之前下陷者中也。为原。"《针灸甲乙经》言："在足外廉踝下如前陷者中，去临泣一寸。足少阳脉之所过也，为原。"穴居外踝前下方之凹陷处，外踝高凸似大丘，故名丘墟。此穴为胆经之原穴，少阳脉气留止之处，有疏解少阳、养肝健脾之功。

（7）文献辑要

《针灸甲乙经》卷七：目视不明，振寒，目翳，瞳子不见，腰两胁痛，脚酸转筋，丘墟主之……疟，振寒，腋下肿，丘墟主之。

《千金要方》卷三十：主胸痛如刺……主膝股肿，胻酸转筋……主狂言非常……主脚急肿痛，战掉不能久立，跗筋足挛。

《针灸大成》卷五：胆经之穴何病主，胸胁肋痛足不举，面体不泽头目疼，缺盆腋肿汗如雨，颈项瘿瘤坚似铁，疟生寒热连骨髓，以上病症欲除之，须向丘墟、蠡沟取。

41. 足临泣

（1）异名：无。

（2）穴源：首见于《灵枢·本输》。

（3）定位：在足背外侧，当足 4 趾本节（第 4 跖趾结节）的后方，即地 4、5 跖骨结合部的前方，小趾伸肌腱的外侧凹陷处。

（4）穴性：足少阳经之输穴；八脉交会穴之一，通带脉。

（5）主治：头痛，目外眦痛，目眩，乳痈，瘰疬，胁肋痛，疟疾，中风偏瘫，痹痛不仁，足跗肿痛。

（6）释名：足者，脚及足部之谓，阳明胃经足三里穴中已述。临泣之义，本经头临泣穴尽述，可参阅，足临泣自是为了区别头临泣而言。

足临泣，《灵枢·本输》言：胆"注于临泣。临泣，上行一寸半，陷者中也。为俞。"《针灸甲乙经》言："在足小指次指本节后间陷者中，去侠溪一寸五分。足少阳脉之所注也，为俞。"一言本穴位于足部，其脉气上通于目，主目疾，目者，泣之所出，故名足临泣。此说全由字面之义，与头临泣之义无小异，颇觉牵强。查考"临"字，有治理、管理之义。《韩非子·十过》："少欲，则能临其众。"《论语·雍也》："居敬而行简，以临其民，不亦可乎？"而"泣"字，古时又与"涩"通，凝涩不通或坚涩不畅等之义。《素问·五藏生成论》："血凝于肤者为痹，凝于脉者为泣。"由此，临泣可解为疏通涩滞，即疏经、通经之谓，喻本穴对凝滞郁闭之疾者有疏通之功，即言其疏肝解郁、疏经理气作用，故名足临泣，义更胜。

（7）文献辑要

《针灸甲乙经》卷八：胸中满，腋下肿，马刀瘘，善自啮舌颊，天牖中肿，淫泺胫酸，头眩，枕骨颔腮肿，目涩身痹，洒淅振寒，季胁支满，寒热，胸胁腰腹膝外廉痛，临泣主之。

《千金要方》卷三十：临泣主腋下肿，胸中满……主咳逆……主狂易多言不休，目上反。

《扁鹊神应针灸玉龙经》：两足有水临泣泻。

《针灸聚英》卷四：兼三里，治耳蝉鸣，腰欲折。

《针灸大成》卷五：手足中风不举，痛麻发热拘挛，头风痛肿项颞连，眼肿赤疼头旋。齿痛耳聋咽肿，浮风瘙痒筋牵，腿疼胁胀肋肢偏，临泣针时有验。

42. 地五会

（1）异名：无。

（2）穴源：首见于《针灸甲乙经》。

（3）定位：在足背外侧，当足4趾本节（第4趾关节）的后方，第4、5跖骨之间，小趾伸肌腱的内侧缘。

（4）穴性：属足少阳经。

（5）主治：头痛，目赤痛，耳鸣，耳聋，胸满，胁痛，腋肿，乳痈，跗肿。

（6）释名：地者，大地、地面等之称。《说文·土部》："元气初分，轻清阳为天，重浊阴为地。万物所陈列也。"《释名·释地》："地者，底也，其体底下，载万物也。亦言谛也，五土所生莫不信谛也。"可参阅阳明胃经地仓、太阴脾经地机等穴。地在此指代足。《灵枢·邪客》："天圆地方，人头圆足方以应之。"五乃数词，五为中数，又有五行之义。参阅阳明大肠经手五里、本经五枢等穴。会乃交会、会聚等之谓，前文已尽述。

地五会，《针灸甲乙经》言："在足小指次指本节后间陷者中。"此穴行足少阳之脉气，少阳属阳木，与肝之阴木共主生发。阳木之生发尤言升发，阳促阴之升也。本穴乃足少阳经与足部其他五经之气会合处，勃勃生机以使阴升阳降也，正如《素问·厥论》所言："阳气起于足五指之表"，故名地五会。

（7）文献辑要

《针灸甲乙经》卷十一：内伤唾血不足，外无膏泽，刺地五会。

《千金要方》卷三十：主腋下肿。

《铜人腧穴针灸图经》卷五：足外皮肤不泽，乳肿。

43. 侠溪

（1）异名：无。

（2）穴源：首见于《灵枢·本输》。

（3）定位：在足背外侧，当第4、5趾间，趾蹼缘后方赤白肉际处。

（4）穴性：足少阳经之荥穴。

（5）主治：头痛，眩晕，惊悸，耳鸣，耳聋，目外眦赤痛，颊肿，胸胁痛，膝股痛，足跗肿痛，疟疾。

（6）释名：侠，通"夹""挟"，其义在太阴肺经侠白穴中已尽述，可参阅。溪，同"溪"，溪谷、溪涧等之义。此义前文已述，阳溪、解溪、天溪、太溪等诸多"溪"穴皆是。

侠溪，《灵枢·本输》言：胆"溜于侠溪。侠溪，足小指次指之间也。为荥。"《针灸甲乙经》言："在足小指次指二歧骨间，本节前陷者中。足少阳脉之所溜也，为荥。"穴处足第4、5趾间，如谷侠两旁，形似溪涧，故名侠溪。

（7）文献辑要

《针灸甲乙经》卷七：膝外廉痛，热病汗不出，目外眦赤痛，头眩，两颔痛，寒逆泣出，耳鸣聋，多汗，目痒，胸中痛，不可反侧，痛无常处，侠溪主之。

《千金要方》卷三十：热病……热去四逆，喘气，偏风，身汗出而清，皆取侠溪……侠溪主疟，足痛……主腋下肿，马刀瘘……主少腹坚痛，月水不通……主乳肿痈溃。

44. 足窍阴

（1）异名：无。

（2）穴源：首见于《灵枢·本输》。

（3）定位：在第4趾末节外侧，距趾甲角0.1寸。

（4）穴性：足少阳经之井穴。

（5）主治：偏头痛，目眩，目赤肿痛，耳聋，耳鸣，喉痹，胸胁痛，足跗肿痛，多梦，热病。

（6）释名：足之义，本经足临泣穴中已详述；窍阴之义，本经头窍阴穴中亦已阐述。可参阅。

足窍阴，《灵枢·本输》言："胆出于窍阴。窍阴者，足小指次指之端也。为井金。"《针灸甲乙经》言："在足小指次指之端，去爪甲角如韭叶。足少阳脉之所出也，为井。"足之三阳循行均由头至足，三阳所出之井穴皆示意为阳终阴始，各具阴象而转行于各自表里的阴经，蕴有"阳根于阴"之义，足少阳之井出窍阴，故从其例名为足窍阴。窍者，一言足少阳之经通肝之窍，言其经脉之交接者也；一言足少阳脉气注前后二阴之窍，言其治症者也。

（7）文献辑要

《素问·缪刺论》篇：邪客于足少阳之络，令人胁痛不得息，咳而汗出，刺足小指次指爪甲上与肉交者，各一痏。不得息立已，汗出立止，咳者温衣饮食，一日已，左刺右，右刺左，病立已。不已，复刺如法。

《针灸甲乙经》卷七：手足清，烦热汗不出，手肢转筋，头痛如锥刺之，循循然不可以动，动益烦心，喉痹，舌卷口干，臂内廉痛不可及头，耳聋鸣，窍阴主之。

《千金要方》卷三十：主颔痛，引耳蝴蝴，耳鸣无所闻……主臂不及头……主胁痛咳逆。

《针灸大成》卷七：卒聋，魇梦，目痛，小眦痛。

第十四章　足厥阴肝经

一、经脉

1. 循行　肝足厥阴之脉，起于大指丛毛之际，上循足跗上廉，去内踝一寸，上踝八寸，交出太阴之后，上腘内廉，循股阴，入毛中，过阴器，抵小腹，挟胃，属肝，络胆，上贯膈，布胁肋，循喉咙之后，上入颃颡，连目系，上出额，与督脉会于巅。

其支者，从目系下颊里，环唇内。

其支者，复从肝，别贯膈，上注肺（《灵枢·经脉》）。

2. 病候　是动则病，腰痛不可以俛仰，丈夫㿉疝，妇人少腹肿，甚则嗌干，面尘脱色。

是主肝所生病者，胸满，呕逆，飧泄，狐疝，遗溺，闭癃（《灵枢·经脉》）。

二、腧穴

足厥阴肝经经穴分布在足背，内踝前，胫骨内侧面，前阴，胁肋部。起于大敦，止于期门，左右各 14 穴。

1. 大敦

（1）异名：三毛（《素问·缪刺论》），水泉（《千金要方》），大训（《西方子明堂灸经》），大顺（《医学正传》）。

（2）穴源：首见于《灵枢·本输》。

（3）定位：在足大趾末节外侧，距趾甲角0.1寸。

（4）穴性：足厥阴经之井穴。

（5）主治：疝气，缩阴，阴中痛，月经不调，血崩，尿血，癃闭，遗尿，淋疾，癫狂，痫证，少腹痛。

（6）释名：大者，宽广、高大、丰富等之义，与小对言，前文尽述。敦者，原意为怒责，现多作敦厚义，蕴大、广、笃、固等义。《说文·攴部》："怒也，诋也。一曰谁何也?"《说文解字段注》："按：心部惇，厚也。然则凡云敦厚者，皆假敦为惇。此字本义训责问，故从攴。"《易·临卦》："敦临，吉，无咎。"疏："厚也。"《左传·成公十三年》："勤礼莫如致敬，尽力莫如敦笃。"《韩非子·难言》："敦祗恭厚，鲠固慎完。"《礼记·乐记》："乐者敦和，率神而从天。"《尔雅·释丘》："丘一成为敦丘，再成为陶丘。"《素问·五常政大论》："何谓太过……土曰敦阜。"《扬子·方言》："敦，大也。"敦，又为古时一种盛黍大腹之器，音"对"，盖及器身都作半圆球形，各有三足或圈足，上下合成球形。《周礼·天官》："若合诸侯，则共珠盘玉敦。"注："敦，盘类，古者以盘盛血，以敦盛食。"《金匮要略·妇人杂病脉证并治》："妇人少腹满，如敦状。"引申为肥厚之义。

大敦，《灵枢·本输》言："肝出于大敦。大敦者，足大指之端及三毛之中也，为井木。"《素问·阴阳离合论》言："厥阴根起于大敦。"《针灸甲乙经》言："肝出大敦，大敦者，木也。在足大指端，去爪甲角如韭叶及三毛中。足厥阴脉之所出也。为井。"本穴系厥阴之井穴，承足少阳之气聚于足之大趾，经气犹如充盛的泉水一样，从此处源源不断地涌出。穴居大趾端肌肉丰厚、汗毛聚集之处，是处敦厚，形似圆盖之敦器，故名大敦。大敦之诸多别称，一言其部位之特点，一言脉气之顺接，均可会意而得。

（7）文献辑要

《针灸甲乙经》卷九：卒心痛，汗出，大敦主之，出血立已……阴跳遗溺，小便难而痛，阴上入腹中，寒疝，阴挺出，偏大肿，腹脐痛，腹中悒悒不乐，大敦主之。

《千金要方》卷五：气癩，灸足厥阴大敦，左灸右，右灸左，各一壮。小儿阴肿，灸大敦七壮……治小儿遗溺方：遗溺，灸脐下一寸半，随年壮；又灸大敦三壮，亦治溺血。

《扁鹊神应针灸玉龙经》：治寒湿脚气。治七疝，肝心痛，腹胀脐下急，中热，尸厥，血崩。

《医学入门》卷一：主诸疝，阴囊肿，脑衄，破伤风，小儿急慢惊风等证。

2. 行间

（1）异名：无。

（2）穴源：首见于《灵枢·本输》。

（3）定位：在足背侧，当第1、2趾间，趾蹼缘的后方赤白肉际处。

（4）穴性：足厥阴经之荥穴。

（5）主治：月经过多，闭经，痛经，白带，阴中痛，遗尿，淋疾，疝气，胸胁满痛，呃逆，咳嗽，洞泄，头痛，眩晕，目赤痛，青盲，中风，癫痫，瘈疭，失眠，口喎，膝肿，下肢内侧痛，足跗肿痛。

（6）释名：行者，行走、行动、行道、行列等之谓。《说文·行部》："人之步趋也。"《说文解字段注》："步，行也。趋，走也。二者一徐一疾，皆谓之行，统言之也。《尔雅》：室中谓之时，堂上谓之行，堂下谓之步，门外谓之趋，中庭谓之走，大路谓之奔。析言之也。引申为巡行、行列、行事、德行。"《释名·释姿容》："两脚进曰行。行，抗也，抗足而前也。"《史记·扁鹊仓公列传》："气已上行，至头而动，故头痛。"《广韵》："适也，往也，去也。"《诗经·小雅》："行有死人，尚或墐之。"《后汉书·应奉传》："读书五行并下。"间者，间隙、中间等之义，阳明大肠经二间、三间等穴中已述，可参阅。

行间，《灵枢·本输》言：肝"溜于行间。行间足大指间也，为荥。"《针灸甲乙经》言："行间者，火也，在足大指间动脉陷者中，足厥阴之所溜也，为荥。"穴居第1、2趾缝端，足厥阴之荥穴，喻其脉行于两趾之间而入本穴，犹脉气流行之间隙，故名行间。《古法新解会元针灸学》言："行间者，通行筋经，骨缝关节膏泽肢膜相隔之中间。又因人癎风痰热冲闭，心包不开，转因肝能生心，心生血入肝，肝气遇冲逆而发癎风，泻行间，泻肝经怒气，以定癎风，故名行间。"

（7）文献辑要

《针灸甲乙经》卷九：善惊，悲不乐，厥，胫足下热，面尽热，渴，行间主之……溺难痛，白浊，卒疝，少腹肿，咳逆，呕吐，卒阴跳，腰痛不可以俯仰，面苍黑热，腹中膹满，身热，厥痛，行间主之。

《扁鹊神应针灸玉龙经》：治水蛊胀满，心疼，咳逆，吐血，咽干，寒疝，溺难，腰痛，脚气红肿。

《东医宝鉴》卷八十五：行间穴治儿惊风，更刺妇人血蛊癥，浑身肿胀单腹胀，先补后泻自然平。

3. 太冲

（1）异名：大冲（《太平圣惠方》）。

（2）穴源：首见于《灵枢·木输》。

（3）定位：在足背侧，当第1跖骨间隙的后方凹陷处。

（4）穴性：足厥阴经之输穴、原穴。

（5）主治：头痛，眩晕，疝气，月经不调，癃闭，遗尿，小儿惊风，癫狂，痫证，胁痛，腹胀，黄疸，呕逆，咽痛嗌干，目赤肿痛，膝股内侧痛，足跗肿，下肢痿痹。

（6）释名：太者，大而尤甚于大之义，说见太阴肺经太渊、太阴脾经太白、少阴肾经太溪等穴。冲者，冲要、关键、上冲等之义，前文尽述，气冲、冲阳、冲门、天冲等皆是。冲，又指代奇经之冲脉。《素问·上古天真论》："女子二七而天癸至，任脉通，太冲脉盛，月事以时下，故有子。"王冰谓："太冲者，肾脉与冲脉合而盛大，故曰太冲。"姚止庵谓："任、冲，奇经脉也。肾气全盛，经气流通，冲为血海，任主胞胎，二者相资，故能有子。"

太冲，《灵枢·本输》言：肝"注于太冲。太冲，行间上二寸陷者之中也。

为俞。"《素问·水热穴论》："此肾脉之下行，名曰太冲。"《针灸甲乙经》言："太冲者，土也。在足大指本节后二寸，或曰一寸五分，陷者中。足厥阴脉之所注也，为俞。"穴居足背，为肝经之俞穴、原穴，与冲阳紧邻，冲阳因太冲而得名，太冲亦较冲阳为尊贵，喻脉气之充盈盛大，为肝经之要穴，故名太冲。

（7）文献辑要

《针灸甲乙经》卷八：呕，厥寒，时有微热，胁下楮满，喉痛，嗌干，膝外廉痛，淫泺胫酸，腋下肿，马刀瘘，肩肿，吻伤痛，太冲主之……环脐痛，阴骞，两丸缩，坚痛不得卧，太冲主之。

《千金翼方》卷二十六：产后出汗不止，刺太冲急补之。卷二十七：凡上气冷发，腹中雷鸣转叫，呕逆不食，灸太冲不限壮数，从痛至不痛止。

《针灸大全》卷一：能医惊痫风，咽喉并心胀，两足不能行，七疝偏坠肿，眼目似云蒙，亦能疗腰痛，针下有神功。

《针灸大成》卷七：主心痛脉弦，马黄，瘟疫，肩肿吻伤，虚劳浮肿，腰引小腹痛，两丸骞缩，溏泄，遗溺，阴痛，面目苍色，胸胁支满，足寒，肝心痛，苍然如死状，终日不得息，大便难，便血，小便淋，小肠疝气痛，癞疝，小便不利，呕血呕逆，发寒，嗌干善渴，肘肿，内踝前痛，淫泺，胻酸，腋下马刀疡瘘，唇肿，女子漏下不止，小儿卒疝。

《东医宝鉴》卷八十五：太冲主治肿胀满，行动艰辛步履难，兼治霍乱吐泻症，手足转筋灸可痊。

4. 中封

（1）异名：悬泉（《千金要方》），垂泉（《圣济总录》）。

（2）穴源：首见于《灵枢·本输》。

（3）定位：在足背侧，当足内踝前，商丘与解溪连线之间，胫骨前肌腱的内侧凹陷处。

（4）穴性：足厥阴经之经穴。

（5）主治：疝气，阴茎痛，遗精，小便不利，黄疸，胸腹胀满，腰痛，足冷，内踝肿痛。

（6）释名：中者，方位之称，四方之中央为中，前后左右之间亦为中，又有"内"之义，前文尽述，可参阅。封者，本意为疆界、田界，引为封赏、册封等意。说见少阴肾经神封穴。

中封，《灵枢·本输》言：肝"行于中封。中封，内踝之前一寸半，陷者之中，使逆则宛，使和则通，摇足而得之。为经。"《针灸甲乙经》言："中封者，金也。在足内踝前一寸，仰足取之，陷者中，伸足乃得之。足厥阴脉之所行也，为经。"穴居足内踝前，仰足见凹陷，伸足显两筋，即拇长伸肌腱与胫跟部内侧韧带之间，犹踝前筋肉封聚之处，故名中封。

（7）文献辑要

《针灸甲乙经》卷十一：身黄时有微热，不嗜食，膝内廉内踝前痛，少气，身体重，中封主之。

《千金要方》卷三十：中封主癫疝，阴暴痛，痿厥，身体不仁。

《千金翼方》卷二十六：治失精筋挛，阴缩入腹，相引痛，灸中封五十壮。

《针灸大成》卷七：主痎疟，色苍苍，发振寒，小腹肿痛，食快快绕脐痛，五淋不得小便，足厥冷，身黄有微热，不嗜食，身体不仁，寒疝，腰中痛，或身微热，痿厥失精，筋挛，阴缩入腹相引痛。

《东医宝鉴》卷八十五：中封主治遗精病，阴缩五淋溲便难，膁胀癀气随年灸，三里合灸步履艰。

5. 蠡沟

（1）异名：交仪（《千金要方》）。

（2）穴源：首见于《灵枢·经脉》。

（3）定位：在小腿内侧，当足内踝尖上 5 寸，胫骨内侧面的中央。

（4）穴性：足厥阴经之络穴。

（5）主治：月经不调，赤白带下，阴挺，阴痒，疝气，小便不利，睾丸肿痛，小腹痛，腰背拘急不可俯仰，胫部酸痛。

（6）释名：蠡者，一言虫啮木，一言瓢。《说文·蚰部》："虫啮木中也。"《说文解字段注》："此非虫名，乃谓蠡之食木曰蠡也……蠡之言劙也，如刀之劙物。"《说文·瓠部》："瓢，蠡也。"《说文解字段注》："以一瓠劙为二曰瓢，亦曰蠡。"《孟子·尽心下》："以追蠡。"赵岐注："蠡，欲绝之貌也。"《汉书·东方朔传》："以蠡测海。"以"蠡"借喻"小"之义。《扬子·方言》："参、蠡，分也。"郭注："谓分割也，齐曰参，楚曰蠡。"沟者，水道、水渎之谓，狭小之溪称之为沟。《释名·释水》："水注谷曰沟，田间之水亦曰沟。沟，构也，纵横相交构也。"说见督脉经水沟、三焦经支沟等穴。

蠡沟，《灵枢·经脉》言："足厥阴之别，名曰蠡沟。去内踝五寸，别走少阳。"《针灸甲乙经》言："足厥阴之络，在足内踝上五寸，别走少阳。"穴居小腿内测，足厥阴之络，由此别走足少阳经。别者，支脉也，较正经显得细小，故曰"蠡"。本穴在胫骨与腓肠肌之间，脉气流注，形似沟渎，故名蠡沟。又言，腓肠肌其形犹瓢，穴在其沟间，故名。杨上善谓："蠡，瓢勺也。胻骨之内，上下虚处，有似瓢勺渠沟，此因名曰蠡沟。"《采艾编》则言："蠡沟，此为小沟，下应脾经，为漏谷交流之沟，别走少阳胆。"亦为一说。

（7）文献辑要

《素问·刺腰痛论》：厥阴之脉，令人腰痛，腰中如张弓弩弦……其病令人善言，默默然不慧，刺之三痏。

《灵枢·经脉》：其病气逆则睾肿，卒疝，实则挺长，虚则暴痒，取之所别也。

《针灸甲乙经》卷九：阴跳，腰痛，实则挺长，寒热，挛，阴暴痛，遗溺，偏大，虚则暴痒，气逆，肿睾，卒疝，小便不利如癃状，数噫，恐悸，气不足，腹中悒悒，少腹痛，嗌中有热，如有息肉状，如着欲出，背挛不可俯仰，蠡沟主之。

《扁鹊神应针灸玉龙经》：治项急腹痛，足寒腿酸，卒疝，小便不利，肾脏风痒，妇人月水不调，赤白带下，脐下积疼。

《针灸大成》卷七：主疝痛，小腹胀满，暴痛如癃闭，数噫，恐悸，少气不足，悒悒不乐，咽中闷如有息肉，背拘急不可俯仰，小便不利，脐下积气如石，足胫寒酸，屈伸难，女子赤白带下，月水不调，气逆则睾丸卒痛，实则挺长，泻之；虚则暴痒，补之。

6. 中都

（1）异名：中郄（《千金要方》），太阴（《外台秘要》）。

（2）穴源：首见于《针灸甲乙经》。

（3）定位：在小腿内侧，当足内踝尖上7寸，胫骨内侧面的中央。

（4）穴性：足厥阴经之郄穴。

（5）主治：胁痛，腹胀，泄泻，疝气，小腹痛，崩漏，恶露不尽。

（6）释名：中之义，上文及前文已尽述，可参阅。都者，会、聚、率等义，泽中有丘曰都，流水所聚之处曰都，头目、首领之称亦曰都，"中都"词义可参阅太阴脾经"大都"一穴。

中都，《针灸甲乙经》言："足厥阴郄，在内踝上七寸胻骨中，与少阴相直。"本穴直上有足太阴之阴陵泉，下有本经之蠡沟，后有漏谷，前有足阳明之条口、巨虚。四周诸穴，具有凹下如泽之意，本穴居其当中，犹泽中之丘也，颇合"都"字之义。又因本穴为足厥阴之郄穴，乃脉气之深聚之处，穴处胫骨之中部，故名中都。

（7）文献辑要

《针灸甲乙经》卷三：肠澼，中郄主之……崩中，腹上下痛，中郄主之。

《千金要方》卷三十：主足下热，胫寒不能久立，湿痹不能行……中都主癫疝，崩中。

《铜人腧穴针灸图经》卷五：治肠澼癫疝，少腹痛，妇人崩中，因产恶露不绝。

《针灸大成》卷七：主肠澼，癫疝，小腹痛不能行立，胫寒，妇人崩中，产后恶露不绝。

7. 膝关

（1）异名：膝开（《外台秘要》）。

（2）穴源：首见于《针灸甲乙经》。

（3）定位：在小腿内侧，当胫骨内髁的后下方，阴陵泉后1寸，腓肠肌内侧头的上部。

（4）穴性：属足厥阴经。

（5）主治：膝膑肿痛，寒湿走注，历节风痛，下肢痿痹。

（6）释名：膝者，人体组织及部位之谓，指膝关节与膝部。关者，关要、关隘、枢机等之谓，前文尽述，关元、上关、下关、关冲、髀关、内关、外关等诸"关"穴皆是，可参阅。

膝关，《针灸甲乙经》言："在犊鼻下二寸陷者中。足厥阴脉气所发。"穴居膝关节内侧，为通利膝部生膏泽之阴关，主以膝病，故名膝关，或膝阴关，对之于膝外侧胆经之膝阳关。

（7）文献辑要

《针灸甲乙经》卷十：膝内廉痛引膑不可屈伸，连腹引咽喉痛，膝关主之。

《铜人腧穴针灸图经》卷五：治风痹，膝内痛引膑不可屈伸，喉咽中痛。

《类经图翼》卷八：主治风痹，膝内肿痛引膑不可屈伸，及寒湿走注，白虎历节风痛，不能举动，咽喉中痛。

8. 曲泉

（1）异名：无。

（2）穴源：首见于《灵枢·本输》。

（3）定位：在膝内侧，屈膝，当膝关节内侧端，股骨内侧髁的后缘，半腱肌、半膜肌止端的前缘凹陷处。

（4）穴性：足厥阴经之合穴。

（5）主治：月经不调，痛经，白带，阴挺，阴痒，产后腹痛，遗精，阳痿，疝气，小便不利，头痛，目眩，癫狂，膝膑肿痛，下肢痿痹。

（6）释名：曲者，屈曲、不直之义，地形弯折处亦名曲。此说前文已尽述，曲骨、曲池、曲垣、商曲、曲鬓等诸"曲"穴皆是。泉者，水聚而出之谓，极泉、水泉、阴陵泉、阳陵泉等穴中已尽述。

曲泉，《灵枢·本输》言：肝"入于曲泉。曲泉辅骨之下，大筋之上也，屈膝而得之。为合。"《针灸甲乙经》言："曲泉者，水也。在膝内辅骨下，大筋上，小筋下，陷者中，屈膝得之。足厥阴脉之所入也，为合。"穴居膝关节内侧端，曲膝乃得。本穴为肝经之合穴，穴性属水，为足厥阴脉气聚合之处，似泉，汩汩而出，由此上输，故名曲泉。

（7）文献辑要

《灵枢·厥病》：病注下血，取曲泉。

《针灸甲乙经》卷十二：女子疝瘕，按之如以汤沃两股中，少腹肿，阴挺出痛，经水来下，阴中肿，或痒，漉青汁若葵羹。血闭无子，不嗜食，曲泉主之。

《千金要方》卷二十七：曲泉主癃闭阴痿，主溏泄痢注下血，主腹肿，主筋挛膝不得屈伸，不可以行；主身热头痛汗不出，主癫疝阴跳痛引脐中，不尿阴痿，又云痛引茎中。

《针灸大成》卷七：主癀疝，阴股痛，小便难，腹胁支满，癃闭，少气，泄利，四肢不举，实则身目眩痛，汗不出，目䀮䀮，膝关痛，筋挛不可屈伸，发狂，衄血下血，喘呼，小腹痛引咽喉，房劳失精，身体极痛，泄水下痢脓血，阴肿，阴茎痛，胻肿，膝胫冷疼，女子血瘕，按之如汤浸股内，小腹肿，阴挺出，阴痒。

《东医宝鉴》卷八十五：曲泉癀疝阴股痛，足膝胫冷久失精，兼治女子阴挺痒，少腹冷痛血瘕症。

9. 阴包

（1）异名：阴胞（《针灸大全》）。

（2）穴源：首见于《针灸甲乙经》。

（3）定位：在大腿内侧，当股骨上髁上4寸，股内肌与缝匠肌之间。

（4）穴性：属足厥阴经。

（5）主治：月经不调，遗尿，小便不利，腰骶痛引小腹。

（6）释名：阴者，阴阳之谓，与阳相对，此说前文已尽述。阴，在此一言部位，大腿之内侧；一言经脉，足厥阴之称。包者，包藏、包罗、包容等义，又有胞妊之义。说见太阴脾经大包一穴。

阴包，《针灸甲乙经》言："在膝上四寸股内廉两筋间，足厥阴别走太阴。"本穴位于大腿内侧，当股内侧肌与缝匠肌之间凹陷中，犹如阴部之虚大有容之处，包藏厥阴之脉气，且别走足太阴，故名阴包。又因其治症以月经、胞宫为主，故别称阴胞。

（7）文献辑要

《针灸甲乙经》卷九：腰痛，少腹痛，阴包主之。

《太平圣惠方》：主腰痛连小腹肿，小便不利，及月水不调者也。

《铜人腧穴针灸图经》卷五：治腰尻引中腹痛，遗溺不禁。

《针灸聚英》卷一：主腰尻引小腹痛，小便难，遗溺，妇人月水不调。

10. 足五里

（1）异名：五里（《针灸甲乙经》）。

（2）穴源：首见于《针灸甲乙经》。

（3）定位：在大腿内侧，当气冲直下3寸，大腿根部，耻骨结节的下方，长收肌的外缘。

（4）穴性：属足厥阴经。

（5）主治：少腹胀痛，小便不通，阴挺，睾丸肿痛，嗜卧，四肢倦怠，颈疬。

（6）释名：足者，俗称为脚，言人体之组织与部位。以"足"命名腧穴者，有足三里、足临泣、足窍阴、足通谷等。五里之义，阳明大肠经"手五里"一穴已尽述，可参阅。

足五里，《针灸甲乙经》言："在阴廉下，去气冲三寸，阴股中动脉。"穴居大腿之内侧，为厥阴经尽处前数第5个腧穴，《医经理解》称之为"五脏之里道"。本穴居脾经之箕门穴上5寸，居大脉之中，治症关乎五脏之肢体疾患，故名足五里。手足相应，应于手部之手五里穴。

（7）文献辑要

《针灸甲乙经》卷三：少腹中满，热闭不得溺，足五里主之。

《千金要方》卷三十：主心下胀满而痛，上气。

《铜人腧穴针灸图经》卷五：治肠中满，热闭不得溺。

《针灸聚英》卷一：主肠中满，热闭不得溺，风劳，嗜卧。

《类经图翼》：主治肠风热闭不得溺，风劳嗜卧，四肢不能举。

11. 阴廉

（1）异名：无。

（2）穴源：首见于《针灸甲乙经》。

（3）定位：在大腿内侧，当气冲直下 2 寸，大腿根部，耻骨结节的下方，长收肌的外缘。

（4）穴性：属足厥阴经。

（5）主治：月经不调，赤白带下，少腹疼痛，股内侧痛，下肢挛急。

（6）释名：阴之义，上文及前文尽述，可参阅。廉者，边缘、侧边等之谓，任脉经廉泉、阳明大肠经上廉和下廉等穴中已述。

阴廉，《针灸甲乙经》言："在羊矢下，去气冲二寸动脉中。"穴居股内侧外边纹缝中，即前阴部耻骨下方的边缘有棱处，又为足厥阴之腧穴，故名阴廉。《采艾编》谓："阴廉，言至阴幽之廉隅也。"

（7）文献辑要

《针灸甲乙经》卷十二：妇人绝产，若未曾生产，阴廉主之。

《铜人腧穴针灸图经》卷五：治妇人绝产，若未经生产者，可灸三壮，即有子。

《古法新解会元针灸学》：主治妇人绝产，如未经生育者，灸三壮即易生子。男子精初聚觉痛，经聚气核，步履汗出，当风等证。

12. 急脉

（1）异名：羊矢（《针灸甲乙经》）。

（2）穴源：首见于《素问·气府论》。

（3）定位：在耻骨结节的外侧，当气冲外下腹股沟股动脉搏动处，前正中线旁开 2.5 寸。

（4）穴性：属足厥阴经。

（5）主治：疝气，阴挺，阴茎痛，少腹痛，股内侧痛。

（6）释名：急者，拘急、急促、窘迫等之义。《说文·心部》："褊也。"《说文解字段注》："褊者，衣小也，故凡窄狭谓之褊。"《增韵》："迫也。"《康熙字典·心部》："窘也。"《释名·释言语》："急，及也，操功之使相逮及也。"《后汉·范丹传》："以狷急不能从俗，常佩韦于朝。"《礼记·王制》："国无九年之蓄曰不足，无六年之蓄曰急。"《三国志·吕布传》："缚太急，小缓之。"脉者，经脉、脉络、血脉等之谓，太阳膀胱经申脉、少阳三焦经瘈脉、胆经带脉等穴中已述。

急脉，《素问·气府论》言："厥阴毛中，急脉各一。"《针灸甲乙经》阴廉穴下谓"在羊矢下"。一言："羊矢"为"急脉"穴之别称，亦有言"羊矢"为人体部位名，指位于腹股沟下方的淋巴结，形如羊屎，故名，笔者认为后者较为确切。羊矢，《千金要方》中作为经外奇穴名，而五版《针灸学》教材将羊矢作为胃经气冲穴的别称，部位均在腹股沟淋巴结附近。

本穴位于腹股沟股动脉搏动处，其脉甚急，不容稍缓，故名急脉。正如《素问·气府论》马元台注所云："肝经有急脉，在阴毛中之上，行小腹下，引阴丸，寒则为疼，其脉甚急，故曰急脉。"

（7）文献辑要

《素问·气府论》王冰注：急脉……按之隐指坚然，其按则痛引上下也。其左者中寒则上引少腹，下引睾丸，善为痛，为少腹急中寒，此两脉皆厥阴之大络，通行其中，故曰厥阴急脉，即睾之系也，可灸而不可刺，病疝，少腹痛即可灸。

13. 章门

（1）异名：长平、胁窌（《针灸甲乙经》），脾募、季胁（《千金要方》），季肋、胁髎（《针灸大全》）。

（2）穴源：首见于《脉经》。

（3）定位：在侧腹部，当第11肋游离端的下方。

（4）穴性：足厥阴、足少阳经之会；八会穴之脏会；脾募穴，

（5）主治：腹痛，腹胀，肠鸣，泄泻，呕吐，神疲肢倦，胸胁痛，黄疸，癥块，小儿疳积，腰脊痛。

（6）释名：章者，乐章、文章、章节等之谓。《说文·音部》："乐竟为一章。从音从十。十，数之终也。"《说文解字段注》："歌所止曰章。从音十，会意。"《诗经·小雅》："维其有章矣。"《史记·吕太后本纪》："王乃为歌诗四章，令乐人歌之。"《文心雕龙》："积句而成章，积章而成篇。"《三国志·陈思王植传》："言出为论，下笔成章。"又，采也。《周礼·冬官考工记》："画缋之事，青与赤谓之文，赤与白谓之章。"章，又通"彰"，显明、彰显等之义。《荀子·正名》："章之以论，禁之以刑。"《国语·周语中》："章怨外利，不义。"门者，门户、要道、关要等之谓，前文尽述，诸"门"穴皆是。

章门，《脉经》："关脉缓，其人不欲食，此胃气不调，脾胃不足，宜服平胃丸、补脾汤，针章门补之。"《针灸甲乙经》言："脾募也。一名长平，一名胁窌。在大横外，直脐季胁端，足厥阴、少阳之会，侧卧屈上足，伸下足，举臂取之。"穴居第11肋游离端的下方，为脾经之募穴及脏会之穴。乐竟为一章，竟又尽止之意，章节之称，故文词意尽语止也称章。章，在此喻为11肋之尽端，其穴为脏募，五脏经气之募聚、出入之门道，主五脏之疾，故名章门。又因"章"通"彰"，五脏之疾取用本穴，其效显明，故名。章门之诸多别称，皆以其位、其性会意而得。

（7）文献辑要

《灵枢·癫狂》：厥逆腹满胀，肠鸣，胸满不得息，取之下胸二胁。

《针灸甲乙经》卷九：腹中肠鸣盈盈然，食不化，胁痛不得卧，烦，热中，不嗜食，胸胁榰满，喘息而冲，膈呕心痛，及伤饱身黄疾，骨羸瘦，章门主之……腰痛不得转侧，章门主之。

《类经图翼》：主治两胁积气如卵石，膨胀肠鸣，食不化，胸胁痛。

《胜玉歌》：经年或变劳怯者，痞满脐旁章门决。

《东医宝鉴》卷八十五：章门主治痞块病，但灸左边可拔根，若灸肾积脐下气，两边齐灸自然平。

14. 期门

(1) 异名：肝募（《针灸大成》）。

(2) 穴源：首见于《伤寒论》。

(3) 定位：在胸部，当乳头直下，第 6 肋间隙，前正中线旁开 4 寸。

(4) 穴性：肝经募穴，足厥阴、太阳经与阴维脉交会穴。

(5) 主治：胸胁胀满疼痛，呕吐，呃逆，吞酸，腹胀，泄泻，饥不欲食，胸中热，咳喘，奔豚，疟疾，伤寒热入血室。

(6) 释名：期者，时期、会合、周期等之谓。《说文·月部》："会也。从月其声。"《说文解字段注》："会者，合也。期者，要约之意，所以为会合也。"《尚书·大禹谟》："耄期倦于勤。"《礼记·中庸》："而不能期月守也。"《管子·侈靡》："若旬虚期于月津。"注："匝一月曰期。"《左传·昭公二十三年》："叔孙旦而立期焉。"《荀子·正论》："故凡言议期命，是（莫）非以圣王为师。"《周礼·司市》："几万民之期于市者。"门之义，上文及前文已述，可参阅。

期门，《伤寒论》言："阳明病，下血谵语者，此为热入血室，但头汗出者，刺期门。"《针灸甲乙经》言："肝募也。在第二肋端，不容旁各一寸五分，上直两乳，足太阴厥阴、阴维之会，举臂取之。"穴居第 6 肋间隙，为肝募，气血运行周期的出入之门。人体气血始出云门，历经肺、大肠前述诸经，经行十二时辰，至此恰为一周，然后周而复始，复出云门，故名之期门。《采艾编》谓："期门，言自中焦起，脉行十二，至此自肝交肺，为交代之期门起。"《针灸问对》言："十二经始于手太阴之云门，以次而传，终于足厥阴之期门。"又有：本穴为治血症之要穴，血症以月经为最，月信有期，故名期门，其说亦通。

期门，又官名，为西汉时护卫禁军名称，汉武帝建元三年置，执武器，随从皇帝出行，期门在腧穴中可视为用作"肝乃将军之官"的比喻。

（7）文献辑要

《伤寒论》：伤寒，腹满谵语，寸口脉浮而紧，此肝乘脾也，名曰纵，刺期门。

伤寒，发热，啬啬恶寒，大渴欲饮水，其腹必满，自汗出，小便利，其病欲解，此肝乘肺也，名曰横，刺期门。

《针灸甲乙经》卷七：痉，腹大坚不得息，期门主之。卷八：咳，胁下积聚，喘逆，卧不安席，时寒热，期门主之。

《千金要方》卷十七：主喘逆卧不安，咳胁下积聚。

《铜人腧穴针灸图经》卷五：治胸中烦热，奔豚上下，目青而呕，霍乱泄利，腹坚硬，犬喘不得安卧，胁下积气，女子产余疾，食饮不下，心中切痛，善噫，若伤寒过经不解，当刺期门，师经不传。

《玉龙歌》：伤寒过经犹未解，须向期门穴上针，忽然气喘攻胸膈，三里泻多须用心。

《针灸大成》卷七：主胸中烦热，贲豚上下，目青而呕，霍乱泄利，腹坚硬，大喘不得安卧，胁下积气，伤寒心切痛，喜呕酸，食饮不下，食后吐水，胸胁痛支满，男子妇人血结胸满，面赤火燥，口干消渴，胸中痛不可忍。伤寒过经不解，热入血室，男子则由阳明而伤，下血谵语，妇人月水适来，邪乘虚而入，及产后余疾。

《东医宝鉴》卷八十五：期门主治奔豚病，上气咳逆胸背疼，兼治伤寒胁硬痛，热入血室刺有功。

后　记

　　曾读丹波元简《医賸》，录有两起"一字误"案，其一为"魃""魃"之误。"魃""魃"字形相似，其义相差甚远。"魃"在《说文解字》中释为"鬼服也。一曰小儿鬼"，古人将哺乳期间乳儿营养不良者称之为"魃病"（亦称为"继病"）。"魃"《说文解字》中释为"旱鬼也"，指旱神。《医賸》引《书影》言："今中土大旱，辄谣传某产妇产旱魃，聚众捽妇，用水浇之，名曰浇旱魃。""旱魃"当为"魃病"之转传讹变，一字之讹，致使产妇受荼毒之苦。汉字因字形相似而产生的讹化，在古籍中并非偶见。如"市"与"市""痊"与"痊"之争，"饧"（古时写作"餳"）与"锡"之误之类。然而更多的文字本身的文变义易，使得古今一些字义大为不同。

　　文字作为记录语言的符号，使人类能进入有历史记录的文明社会。汉字是形音义的结合体，鲁迅先生颇为精辟地说："汉字有三美。意美以感心，一也；音美以感耳，二也；形美以感目，三也。"就字形而言，"盖依类象形，故谓之文；其后形声相益，即谓之字。文者物象之本，字者言孳乳而浸多也。"（东汉许慎《〈说文解字〉叙》）无论是"单体"的"文"，还是"合体"的"字"，字形均是文字的外在形式，音、义才是文字所要表达的内在因素。

　　"六书说"被认为是传统的汉字结构理论。"六书"一词首见于《周礼·地官》，西汉时期刘歆在《七略》中释"六书"为"象形、象事、象意、象声、转注、假借，造字之本也"。东汉许慎承继刘歆的"六书"之说，"一曰指事，指事者视而可识，察而见意，上、下是也。二曰象形，象形者画成其物，随体诘诎，日、月是也。三曰形声，形声者以事为名，取譬相成，江、河是也。四曰会意，会意者比类合谊，以见指㧑，武、信是也。五曰转注，转注者建类一首，同意相受，考、老是也。六曰假借，假借者本无其字，依声讬事，令、长是也。"

最初的汉字，形与义是统一的，见形知义是早期汉字的显著特征，所谓"察其物形，得其文理"（唐·张怀瓘《文字论》）。随着历史的进程，文字的演变自然受到社会环境、经济发展、人文氛围等因素的影响。最为直观的演变，一是汉字从最初甲骨文、金文的"图画"模式转变为现今的"线条"模式，成为通常所说的"方块字"；二是汉字的数量在逐渐增多，人们不断地制造出一些新字来满足生产和生活的需要。

然而，汉字形、音、义的演变并不同步。理论上说每个字都是对应于一个具体词义造出来的，但在使用中字义和词义程度不同地相背离了，一字多音多义、一音多字、一义多字等等在现代汉语中是一种常态，这种现象的出现主要是为了满足文字的"简化律"和"可区分律"要求。

岁月淹然，万物嬗变，根植于中国传统文化基础上的中医药必然包含文化基因，对概念的界定、理论的阐述，甚至是文字的表达，都不可能以当今社会的"科学"标准来要求。此一时，彼一时，时代的不同，古今思维方式、立论基础、语言习惯的差异，以及文字本身的文变义易等，形成了对传统医学理解的"仁者见仁，智者见智"现象。

探索传统医学概念的原本含义，把握理论的发展脉络，自然需要还原概念、理论等形成时期的历史环境，尤其是文字在当时语境中的"原始"内涵。例如，"低"在汉朝以前只表示"头向下垂"，即现代汉语中的"低头"之意，而汉朝以后，"低"才有了表示和"高"相反的意思，包括"低矮""低下""低声"等文义。不理解这种文字字义的变化，就很难准确把握古人文字所表达的"原始"蕴意。

腧穴作为针灸治病的施术部位，自然涉及命名问题。《论语》有言："名不正则言不顺，言不顺则事不行"，中国古代社会对事物命名的重视，基本要求是"名""实"相符，腧穴的命名自然也遵循这样的法则。腧穴名称的确立大都是晋代及其以前，其标志就是皇甫谧《针灸甲乙经》所整理、归纳确立的

349 个经穴名称。"气穴所发，各有处名"，"凡诸孔穴，名不徒设，皆有深意"。探析古人对腧穴的命名，不难发现其取义非常广泛，可谓近取诸身，远取诸物，上观天文，下察地理，中通人事，既结合了古人对腧穴的分布特点、主治作用等，又应用了当时社会各个学科的发展成就，从而赋予腧穴特定名称。

理解腧穴名称的原本涵义，是掌握针灸腧穴经典理论的金钥匙。编撰《针灸穴名解析》是笔者多年来的愿望，然而穴名涵义深邃，解析不易，除了解字释词外，还需要多方考证，还原古人当时对事物的认识水平。笔者参阅古今诸多医家对腧穴命名的论述，以十四经经穴为条线，每穴按照异名、穴源、定位、穴性、主治、释名、文献辑要等进行阐述，互为印证，以冀概述腧穴命名全貌。着力于"释名"论述，以成一家之言。

是书既成，剞劂在即，感谢妻子兼同行高洁主任给予的鼎力相助，从大部分书稿的文字录入到全书框架的确立，从每个腧穴的斟字酌句到原始文献的校正，倾注了她大量的心血，却执意不加署名，敬意难以言表。感谢同事周曼、张晖、孙柳以及研究生徐长庆、刘莹等，对文献的查证、书稿的校对等做了大量的工作。再有，本书的出版得到了苏州市科技局科技发展计划—民生科技（应用基础研究—医疗卫生）相关课题的经费支持，感谢至极。

欧阳八四

2019 年 12 月